AF325988

COURS

DE

MATIERE MÉDICALE.

TOME PREMIER.

COURS

DE

MATIÈRE MÉDICALE

DE M. CULLEN, M. D.

Ancien Professeur de Médecine clinique, de Chymie, de Matière Médicale, &c. &c. dans l'Université d'Edimbourg, mis à la portée de la bonne éducation;

TRADUIT DE L'ANGLAIS.

Pour servir d'Introduction à ses élémens de Médecine pratique, auquel on a ajouté des Notes & des Observations.

Par M. CAULLET DE VEAUMOREL,

Médecin de la Maison de MONSIEUR, FRÈRE DU ROI.

TOME PREMIER.

A PARIS,

Chez
{
  L'AUTEUR, Hôtel Pasquier, Rue Bourg-l'Abbé, N°. 56.
  DIDOT le Jeune, Libraire, Quai des Augustins.
  MEQUIGNON l'aîné, Libraire, Rue des Cordeliers.
}

M. DCC. LXXXVII.

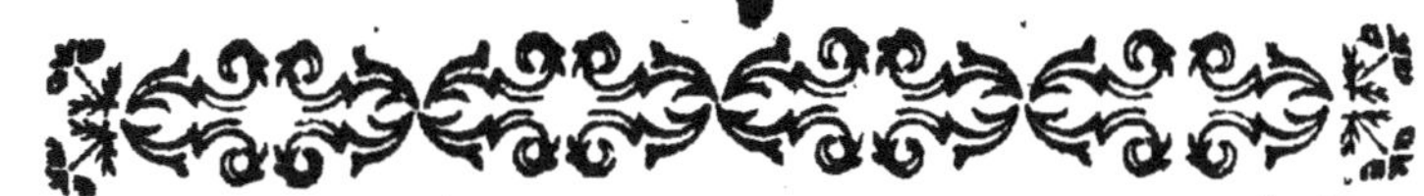

DISCOURS PRÉLIMINAIRE

DU TRADUCTEUR.

La Médecine, cette Science aussi vaste que bienfaisante, & qui étend de plus en plus son empire par les recherches & les observations des Médecins, a des attraits si grands dans la pratique à cause des nombreuses occasions, qu'elle offre de soulager les infirmes, de calmer les souffrances, de conserver enfin, & de rendre la vie aux malades, que chacun ambitionne de la pratiquer, & que même plusieurs Rois, par un effet de leur bonté, n'ont pas dédaigné de l'exercer à leur sacre.

Pour parvenir cependant à acquérir toutes les connaissances qui constituent la science d'un bon Médecin, & qui lui concilient la confiance, l'estime, & la vénération pu-

a iij

blique; combien n'est-il pas nécessaire de se vouer sans relâche à l'étude, avec une affection naturelle, & même opiniâtre pour cet état, qui offre une carrière pénible à parcourir ? Cette Science embrasse, pour ainsi dire, des connaissances universelles; elle est divisée en cinq parties principales qui en font les fondemens : ces parties séparées ne sauraient cependant former un Médecin; c'est de leur ensemble que résulte un corps de doctrine dont l'utilité dépend de leur parfaite réunion : l'Anatomie, la Chirurgie, la Botanique, la Physique, l'Histoire-Naturelle, la Chymie, la Pharmacie, les Mathématiques, &c. &c. sont toutes séparément autant de Sciences du ressort de la Médecine. Ainsi que les petits ruisseaux par leur réunion élèvent & forment les eaux de ces fleuves, dont le cours imposant & majestueux détermine notre admiration, de même ces Sciences élèvent & forment ces fameux Médecins, dont la réputation eſt reſpectée par le tems & par l'envie. C'eſt enſuite à l'eſprit obſervateur, dirigé par un jugement ſain, & prévoyant, dégagé d'ailleurs des préjugés qui enchaînent, dans cet état, les hommes à l'opinion des autres, & plus ſouvent encore à leurs erreurs qu'ils perpétuent, à ſe ſervir de ſes connaiſſances pour élaguer de telles erreurs, par ſes propres expériences, & pour apprécier les cirçonſtances où il faut agir, ou reſpecter la nature dans le travail qu'elle médite, afin de modifier à propos ſes effets, en fecondant ſes vues; car le Médecin doit toujours être ambitieux de les prévenir. C'eſt par un coup-d'œil pénétrant qu'il ſaiſit les indications de faire uſage de la Matière Médicale qui embraſſe toute l'Hiſtoire-Naturelle, &c. &c. & qu'il ramène la nature défaillante ſous les loix du principe vital.

La Matière Médicale, qui fait l'objet de cet Ouvrage, eſt une de ces Sciences ſur lefquelles on a écrit le plus de volumes, mais dont l'enfemble ait offert à leurs Auteurs, le plus de difficulté dans le plan, l'ordre, & la méthode néceffaire à la perfectionner, & à la préfenter fous un point de vue, qui, en établiffant d'abord des principes, oblige à les connaître avant de paffer à fon application; ce font principalement ces défauts d'ordre, dans toutes les matières médicales, qui les rendent inférieures à celle-ci.

La réputation avantageufe qu'a acquis le Docteur *Cullen* parmi les Médecins, tant par la pratique que par nombre d'ouvrages qui ont été fingulièrement accueillis du Public, & qui lui ont mérité les applaudiffemens des bons Médecins, & de la célèbre Univerfité d'Edimbourg dont il a été Profeffeur clinique, de Chymie, de Matière Médicale, &c. &c. Cette réputation, dis-je, m'a déterminé à m'occuper à mettre au jour la traduction d'un de fes Ouvrages, qui peut fervir d'introduction à fes élémens de Médecine pratique, & qui, à cause des nouvelles vues qu'il contient, a le plus contribué à lui concilier la haute confidération dont il jouit en Angleterre, où la Médecine pratique fémble, par un génie obfervateur, acquérir un degré de fupériorité, qu'elle augmente par l'abandon des préjugés, par fa hardieffe, & plus encore par fa témérité. C'eft de fon cours de Matière Médicale dont il s'agit.

On a fur prefque toutes les Sciences des cours qui fervent à diriger les Élèves, & à les guider dans la carrière qu'ils fe propofent de pourfuivre par les principes conftans qu'ils contiennent. Par quelle raifon donc la Matière Médicale, cette Science, qui nous éclaire même fur le choix que nous devons faire des alimens qui nous font propres, & dont l'application eft fi utile, ferait-elle privée d'un avantage auffi grand ? Il me femble que la confervation des hommes doit être aux yeux de tous ceux qui fe vouent au *mieux* l'objet dont ils devraient principalement s'occuper : il eſt donc étonnant qu'on ait autant négligé de raſſembler convenablement un corps de doctrine ſur cette matière, qui contînt avec préciſion & intelligibilité tous les principes fondamentaux qui ſe trouvent éparpillés dans des matières, dont une grande partie peut être conſidérée en général comme des livres de recette, dont l'utilité a été plutôt d'accréditer les erreurs, d'aſſoupir l'expérience, & de féconder la pareſſe & le charlataniſme, que d'établir un code de principes ſûrs, & propres à former des Médecins, au point qu'en les changeant de continent, ils puiſſent même, *dans un pays où toutes les ſubſtances leur ſeraient étrangères*, les claſſer, & reconnaître leurs propriétés : ce ſont ces principes qui ſervent de baſes aux expériences, & qui gravent dans la mémoire des connaiſſances qu'on doit toujours ſuppoſer à un Médecin, & qu'il ne doit par conſéquent jamais oublier, lorfqu'il eft jaloux de conferver à la Médecine la confidération qui l'a, de tout tems, illuftrée.

Ce cours de Matière Médicale, dont j'offre au Public aujourd'hui la traduction, m'a paru mériter l'attention, non feulement de toutes les perfonnes qui s'adonnent à la Médecine, à la Chirurgie, & à la Pharmacie, mais encore celle des pères & mères, qui, faifant enfeigner à leurs enfans toutes les Sciences d'agrément & *meurtrières*, négligent, je ne fais par quelle fatalité, celle qui tend le plus à leur apprendre à fe conferver, par des principes qui peuvent les éclairer dans tous les inftans de leur vie, en les conduifant dans l'Hiftoire-Naturelle, dont la connaiffance fait communément partie de l'éducation actuelle. N'eft-il pas plus commun d'être affailli, par défaut de précautions, par des maladies auxquelles l'homme eft né fujet, que par des circonftances qui forcent à s'égorger, & auxquelles l'homme civilifé fait toujours fe fouftraire? La vie & la fortune devraient-elles être en dépôt dans des mains étrangères? Pourquoi donc ne nous mettrions-nous pas plutôt en garde contre ces accidens naturels que nous pourrions fouvent prévenir, que contre ces circonftances, qui, heureufement, deviennent de plus en plus furnaturelles? Qu'il me foit donc permis d'efpérer, pour le bien de l'humanité, & pour la gloire de la Médecine, à laquelle on impute fouvent des torts mal-à-propos, que cette Science fera un jour partie de la bonne & utile éducation des enfans, & fervira à les préferver des preftiges, & des erreurs dans lefquels on eft fi facilement induit, faute de principes.

Ce cours n'a rien de difficultueux, de rebutant, ni d'inintelligible, même pour ceux qui n'ont aucune teinture de Médecine. M. *Cullen* a eu foin d'y méttre une précifion attrayante, qui engage toujours le Lecteur à pourfuivre des fujets qui lui

auraient paru infipides, fans la variété de
ceux qui y font traités, & dont on peut
prendre une idée en confultant la table rai-
fonnée qui fe trouve à la fin. Ce Médecin
a évité autant qu'il a pu les termes fcientifiques, a élagué les termes complexes, a
analyfé les fynonymes ; & les vues nouvelles qui font contenues dans cet Ouvrage, m'ont d'autant plus aftreint à rendre
avec précifion les idées de l'Auteur, que
le ftyle d'un cours doit être concis & intel-
ligible, afin de faire comprendre avec peu
de mots ce que fes idées renfermaient de plus
effentiel. J'ai confervé par cette raifon quelques mots, & quelques termes Anglais,
& fur-tout Latins, parce qu'ils tenaient aux
fyftêmes de différens Botaniftes, ou qu'ils
n'auraient pu être rendus en Français fans
fe trouver enveloppés dans des périphrafes,
dont l'amplification aurait fans doute laiffé
des fens douteux, ou fujets à des interpré-
tations, au lieu de faire connaître le génie

DISCOURS

de cet Auteur dans toute fa pureté. J'ai cependant cru qu'il était néceffaire d'ajouter des notes, abftraction faite de celles des Éditeurs Anglais, qui font diftinguées, dans le cours de cet Ouvrage, par des étoiles feulement, afin de jetter de la lumière fur les fujets, qui, foit par des principes diffé-rens, ou par quelques erreurs, m'ont femblé n'être pas conformes aux loix admifes actuel-lement. J'efpère que M. *Cullen* ne m'en faura pas mauvais gré, s'il veut bien confi-dérer l'honnêteté avec laquelle j'en ai ufé à cet égard, & fur-tout s'il lui plaît de la comparer avec le jugement qu'il a porté de la Matière Médicale de M. *Lieutaud*, premier Médecin d'une Nation éclairée, dans la Préface qu'il a placé à la tête de fes élé-mens de Médecine, après s'être permis une critique un peu févère du Précis de Méde-cine de cet illuftre Médecin. Voici ce qui a rapport à fa Matière Médicale feulement.

« Je me trouverai conduit à donner un

» analyſe du ſecond Volume dans lequel il
» promet (M. *Lieutaud*) de ne choiſir que
» les remèdes adoptés par les meilleurs Pra-
» ticiens, où dont il s'eſt ſervi lui - même,
» & de faire une grande réforme à ce ſujet;
» mais cette réforme eſt ſi fort au-deſſous
» des idées des *Médecins Anglais*, qu'il
» vaut mieux garder le ſilence à cet égard.
» Quant à la liſte des médicamens ſimples,
» un *Apothicaire Anglais* pourrait à peine
» s'empêcher d'en *rire* en la liſant. Je penſe
» que ſes médicamens officinaux ne peu-
» vent ſe trouver que dans le *codex medica-*
» *mentorius*, &c. &c. &c.! »

Je crois que le Public trouvera dans cet
Ouvrage une méthode, un ordre, & des
principes qui le rendent infiniment plus re-
commandable que ceux qui ont paru juſqu'à préſent ſur cette matière; & ſi je ſuis
aſſez heureux pour qu'il puiſſe plaire au Public, & lui témoigner le zèle qui m'anime
pour l'avancement d'une Science que je

confidère comme la plus utile & la plus noble à laquelle l'homme puiffe s'adonner, je me ferai un plaifir de publier, le plutôt poffible, les changemens que le Docteur *Cullen* y pourra faire, attendu que le defir que j'ai de connaître les nouvelles découvertes, qui peuvent enrichir la Médecine, me fera jouir, en m'inftruifant, de l'avantage de les communiquer à ma Nation, dans une Langue qui la mettra à portée de rendre hommage aux talens de M. *Cullen*.

MATIÈRE

MATIÈRE MÉDICALE

DIVISÉE

EN FORME DE COURS.

Lᴀ connaiſſance de la matière médicale comprend
auſſi celle de toutes les ſubſtances ou préparations
propres à conſerver la vie de l'homme, & à le traiter
dans l'état de maladie. Quoique chaque Auteur ait
employé une méthode différente pour nous éclairer
ſur cette Science, nous ne vous diſſimulerons pas
qu'elles ſont toutes ſujettes à des défauts, qu'il eſt
inutile de rapporter ici.

Je vais vous indiquer le plan que j'ai deſſein de
ſuivre ; de ſorte qu'il vous ſera aiſé d'appercevoir
les erreurs qui ſe trouvent dans les autres Auteurs,
lorſque vous ſerez perſuadé de l'utilité de celui-ci.
Chaque *ſujet* ſera conſidéré ſous quatre différentes
diviſions principales.

La première, vous indiquera la connaiſſance ou
la méthode propre à diſtinguer chaque ſubſtance.

Tome I.   A

La seconde, traitera de leurs propriétés, comme aliment ou comme médicament.

La troisième, vous éclairera sur le fondement de leurs propriétés dans leurs qualités sensibles ou Chymiques.

La quatrième, vous montrera leur emploi particulier en Médecine, ou la manière de manipuler chaque substance en Pharmacie.

1°. *La connaissance d'un sujet* est de deux espèces, naturelle & artificielle ; la *première*, ne peut s'acquérir que par l'étude de l'Histoire Naturelle (1) ;

---

(1) Quelle opinion pourrait-on avoir, en effet, d'un Médecin qui n'aurait aucune connaissance des trois fameux règnes qui composent l'Histoire Naturelle, & d'où se tirent toutes les substances qui peuvent concourir à prolonger la vie de l'homme, dont le Médecin doit être l'économe ?

Cette Science, dont l'étude élève l'ame, en lui donnant des vues, le met à portée de choisir & d'ordonner, sans incertitude, les remèdes *simples*, comme la Chymie le conduit à anatomiser les corps naturels, & à reconnaître leurs propriétés par leurs analyses & leurs combinaisons. Mais si cette Science concerne les substances simples, telles que nous les recevons des mains de la nature, la Pharmacie, qui devient une branche de la Chymie, en nous apprenant la manipulation, & la manière de les composer, nous enseigne encore à les reconnaître dans leur état de mixtion, & à doser avec justesse les médicamens qui sortent des Laboratoires, pour les appliquer ensuite, par les principes de la Médecine, avec les variétés qu'exigent les maladies, les tempéramens, l'âge, l'habitude & les différens pays.

malheureufement trop négligée ; la *dernière* , par
la fréquente infpection du *fujet* , en fe familiarifant
avec lui.

L'efquiffe que je viens de tracer des connaiffances que
doit avoir un Médecin pour exercer honorablement fon état ,
abftraction faite de celles qu'il doit avoir *abfolument* de la
Phyfique & de la *Chymie* , n'eft-elle pas fufceptible de lui
acquérir le degré de diftinction qu'il mérite d'obtenir fur
bien des gens que la routine conduit , & qu'une déraifon
héréditaire autorife ?

Que l'on donne , par exemple , de la réfine de jalap , qui
eft très-fujette à être fophiftiquée , à examiner à un Médecin ,
il ne manquera pas de reconnaître fi elle eft légitime ; car
s'il joint l'infpection à la déguftation , il s'appercevra bientôt fi elle eft de couleur de caramel obfcur , caffante , d'une
odeur de pruneau , & de lie de vin , mêlées de rancidité ,
d'un goût amer , âcre , provoquant la falivation , & enfin
fi elle fe diffout entièrement dans l'efprit de vin , il s'appercevra , dis-je , qu'elle eft d'une bonne qualité ; il la
jugera au contraire mauvaife , fi elle a une odeur agréable ,
de vanille , qu'on lui donne dans le commerce, en l'adultérant
avec de la gomme de guayac , & qu'elle n'ait point les marques diftinctives qui la caractérifent naturelle. Il eft donc
bien effentiel de joindre ces connaiffances à l'obfervation ;
car un Médecin qui n'eft pas obfervateur , eft peu digne
d'une qualité qui le rend fi fupérieure à la plupart des hu-
mains. Il doit reconnaître les drogues à l'infpection , au
goût , au poids , à l'odeur , à la couleur , &c. & fur-tout
en les mettant dans des bocaux avec des étiquettes , en
deffous , afin de fe familiarifer avec elles , ou en fré-

2°. Nous ferons connaître les propriétés des subs-tances, selon les différentes indications générales, & ensuite, comme on doit les appliquer en parti-culier aux maladies, dans toutes les circonstances. Les Chymistes, les Astrologues, & les différens Char-latans ont fait un tort considérable à la matière médicale. L'expérience même est si sujette à erreur, quand elle est exercée par des gens de mauvaise foi, ou par des ignorans ; & les vertus supposées, d'après le témoignage de différens Auteurs, ont pris tant d'empire sur la crédulité, que je me crois d'avance très-fondé à être pardonné de ne pas indistinctement accréditer les assertions des au-tres (2) ; je préfère *paucâ scire quàm multâ opinari.*

---

quentant des Laboratoires, des Pharmaciens, & n'étant point honteux de faire des questions ; car c'est *la réserve des ignorans* que de n'en point faire.

(2) Nous devons savoir un gré infini à M. Cullen du doute raisonné avec lequel cet habile Médecin examine les substances qui ont rapport à la matière médicale, & les pro-priétés qui les rendent utiles, neutres, ou désavantageuses dans leur administration ; car, il faut l'avouer, ce qui jette le plus dans le discrédit certains remèdes, c'est la cé-lébrité avec laquelle on les préconise, avant d'avoir assez d'expérience pour prononcer sur l'efficacité qu'on leur at-tribue : ne doit-on pas connaître l'esprit populaire qui se porte, sans raison, à adopter ou à rejetter ce qu'on lui présente, selon le point de vue sous lequel on lui offre, ou le degré d'enthousiasme avec lequel il le considère. Par exemple,

De toutes les méthodes de connaître les propriétés des substances *à priori*, *la couleur* est la plus
incertaine, *l'odorat* peut les déceler davantage ;
mais c'est le *goût* qui est le plus propre, de ces trois
sens, à nous les manifester. *Jean Floyer* introduisit
le premier cette méthode dans son *Phyto Bazanos*,
ou *Lapis Lydyus*. *Linnæus*, connu par son système,
enchérit ensuite par ses augmentations sur cet Auteur, tandis qu'ils s'élevoient mutuellement l'un
contre l'autre à l'occasion de leur système particulier.

On est actuellement convaincu que l'analyse Chymique, strictement dite, n'est d'aucune utilité (3),

---

n'avons-nous pas vu récemment la célébrité & la consistance
que s'est donné un homme qui a fait croire qu'il rajeunissait ;
qu'il faisait converser avec les manes, qu'il rendait la vie à
tout le monde, qu'il faisait de l'or, qu'il réunissait des dia-
mans, qu'il en créait, &c. Toutes ces choses sont faites
pour nous aveugler, par le desir que nous avons de connaître, de parvenir, de posséder ou d'éprouver tout cela.
On ne saurait donc être trop circonspect à prononcer sur les
propriétés spécifiques, ou étendues que l'on vante. Que de
reproches un homme, ami de la vérité, n'a-t-il pas à se
faire d'avoir écrit des volumes entiers sur les propriétés de
la ciguë, & sur son efficacité dans les maladies cancereuses ?
Si l'Univers a retenti de cette vaine découverte ! que doit-
on penser du silence qu'on veut bien garder à son égard ?

(3) Cette conviction, à notre avis, n'est point portée jusqu'à l'évidence ; car l'analyse Chymique nous offre des

celle de réduire les corps à leurs premiers principes
gommeux ou réfineux , &c. eſt plus étendue, &

---

moyens de décompoſer , & de compoſer les corps, de ſéparer par conſéquent les principes , & les parties qui conſtituent les ſubſtances compoſées. Par exemple , je veux analyſer le bois de guayac par les menſtrues ; je fais raper ce
bois , je l'introduis dans un vaiſſeau, avec ſuffiſante quantité
d'eſprit de vin ; je laiſſe digérer pluſieurs jours mon eſprit
de vin ; enſuite je fais diſtiller ce menſtrue au bain-marie, au
plus petit degré de chaleur ; j'obtiens dans les premiers
produits l'eſprit recteur ; je ceſſe ce commencement de la
diſtillation ; je verſe dans un vaiſſeau, plein d'eau , l'eſprit de
vin chargé des principes qu'il contient ; l'eau devient laiteuſe ,
& par l'évaporation j'obtiens la réſine du bois de guayac.
Voilà donc deux principes , contenus dans le guayac, de
reconnus par l'analyſe. Pour en obtenir encore la gomme ,
& tout ce qu'il contient de plus eſſentiel , je fais bouillir
le bois qui m'a ſervi à en extraire l'eſprit recteur & la
réſine , & par une longue ébullition & l'évaporation , je
parviens à obtenir les principes dont l'eau ſe peut charger.
Voilà aſſurément des moyens d'analyſe que M. Cullen ne
regarde pas comme ſtrictement Chymiques ; mais qui le
ſont cependant , parce qu'ils ſont tous fondés ſur les différentes propriétés des principes dont les corps ſont compoſés.
Si à cela on ajoute les appareils hydropneumatiques de
M. Prieſtley, on verra qu'on peut extraire les eſprits rec-
teurs ſous forme de gas, & qu'ils étendent nos facultés
analytiques. Il eſt cependant certain que les analyſes des
végétaux , faites *à feu nud*, ne peuvent point être ad-
miſes comme des analyſes propres à nous éclairer ſur les
principes des plantes ; c'eſt auſſi ce que M. *Cullen* prétend ;

nous met souvent à portée de séparer les principes pernicieux des salutaires.

J'indiquerai quelle est la propriété pour laquelle chaque substance entre dans la composition dont elle fait partie ; leur usage lorsqu'on les prescrit sans préparation ; & je conclurai enfin, par la manière dont on manipule en pharmacie.

De tous les plans de matière médicale celui de Boerhaave, dans son Livre posthume *de viribus medicamentorum*, me semble préférable ; il y a, à la vérité, différentes fautes dans l'introduction de cet ouvrage, qui ne doivent pas lui être attribuées, puisque son Livre n'a été imprimé que sur les notes

---

il suffirait de dire, à l'appui de M. *Cullen*, que l'Académie des Sciences ayant fait l'analyse de quinze cents plantes par l'intermède du *feu nud*, il ne s'en trouva pas même une, parmi celles qui se ressemblaient le moins, qui n'ait fourni les mêmes principes. Mais cette analyse du feu, purement faite pour les *matières minérales*, nous instruit singulièrement sur leur combinaison, & nous met à portée de reconnaître les principes combinés que nous offre ce règne, les moyens de les développer, de les extraire, & de les employer. C'est donc à tort que M. *Cullen* nous insinue du mépris pour cette Science, qui est devenue le bras droit de la Physique expérimentale, puisque nous employons en Médecine beaucoup de préparations Chymiques ; & l'Histoire Naturelle qui est celle de laquelle doit s'occuper le Médecin, ne nous décèle aucun de ses secrets, ni de ses compositions que par la Chymie, accompagnée de l'observation exacte.

fautives de fes écoliers ; à l'exemple de Boerhaave ; je commencerai par des obfervations de phifiologie ; j'y fuis d'autant plus porté, que j'ai des obfervations particulières fur ce fujet ; & quoique ce ne foit pas une raifon pour croire les autres dans l'erreur, c'en eft cependant une très-bonne, pour expofer ici mes obfervations, afin que dans la fuite on puiffe mieux me comprendre.

Nous adoptons d'abord cette maxime, *medicamentum non agit in cadaver* (4), parce que leur action ne dépend ni des loix de la matière, ni de celles du mouvement, mais du principe vital. Ce font donc fes propres principes qui doivent faire l'objet de nos recherches ; mais ils font le cercle de

---

(4) Cette vérité eft conftante en général ; mais en particulier on peut dire que le feu, les cauftiques, le froid, le chaud, agiffent fur le cadavre. Ceci ne doit donc s'entendre que des médicamens qui peuvent prévenir la mort, la reculer, &c. parce que c'eft le principe vital qui doit donner aux fibres la puiffance de fe contracter, fe mouvoir, s'étendre, fe relâcher, enfin, d'être fenfible à l'action des médicamens, dont le Médecin devient le difpenfateur néceffaire, à caufe des connaiffances qu'il a acquifes, pour connaître les indications qui doivent le déterminer à les appliquer, & parce que le but du Médecin, en appliquant des médicamens, eft d'aller feulement au-devant de la mort, mais non pas de la faire rétrogader ; car s'il avait ce pouvoir, il aurait le principe vital en fa puiffance, & il aurait droit d'efpérer de devenir un jour créateur.

manière à nous laisser hésiter sur le bout que nous devons saisir pour nous conduire. La circulation du sang semble cependant être le principe de vie duquel dépendent tous les autres. Ceci me conduit à examiner la cause de son mouvement, principalement le cœur. Des personnes se sont arrêtées ici, & ont considéré le corps humain *absolument* comme une machine hidraulique, sans chercher la cause *agissante* de la contraction du cœur. Mais il est bien évident qu'elle provient de quelque puissance inhérente aux fibres musculaires, qui les abandonne entièrement peu de temps *après le repos absolu du cœur* ou la mort. Ceci peut donc s'appeller un principe de vie, qui est indépendant des fluides, puisque cette puissance contractive existe même encore après que les fluides cessent d'arroser les solides. Cette puissance n'est pas particulière au *cœur*, elle est commune à tous les muscles, & à toutes les membranes susceptibles de contraction. Ce pouvoir contractif a aussi une connexion évidente avec les nerfs ; car en liant ou coupant un nerf, qui se distribue à différens muscles, le mouvement cesse entièrement d'avoir lieu dans ces parties. Tous les nerfs ont une *origine commune* qu'ils tirent de la substance médullaire, & nous découvrons par elle la connexion manifeste qui existe entre le cerveau, la moëlle allongée, les nerfs, & les fibres mouvantes. On a beaucoup disputé sur l'étendue de cette connexion. On a cité des expériences dans lef-quelles on a emporté une partie du cerveau , & rempli le vuide avec de la charpie ; dans d'autres obſervations on cite auſſi qu'une partie du cerveau a quelquefois été emportée par des bleſſures ou par des abcès ; & enfin , on la trouvée quelquefois *en-tièrement* oſſifié , ſans que , dans tous ces cas , les fonctions vitales ſe ſoient trouvées fort léſées. Mais aucunes de ces obſervations ne ſont concluantes , n'étant pas ſûr qu'il ne ſoit reſté quelque partie de la ſubſtance médullaire , ſuffiſante pour laiſſer une origine commune à tous les nerfs. Cette origine commune, qu'on peut appeller *le ſenſorium commune*, a une connexion avec l'ame. Il s'eſt élevé à ce ſujet une diſpute ; c'eſt de la nature de l'ame dont il s'agiſſait. Les uns l'ont conſidérée comme matérielle, les autres comme immatérielle. Mais la dernière opinion devient évidente , en obſervant que les loix de l'économie animale ſont abſolument incom-patibles avec la pure matière & le mouvement. Le Docteur *Whitt* a cultivé ce champ avec tant de ſuccès , que je ſuis obligé de vous renvoyer entière-ment à ſon Livre , qui traite des mouvemens vi-taux & involontaires. Je parlerai ſeulement ici d'une particularité ; c'eſt, de l'aſſociation des idées , qu'il eſt impoſſible d'expliquer, dans la ſuppoſition d'une ame matérielle. Il y a , à la vérité , dans le premier inſtant quelque choſe d'analogue entre les cordes

qui font à l'uniffon, ou qui font dans une proportion harmonique ; car en en faifant vibrer une,
on imprime aux autres des mouvemens fympathi-
ques ; mais on n'obferve rien de femblable, lorfque leur proportion n'eft pas harmonique ; de
manière que cette analogie ne s'étend pas ftrictement jufques à l'économie animale, les idées n'étant
pas liées enfemble *arbitrairement*. Quelqu'étrangère
que puiffent être deux idées, dès qu'elles font une
fois liées enfemble, l'une revient toutes les fois qu'on
fonge à l'autre. L'ame ainfi démontrée, nous allons
maintenant tâcher de découvrir fon *pouvoir* fur le
fyftême. L'idée du pouvoir de l'ame, fur les fonctions animales, eft très-ancienne : *Platon* en a fait
mention dans fon *Timæus*. Cette opinion a été enfuite renouvellée par *Helmont*, *Wepfer*, *Dolœus*
& *Staahal* ; ce dernier Auteur avance affirmativement qu'une ame *raifonnable* préfide aux différentes
fonctions animales, & les dirige. *Nichols* a fuivi
cette doctrine dans fon *anima medica* ; & le Docteur *Porterfield* annonce auffi qu'il eft fort porté
à adopter cette opinion. Quoique l'ame foit
diftincte du corps, cependant, à notre avis,
elle n'agit jamais, fans fa médiation, tant qu'elle
lui eft unie, & nous pouvons affurer cette maxime
reçue en Métaphyfique, favoir que, *nihil eft in intel-
lectu quod non prius fuerit in fenfu*. Nos fens réflé-
chis paraiffent même être des modifications de la

partie penfante, & font des conféquences inévitables des premières impreſſions. On donne comme preuve d'une ame *qui règle* les fonctions du corps, l'impoſſibilité de conſtruire un automate penſant, ainſi qu'elle eſt démontrée en fait de *matière* ; mais il me ſemble que ſi l'on anéantiſſait toutes les impreſſions des ſenſations externes, les mouvemens du corps ceſſeraient bientôt. Une perſonne, placée dans un endroit ſombre, eſt portée à dormir, &c. il y a des perſonnes qui ont recours au mouvement volontaire, ou à de ſemblables mouvemens, de l'avis de tout le monde, dépendans d'un changement dans l'organe intellectuel, pour prouver le principe ſentant qui préſide aux fonctions animales ; lorſque je réunis mes doigts enſemble pour tenir une priſe de tabac, on dit que c'eſt un mouvement volontaire ; mais, ſtrictement parlant, ce n'en eſt pas un ; car la volonté n'eſt pas employée à faire agir les muſcles, mais à produire l'effet de leur action, c'eſt-à-dire, l'application de la priſe de tabac au pouce, l'érection des corps caverneux , d'après certaines idées, ou le gonflement des véſicules ſéminales, ainſi que bien d'autres effets ſemblables , peuvent être rapportés comme des exemples du même genre. Le principe intellectuel a une influence fort étendue ſur tout le ſyſtême ; mais aucun exemple ne prouve qu'il ſoit ni raiſonnable, ni arbitraire. Suivant ce que diſent les partiſans de

[13]

Staahal, la fièvre est une commotion excitée dans le corps, par l'ame qui cherche à vaincre, ou à expulser, ce qu'elle apperçoit de nuisible dans le corps. D'autres affirment que la fièvre est excitée par la puissance, même de l'économie animale, à l'occasion de causes particulières. Je conclus de tout cela, que toutes nos fonctions sont gouvernées par de certaines loix que nous pouvons observer & distinguer, de manière à en connoître leurs conséquences; & qu'il importe peu, quant à la Médecine, de s'arrêter à *considérer* les fonctions de l'ame. Je suis d'accord avec Boerhaave, qui dit, dans ses institutions, « que lorsque le problême s'étend jus-
» qu'à la connexion qu'il y a entre l'ame & le
» corps, nous devons alors nous arrêter-là, &
» regarder le problême comme résolu. »

Mais pour revenir à notre digression sur le *sensorium commune*, que nous avons quittée, afin de considérer l'*existence* de l'ame & *son pouvoir*, dans les vues qui ont rapport *à la Médecine*, la communication qui existe entre l'origine commune des nerfs, & les fibres sensibles & mobiles, semble être entretenue par quelque chose qui passe le long des nerfs, dans les cas de *sensation*, depuis les extrémités jusqu'au *sensorium commune*, & dans le cas de *mouvement*, depuis celui-ci jusqu'aux extrémités. *Ce pouvoir nerveux semble différer de toute autre chose dans notre corps, & semble ne pas lui être particu-*

lier ; mais *il y a un principe général dans la nature qui se modifie d'une manière particulière dans notre système.* Ceci peut aisément s'entendre par la nature du *magnétisme* (5) ou de l'*électricité*, qui, à cet égard, paraissent être fort analogues.

---

(5) J'ai reçu à ce sujet la note suivante d'un Médecin Anglais qui m'a fait tenir cette matière médicale ; il était un peu enthousiaste du magnétisme animal. « Si, dit-il, M. Cullen, » mon Confrère, suppose que cette communication puisse » être entretenue, *by something passing along the nerves, in the case of sensation from the extremity to the sensorium commune, and in case of motion, from the latter to the former,* &c. c'est-à-dire, par quelque » chose qui passe le long des nerfs, dans le cas de *sensation* » des extrémités vers le *sensorium commune*, & de celui- » ci vers les extrémités, lorsqu'il y a mouvement : nous » aurons un poids très-considérable dans la balance des opi- » nions de ceux qui ont coutume d'observer de sang-froid, » *Col Blood*, & qui la fera pencher du côté de M. Cullen ; » car je sais que ce Praticien observateur n'avait aucune » connaissance de l'Agent dont on s'est tant occupé en » France, dans le temps où on a mis au jour ses dictées, » il y a plus de vingt-cinq ans. Mais si cet homme célèbre » a joui de cette réputation jusqu'à présent parmi les Pra- » ticiens, en parlant théoriquement de cet Agent, cessera- » t-il de la conserver, parce qu'on a soumis sa théorie à la pra- » tique, à son insçu, & que les mêmes opinions se sont pres- » que assimilées sans aucune communication d'idées, jus- » qu'à se servir des mêmes termes de magnétisme ou d'élec- » tricité ? Il seroit injuste, Monsieur, de l'envelopper dans

[15]

Quant à moi, je ne conçois pas qu'un fluide aqueux, filtré par les nerfs, soit capable de mettre les parties du corps en action, quoique je ne doute nullement que le cerveau sépare un fluide d'une très-grande utilité. L'opinion dans laquelle nous sommes qu'*un principe général agit sur notre système, par le moyen des nerfs*, est soutenue par les observations que nous fesons sur le règne végétal. Toutes

---

» vos discussions. L'observation en Médecine est la pierre
» de touche que le Médecin doit toujours employer pour
» reconnaître la vérité. Qu'il se dépouille des préjugés, &
» qu'il considère, *in Cold Blood*, de sang-froid les phé-
» nomènes qui l'environnent, qu'il les analyse, qu'il s'ac-
» coutume insensiblement à les voir, à les comparer, & il
» reconnaîtra alors des vérités, qui, au premier coup-
» d'œil, lui paraîtraient absurdes, faute de les pouvoir
» concevoir, & de s'être donné le temps de réfléchir & de
» les méditer. Il n'est point d'effets sans cause, & s'il les
» voit, peut-il les nier, parce qu'il ne les conçoit pas?
» Il faudrait alors qu'il doutât de son existence, parce
» qu'il ne connaîtrait point le moteur qui l'entretient. Je ne
» prétends point plaider ici la cause de ces observateurs,
» qui n'ont eu d'autres motifs d'admettre des effets, que pour
» les appliquer à produire des guérisons que leur intérêt
» personnel leur a fait supposer; car mon intention n'est que
» de rapprocher seulement la théorie de M. Cullen, de
» celles qu'on s'est faite à Paris, pour pouvoir expliquer
» des effets dont j'ai été témoin, & que j'ai produit moi-
» même à mon grand étonnement. »

les plantes jouiffent de quelques degrés de fenfibilité & d'irritabilité. Ces principes, quant à l'économie végétale, font auffi difficiles à réfoudre que
ceux de l'économie animale, & femblent dépendre
du même principe général. (6).

---

(6) *All plants being, in fome degree, fenfible and
irritable*, &c. « Toutes les plantes étant fenfibles & irri-
» tables, dit le même Médecin Anglais qui m'a envoyé ces
» notes, on a autant de difficulté à réfoudre les principes
» de cette fenfibilité, & de cette irritabilité dans l'éco-
» nomie végétale, que dans l'économie animale, & on doit
» l'attribuer aux mêmes principes. Dans cette idée, accou-
» tumé à penfer & à parler librement, j'avoue en effet
» qu'il ne me paraît pas dépourvu de vraifemblance, qu'on
» puiffe appercevoir des effets fenfibles de la communica-
» tion des hommes avec des arbres, pour en augmenter le
» principe vivifiant ; car dit M. Cullen, *this nervous
» power feems different from every thing elfe in our
» body, and feems not peculiar to it, but a general
» principle in nature, particularly modified in our
» fyftem.* Le pouvoir nerveux femble différer de tout ce
» qui exifte dans notre corps, & femble ne pas lui être par-
» ticulier, mais un principe général dans la nature, *modifié*
» d'une manière particulière dans notre fyftême. » C'eft à
l'expérience feule à nous éclairer fur ce point ; car la théorie
n'eft pas la chofe la plus difficile à imaginer ; j'efpère,
d'après le jour dans lequel j'ai mis les procédés & la doctrine de M. Mefmer, qui a eu grand foin de le nier, parce
que cela étoit vrai.... j'efpère, dis-je, que cette matière

Nous

Nous avons fait voir que les fibres du corps animal jouissent d'une *sensibilité* & d'une *irritabilité* de laquelle dépend le mouvement de ses fluides. Le pouvoir vital est intimement uni au *sensorium commune*, & celui-ci à l'ame, dont l'utilité est certaine dans le système relatif à la Médecine ; quoiqu'elle ne soit, en aucune manière, un *conducteur raisonnable* (*), l'ame a une influence sur le corps, non comme *premier moteur*, mais comme *modificateur* des sensations externes.

Maintenant nous allons examiner *l'étendue* du pouvoir nerveux sur le système. On l'observe dans les muscles dont les mouvemens sont soumis à la volonté, & par-tout on trouve des fibres musculaires; dans les intestins, dans les bronches & le poumon, dans le cœur, & dans les conduits excrétoires, qui enfin sont tous sensibles & irritables : on ne voit pas aussi aisément si le pouvoir nerveux

---

fera assez examinée de près pour pouvoir applaudir les deux partis opposés, qui, par le choc de leurs opinions, nous auront éclairé.

(*) L'intention de l'Auteur paraît être de dire que l'ame ne semble pas raisonnable, par rapport à ses actions sur le corps ; car personne ne niera que son essence ne soit raisonnable, eu égard à ses propres actions, dont elle jouit indépendamment du corps.

Tome I. B

exiſte dans les vaiſſeaux ſecrétoires ou dans les
glandes, quoique notre opinion ſoit qu'il y réſide
auſſi à quelque degré. Ce pouvoir eſt évident dans
toute l'étendue des ſyſtèmes des vaiſſeaux abſorbans
& lymphatiques, qui ſont l'un & l'autre ſenſibles
& irritables. S'étend-il ſur les artères ? On a allégué,
contre cette opinion, qu'*elles* ne ſont ni ſenſibles ni
irritables, que leurs enveloppes ſont tendineuſes,
& non muſculaires, & que, quoiqu'elles ſe contractent par l'application des acides minéraux, l'expérience n'était point concluante, puiſque ces mêmes
acides criſpaient auſſi les fibres mortes ; mais les
fauteurs de cette opinion *répondent* à ceci, & diſent
que ſi les artères étaient ſeulement *élaſtiques*, la
circulation des fluides ne ſerait due qu'*au cœur*,
puiſqu'une ſubſtance élaſtique ne peut reſtituer
que la force qui lui a été imprimée, & que l'accélération particulière de la circulation, telle que
celle qui fait monter la rougeur au viſage, ne
peut être déduite de cette cauſe ; car ſi ce phénomène était dû au *cœur*, la rougeur ſerait également apparente ſur *toute* l'habitude du corps ; & ſi
elle dépendait des organes de *la reſpiration*, elle
s'étendrait *ſur toute la partie ſupérieure*. *Haller*
tâche de rendre raiſon de ceci, par le plexus des
nerfs qu'on obſerve autour des artères ; mais dans
le ſecond volume de ſes *Elementa Phyſiologiæ*, il a

[19]

avoué que les nerfs n'avaient point de contractibilité, & a abandonné cette queſtion douteuſe. Il ne ſemble pas poſſible de rendre raiſon de ceci, ſi ce n'eſt par *l'extenſion du pouvoir nerveux* ſur les *artères* ; il paraît effectivement que cela a lieu dans les phénomènes que nous offrent les maladies. Dans le rhumatiſme, par exemple, il eſt fort ordinaire de trouver les artères, qui ſont ſituées près des parties affectées, plus *tendues* que par-tout ailleurs (7) ; & dans l'hémiplegie, le pouls eſt *plus faible* du côté affecté. Quant à l'objection des enveloppes muſculaires qui ſont tendineuſes, les Anatomiſtes allèguent, que dans les petites artères il n'y a pas d'apparence de muſcles : mais il eſt probable que leur enveloppe eſt ſeulement plus *lâche*, & que par analogie, on peut inférer que les plus groſſes artères jouiſſent d'*une action muſculaire*, quoiqu'en apparence elles ſemblent tendineuſes. Cette opinion eſt d'autant plus probable, que les fibres muſculaires deviennent des parties

---

(7) Les panaris, les furoncles, les tumeurs diſpoſées à abcès, ſe manifeſtent ſouvent avec un mouvement de fièvre locale, qui ſemble s'être ſouſtrait au domaine du cœur & des artères principales ; le battement même des carotides dans les petites véroles pourrait ſervir d'exemple, ainſi que celui qu'on peut appercevoir au doigt, peu de temps après y avoir fait une ligature.

B 2

tendineufes. La contractibilité des vaiffeaux excrétoires des glandes eft démontrée par fort peu d'excrétions, fi on en excepte la fueur, qui, quoique
excitée par l'action augmentée du *cœur*, l'eft auffi
par l'*irritation* des vaiffeaux excrétoires. Une autre
preuve de ceci, c'eft qu'on peut provoquer une
excrétion, en irritant une partie qui a grande fym-
pathie avec une glande. Par exemple, les fons
durs, le grincement des dents, provoquent la
falive : la colère, les contufions, & les fractures de
la tête, l'évacuation de la bile, &c.

Si les organes fecrétoires & excrétoires font fujets
à être affectés de cette manière, le fluide filtré doit
être conféquemment altéré, & cette altération
peut être attribuée à l'état de l'*organe fecrétoire*, &
non à la nature du fluide. Ces raifons nous conduifent à dire, qu'on devrait étudier avec la plus fcru-
puleufe attention les loix du pouvoir nerveux. Je
traiterai plus particulièrement de ceci, lorfque j'en
ferai aux remèdes fédatifs, & aux ftimulans. Quant à
préfent, je ferai quelques applications générales de
ce qui vient d'être dit. Dans le fyftême ordinaire,
on attache beaucoup d'importance au *relâchement*,
ou à la *rigidité des fimples* fibres des folides. Quoique ces propriétés ne foient pas tout-à-fait à dé-
daigner, encore y a-t-il peu d'exemples de quelques changemens fubits dans les fibres fimples ;

mais elles femblent augmenter uniformement *en fermeté*, à mefure que l'individu avance en âge; & je n'ai aucune idée d'avoir vu quelques maladies, arrivées dans la vieilleffe, dépendantes du relâchement des fibres. Je crois, en général, qu'il eft peu en notre pouvoir de changer *leur* relâchement ou leur tenfion, & que de tels changemens devraient être imputés à l'altération des fibres motrices & vitales. On devrait, en conféquence, diriger l'application de remèdes vers le pouvoir nerveux; car la plupart des maladies en proviennent.

Depuis la découverte de la circulation, les Médecins ne fe font prefque appliqués qu'au fyftême méchanique hidraulique. Chacun fait combien on a tiré peu d'avantage de leurs calculs. On en a, à la vérité, admis quelques-uns affez intéreffans, *pour des cas généraux qui peuvent avoir lieu*; mais on en a, à peine, donné un feul applicable à la pratique *dans un cas particulier*. La raifon évidente de ceci, fe déduit de la variation continuelle qu'éprouve toujours le pouvoir du fyftême. L'augmentation, la diminution, & l'acrimonie des fecrétions ont été, communément, attribuée au fang. L'urine a trop long-temps été regardée comme un figne certain de fon état, tandis qu'en général toutes les différences qu'on remarque dans les fecrétions devraient être attribuées, pour *la plus grande partie*, aux organes sécrétoires.

Nous avons dit ailleurs que les fibres sensibles & motrices avaient une connexion avec le *sensorium commune* : nous allons maintenant ajouter qu'elles ont une connexion particulière entre elles. Cette sympathie est sensiblement plus remarquable dans quelques parties que dans d'autres. Il serait très-à-propos d'établir leurs rapports, que l'on n'a pas encore entièrement détaillés : on en trouve quelques-uns de généraux, & quelques-autres de particuliers, sous le titre d'*idiosyncrasie*. Quant à présent, je ne parlerai que d'un rapport, savoir, celui de l'estomac, parce qu'on doit le considérer particulièrement, lorsqu'il s'agit de rendre compte de la manière dont agissent les remèdes. Rien n'affecte plus l'esprit que l'état dans lequel se trouve l'estomac, & rien n'a plus de sympathie avec l'estomac que les affections de l'esprit (8). Les hypochon-

---

(8) Quel est l'homme qui a été assez heureux pour ne pas connaître les effets du chagrin ? Lorsque cet état est porté à un degré considérable, on voit changer la figure ; il semble que tous les muscles se retirent ; ceux qui en sont affectés pâlissent, deviennent jaunes ; ils sentent une pression vers le diaphragme ; les urines deviennent pâles & abon-

driaques, dont le mal y réside principalement, nous en offrent des exemples évidens; car le *fen-*

---

dantes; le pouls eſt lent, petit, &c. le ſommeil s'enfuit, & les maladies viennent nous aſſiéger en foule: la phtiſie, la jauniſſe, les obſtructions, la fièvre lente, la fièvre maligne, &c. La joie au contraire rappelle la vie & la ſanté; quoique, lorſqu'elle eſt portée à l'excès, elle puiſſe donner la mort même plus promptement que le chagrin: ſi les affections de l'eſprit agiſſent ainſi ſur nos ſolides, nos ſolides affectés n'influent-ils pas ſur l'eſprit? Il n'y a rien de ſi commun que de voir des perſonnes qui perdent, après leur dîner, tout l'enjouement qui faiſait, un moment auparavant, les délices d'une compagnie; un grain d'opium donné, change tout de ſuite notre façon de penſer; une ſaignée convertit la fureur en tranquilité; enfin, que l'amour propre d'un joueur d'échecs ſoit ſtimulé par une partie, après-dîner, on peut être aſſuré qu'il digérera à merveille, lors même qu'il aurait un eſtomac très-pareſſeux, & qu'il aurait mangé plus qu'à ſon ordinaire. L'influence de l'eſprit ſur le corps eſt donc bien réciproque. C'eſt à cauſe de cela qu'un Médecin inſtruit, interroge toujours ſon malade pour ſavoir ſi ſa maladie n'a pas pour origine quelque affection de l'eſprit. Un Médecin, qui ne pouvait guérir un Officier Général des fièvres tierces dont il était affecté, s'aviſa de ſaiſir l'heure où le friſſon devait arriver, pour le contrarier ſur des circonſtances relatives à un ſiège, où cet Officier commandait; la querelle fut très-peu ménagée de part & d'autre, & l'Officier, haraſſé d'une diſpute auſſi opiniâtre & auſſi mal fondée, était prêt à prier ſon Médecin de ſe retirer, lorſqu'il s'en apperçut. Alors le Médecin tira ſa montre, & lui demanda

forium commune, ou la tête qui en eſt le ſiège, eſt ſouvent chez eux conſidérablement affecté. Ceci devient encore plus évident dans le cas de bleſſures à la tête. Ces circonſtances ne démontrent - elles pas que le vomiſſement de bile provient du *rapport* qu'il y a entre l'eſtomac & le foie ? Secondement, que l'eſtomac a une connexion remarquable avec les viſcères contenus dans la poitrine, abſtraction faite de ſa *contiguité*, ou de ſa *diſtention*. Chez les hypochondriaques, les poumons & le cœur ſont ſouvent différemment affectés par l'eſtomac. Les convulſions du diaphragme ſont ſouvent occaſionnées par de légères irritations du cœur. On pourrait, s'il était néceſſaire, citer bien d'autres ſymptômes de maladie pour preuve de ceci. Troiſièmement, que l'eſtomac a une connexion avec les viſcères abdominaux, d'abord avec les inteſtins, enſuite avec les autres organes contigus, ainſi qu'avec ceux qui ſont plus éloignés. Quatrième-

---

s'il n'éprouvait aucun des ſymptômes qui lui annonçaient le friſſon ; il répondit que non, avec humeur, qu'il s'en fallait bien : le Médecin lui montra l'heure qu'il était, & lui fit appercevoir que la fièvre n'avait point paru à l'heure accoutumée, en lui diſant qu'il eſpérait qu'elle ne reviendrait plus, ce qui ſe confirma enſuite. Ces faits, qui ſont très-communs, prouvent donc l'influence réciproque de l'eſprit ſur l'eſtomac.

ment, que ce viſcère a une connexion avec les extrémités. J'ai ſouvent éprouvé ceci moi-même, par le tranſport de la matière de la goutte, des pieds à l'eſtomac, & *vice verſa*. Le froid & le chaud qu'éprouvent auſſi les extrémités influent ſur les affections de l'eſtomac. Cinquièmement, qu'il a une connexion avec toute la ſurface du corps, & en apparence avec tous les derniers vaiſſeaux. Ceci peut ſe démontrer par beaucoup d'obſervations. Il y a des alimens qui ne ſont pas plutôt dans l'eſtomac de *certaines* perſonnes, qu'ils occaſionnent des taches & des effloreſcences ſur toute la peau. *Vans Wiéten* en donne un exemple occaſionné par des œufs de crabes. J'ai moi même traité un malade attaqué *d'affection hypochondriaque*, qui fut ſoulagé de ſes ſouffrances par des puſtules qui ſe manifeſtèrent entre le pouce & l'index, & qui fut auſſi, immédiatement, oppreſſé par le déplacement & la diſparution de ces mêmes puſtules. Le vomiſſement qui arrive à l'occaſion du reſſerrement des pores cutanés, nous offre un autre exemple de cette ſympathie. C'eſt donc mal-à-propos qu'on a attribué ces ſymptômes à l'acrimonie ; & nous concluons qu'il exiſte en général un rapport entre toutes les parties qui conſtituent le ſyſtême.

L'opération des remèdes dépend un peu de leur propre nature ; mais elle dépend autant de la modification particulière du systême auquel on les applique : au lieu donc de perdre du temps à examiner la différente *figure* des particules du remède, leurs qualités pénétrantes, leurs parties huileuses, &c. il sera plus utile de dire quelque chose des tempéramens.

Le *tempérament* est l'état général du systême ; l'idiosyncrasie est l'état *particulier* d'une *certaine* partie. La différence entre les tempéramens est prodigieuse. Les anciens les avaient borné, à quatre, & nous, par un attachement trop aveugle à l'antiquité, nous avons peu fait de progrès relatifs à cette distinction. Il serait difficile de faire une énumération de tous les tempéramens : je considérerai donc plutôt les différentes parties, dans le systême, qui sont sujettes à des variations selon les constitutions, & dont la variété constitue la différence que l'on observe dans les tempéramens. On peut réduire ces particularités à cinq. 1°. L'état des solides considérés dans leur simplicité. 2°. La proportion des fluides relativement aux solides. 3°. Leur état. 4°. Leur distribution, c'est-à-dire, la détermination particulière de ces fluides à telle ou telle partie du systême. 5°. L'état du pouvoir nerveux.

1°. Quant à l'état des *solides simples* ; savoir, leur relâchement ou leur rigidité. Sous le premier est compris la *laxité* & la faiblesse ; sous le dernier,

l'élasticité & la force. On pourrait douter s'il est
utile de considérer ceci, eu égard à ce que cela varie
dans chaque personne ; car les solides passent pendant tout le cours de la vie, de l'état de *laxité* à
celui de rigidité, à mesure que l'homme avance en
âge ; & l'on pourrait en conséquence supposer que
cela n'affecte pas les tempéramens. Il y a cependant
quelque chose qui dépend des *stamina* primitifs
dans la formation des tempéramens. Deux enfans
mis au monde en même temps, élevés exactement de la même manière, diffèrent considérablement, quant à l'état de leurs fibres simples. Les Médecins tirent généralement leur signe de l'état des
solides simples en considérant les cheveux. Dans
l'état de relâchement le cheveu est doux, & en
petite quantité. Dans celui de rigidité, il est abondant & sujet à se créper, & à boucler naturellement. Les couleurs plus pâles indiquent en général
le relâchement, comme la couleur noire, dans toutes
ses nuances dénote évidemment la rigidité : aussi
les cheveux des enfans sont généralement doux &
blonds, & deviennent, en avançant en âge,
moins doux, & acquièrent une couleur plus foncée.
On peut distinguer par un autre signe la nature des
fibres simples, c'est-à-dire, par la finesse de la
peau, & la fermeté des parties charnues. Lorsque
le corps est charnu, que ses muscles & ses tendons

font diftinctement *prononcés*, & qu'en même temps il jouit d'une *force confidérable* dans *le fyftême*, nous en inférons la rigidité des fibres fimples, & une action confidérable du pouvoir nerveux. L'obéfité, par ces raifons, doit être un fymptôme de relâchement.

2°. La proportion *entre les folides* & les *fluides*. Il n'y a rien dont on ait tant parlé que de la pléthôre ; & cependant on l'a communément confondue avec l'*obéfité* & la *corpulence*. Il y a cependant une *différence* manifefte, quoiqu'on les diftingue difficilement, par des fignes particuliers, & qu'il y ait, en même temps, connexion entre l'un & l'autre. Dans la pléthôre les vaiffeaux contiennent une plus grande quantité de fluides circulans, & on les diftingue par la couleur rouge, & par un grand nombre de veines tendues fur la furface du corps. Dans l'obéfité, le plus grand nombre des parties fluides n'eft *point foumife aux loix de la circulation*, d'où il réfulte que la pléthôre peut caufer l'obéfité; car dans la pléthôre, fi les fecrétions font plus grandes, & qu'il n'y ait point d'excrétions, la quantité d'humeur furabondante preffera fur les vaiffeaux, & déterminera l'effet connu fous le nom d'obéfité.

3°. *L'état des fluides*. A mon avis, on pourrait négliger cet état, puifqu'il dépend de celui des folides & de la nourriture ; mais il ne faut pas abandonner ce que les anciens ont affigné, comme la caufe des différens tempéramens, qu'ils ont attribuée à quatre humeurs diftinctes. Cette doctrine des anciens eft cependant prefque entièrement négligée. Les Chymiftes n'ont rien donné de clair ou de précis à ce fujet, quant aux différentes proportions d'huile de terre, de fel, &c. contenus dans le fang : ils ont même ajouté le *mercure* & le *fer* ; car on trouve ce *dernier* généralement dans le fang humain ; mais nous ne connaiffons pas les autres principes, c'eft-à-dire, les globules rouges, la lymphe coagulable, la férofité ; cette dernière n'eft que de l'eau imprégnée d'un principe falin. Ceux-ci font, fans doute, en différentes proportions, felon la nature des alimens ou des maladies ; mais je fuis en peine d'employer ces principes ; j'héfiterai jufqu'à ce que nous foyons mieux inftruits de la *nature* de ces *proportions*, & des moyens convenables de les diftinguer, qui, jufqu'à préfent, il faut l'avouer, font fort inexacts & imparfaits. On ne peut diftinguer la proportion des globules rouges, puifque l'*intenfité plus ou moins grande de leur couleur* ne dépend pas de leur quantité, mais de l'état de diffufion, de même qu'on ne peut connaître la proportion de la lymphe coagulable par la *confiftance* ; car parmi les perfonnes chez qui le *ferum*

eſt en même quantité, la conſiſtance eſt différente.
La ligature des vaiſſeaux, l'âge où on ne fait plus
d'enfans, &c. cauſent différens degrés de ſéparation
de la *lymphe coagulable*, &c. de manière qu'il eſt
impoſſible de porter un jugement exact d'après l'apparence du ſang (9). La denſité eſt un ſigne plus
certain ; le ſang eſt plus denſe en proportion de la
rigidité des vaiſſeaux, & eſt de la même eſpèce à proportion de l'âge. Par exemple, il eſt plus denſe
dans les vaches que dans les veaux, &c. La *quantité*
de matière ſaline peut auſſi changer la denſité du ſang,
& c'eſt pourquoi nous ne pouvons déterminer poſi-
tivement ſi la fluidité du ſang, dans certain cas,
eſt entièrement due à la ſeule partie aqueuſe pure,
parce que le principe ſalin peut conſidérablement
influer ſur la production de ſa quantité.

4°. *La diſtribution des fluides.* Elle eſt différente
dans la même perſonne ſelon ſon âge : différence
due à celle de la ſtructure & de la diſtribution des

---

(9) Cependant il y a des perſonnes qui prononcent hardi-
ment ſur l'état du ſang, ſans avoir fait attention aux circonſtances qui ont pu lui faire ſubir du changement ; & cet air
de hardieſſe, en impoſe toujours aux ignorans ; qui, en fait
de traitement, préfèrent celui qui affirme ; il eſt d'ailleurs
toujours profitable à celui-ci, ſoit pour ſon propre intérêt,
ſoit pour acquérir la confiance des malades, ſoit enfin
pour ſupplanter celui, qui plus ſavant & plus honnête que
lui, eſt auſſi plus circonſpect à prononcer.

vaiſſeaux. Il ſemble néceſſaire que le cerveau ſoit promptement arrivé à ſa groſſeur ; c'eſt la raiſon pour laquelle la tête du fœtus eſt beaucoup plus groſſe, en proportion, que lesautres parties. Dans cet état elle équivaut au cinquième de la totalité du corps, pendant que, dans les adultes, elle n'excède jamais le neuvième, & n'atteint fréquemment qu'au dixième. Les fluides qui circulent prennent une autre direction après la naiſſance ; la circulation arrêtée dans les vaiſſeaux ombilicaux, eſt déterminée vers les vaiſſeaux iliaques, c'eſt pourquoi l'accroiſſement des extrémités inférieures devient plus remarquable. Ceci explique la cauſe des hémorragies, &c. qui arrivent indiſtinctement à toutes les parties du corps, ſuivant les différens périodes de la vie. Par exemple, le ſaignement du nez chez les jeunes perſonnes ; de même un grand homme eſt ſujet aux maladies, ſi ſes extrémités ne ſont pas proportionnées à la longueur de ſon corps. J'ai vu à ce ſujet une *phtiſie pulmonaire*, dont la cauſe la plus probable était cette diſproportion. Si, de-là, on pouvait déterminer les proportions exactes du corps humain, nous pourrions donner une notion de la cauſe des maladies, ſelon que la conformation s'écarterait de ces proportions.

A préſent nous allons prendre connaiſſance des différentes diſtributions dans les ſyſtêmes des artères

& des veines. Les artères sont plus amples, à proportion que les veines, dans les jeunes personnes, que dans les vieilles.

Wintringham , trouve que la densité de l'enveloppe des artères est moindre dans les jeunes gens que dans les vieilles. Les artères étant donc plus lâches acquièrent en conséquence plus de rigidité, & sont d'ailleurs toujours plus lâches en approchant de leur réunion au cœur. Tout ceci est sagement ordonné ; car les artères étant plus soumises à l'*action* du cœur, & les fluides passans, d'un plus grand diamètre, à un moindre , les artères deviennent plutôt rigides que les veines , sur lesquelles le pouvoir du cœur a moins d'action , & dans lesquelles les fluides se meuvent en sens opposés. Les jeunes gens sont , par cette raison , sujets à la *pléthôre des artères* , & les vieilles, à celles des *veines*. *Distinction* qu'on n'observe pas communément, quoiqu'elle établisse une différence considérable dans le tempérament. La plénitude des artères se distingue par la *complexion fleurie* ; celle des veines par leur *tension & la pâleur* du corps. Le changement de plénitude s'opère par gradation chez tout le monde, quoique ce degré soit considérablement sujet à des variations parmi les différentes personnes.

Ici nous considérons, fort à propos, la capacité

&

& la force proportionnelle du cœur par rapport au
fyftême, dans les différens temps de la vie , de
même que la proportion des poumons eu égard au
refte du corps ; car puifque la même quantité de
fluide , dans un temps donné, les parcourt auffi
bien que *toute l'étendue du corps* , il doit y en
avoir néceffairement une grande quantité qui s'y
fait fenfiblement fentir , & qui , par conféquent ,
doit avoir action fur la production du tempérament. Auffi les perfonnes qui ont la poitrine étroite
font plus fujettes que les autres à l'hémophtyfie, &
à la congeftion des humeurs dans les poumons.

5°. *Au différent état du pouvoir nerveux* par rapport
à la fenfibilité , l'irritabilité , la célérité, la mobilité & la force. Par fenfibilité , nous entendons
les différentes forces d'impreffions néceffaires pour
émouvoir certaines perfonnes : par irritabilité ,
l'étendue de la fenfation. Par exemple , deux perfonnes qui prennent la même dofe d'émétique ,
font affectées d'une manière bien différente ; l'une
vomit aifément, fans que l'impreffion du vomiffement *s'étende* plus loin , tandis que l'autre a le
fyftême *entier* généralement en convulfion. Nous
ne pouvons juger qu'à peu près de la différence de la
fenfibilité ; car elle ne dépend pas entièrement du
degré de force imprimé, mais elle peut s'augmenter
beaucoup par la coutume, & les circonftances fa-
milières auxquelles on fe livre. Par exemple , il peut

Tome I.   C

y avoir deux perſonnes également ſuſceptibles des plus petites impreſſions d'une ſubſtance ſapide portée ſur la langue ; & cependant l'une ne pourra que diſtinguer l'infuſion du thé verd d'avec celle du thé boui, tandis que l'autre diſtinguera, non-ſeulement lorſque vous aurez employé un nombre de *différentes* qualités de thé de la même eſpèce, mais encore les proportions variées dans leſquelles elles auront été infuſées. On peut rendre ceci ſenſible en ſe ſervant des tons de muſique : une perſonne peut être ſenſible à une impreſſion de ſon auſſi douce qu'une autre ; mais à moins qu'elle ne ſoit familière avec la muſique, elle ne pourra diſtinguer une variété dans les tons. L'irritabilité doit être abſolument unie à la ſenſibilité, comme pouvant être l'une & l'autre excitées par la même cauſe ; l'une nous rend ſenſible à une impreſſion *ſimple*, tandis que l'autre *propage* les ſenſations dans tout le corps. L'irritabilité eſt ſouvent aſſociée à la faibleſſe du pouvoir nerveux (10) ;

---

(10) Il n'y a point de Médecins qui ne ſe ſoient apperçu, combien l'irritabilité était augmentée chez les femmes, à l'occaſion des ſaignées, des pertes, des évacuations très-copieuſes, des paſſions, &c. on peut donc la regarder plus ſouvent comme aſſociée à la faibleſſe du pouvoir nerveux, qu'à la plénitude des vaiſſeaux. Il eſt même très-commun de voir ſurvenir des convulſions à la ſuite des évacuations ſurnaturelles, qu'on prévient ordinairement par les antiſpaſmodiques qui ſont tirés des ſubſtances chaudes, éthérées, ſtimu-

la fenfibilité l'eft plus manifeftement avec la force du même pouvoir : fans égard au pouvoir nerveux, l'irritabilité varie auffi en proportion de la plus ou moins grande tenfion des fibres mouvantes; par conféquent plus les vaiffeaux font *pleins*, plus les fibres doivent être tendues, & plus leur irritabilité doit être grande.

Une autre particularité dans laquelle on peut obferver une différence dans le pouvoir nerveux, c'eft la *mobilité* ou la *célérité* avec laquelle les

---

lantes & actives, & qui par leurs propriétés augmentent, fans contredit, la tenfion des nerfs & des vaiffeaux, foit en raréfiant le fang, en irritant les fibres nerveufes, en contractant par conféquent-tout le fyftême, ou en accélérant auffi les mouvemens du cœur. Ce n'eft pas qu'on ne puiffe oppofer auffi qu'on emploie les délayans & les bains ; mais s'ils agiffent, on peut également l'attribuer à l'abforbtion des fubftances aqueufes qui paffent dans la maffe du fang, & qui redonnent aux vaiffeaux la tenfion que l'on peut obferver à la fortie des bains chauds ou froids : les premiers raréfient le fang, d'où il réfulte momentanément une plénitude des vaiffeaux; les feconds, en condenfant les fluides, rapprochent les parois des vaiffeaux des fluides qu'ils contiennent, & dans l'une & l'autre circonftance l'équilibre fe rétablit entre les fluides & les folides. Il paraît d'ailleurs que ce que nous venons d'avancer fe trouve journellement confirmé par l'ufage fréquent, & le fuccès des bains froids, du quinquina, des eaux ferrugineufes, des aromatiques, de l'éthèr, enfin, de tous les ftimulans, dans ces maladies.

actions font excitées. Cette différence peut exifter ;
lors même que la fenfibilité & l'irritabilité font
égales, quoique la mobilité foit, en général, unie avec
elles ; car la mobilité eft plus grande dans les
fyftêmes plus fenfibles & plus irritables. *La durée
des impreffions* nous offre une autre variation du
pouvoir nerveux. Dans quelques-uns les effets
de l'impreffion font paffagers, &, en conféquence,
la caufe ceffe d'agir fur le corps. C'eft ce qu'on
appelle impreffions vagues. Dans d'autres circonftances les impreffions font de plus longues *durées*,
& les mouvemens excités font plus continués; enfin,
le pouvoir nerveux diffère par la force. Quelques-
uns ont fuppofé que cela dépendait entièrement de
l'état des *fibres fimples*, & j'avoue qu'il y a fouvent
connexion entre l'un & l'autre ; mais la plupart des
changemens relatifs à la faibleffe ou à la force eft
due aux variations dans le pouvoir nerveux. Auffi
dans l'invafion des fièvres, dans lefquelles nous ne
pouvons fuppofer aucun changement dans l'état des
fibres fimples, nous appercevons fouvent une faibleffe très-remarquable dans les fonctions, jointe
auffi à l'irritabilité augmentée. Dans les maniaques
il y a fouvent encore un degré extraordinaire de
force, & il eft difficile de concevoir comment il
peut provenir auffi fubitement de la rigidité des
fibres fimples. Cette force du pouvoir nerveux eft
oppofée à la fenfibilité, comme on le voit par la

dofe exceffive des remèdes qu'il faut employer, pour produire fur des maniaques des effets femblables à ceux qu'on produit fur d'autres individus. Cette force eft auffi, à mon avis, oppofée à l'irritabilité, quoique cela ne foit pas auffi remarquable; les fyftêmes faibles font, *cæteris paribus*, plus irritables. La force du pouvoir nerveux eft auffi oppofée à la mobilité; car plus le fujet eft faible, plus les impreffions font paffagères; le contraire arrive parmi les perfonnes fortes.

Ayant ainfi confidéré les différentes caufes des tempéramens, nous allons maintenant examiner comment ces caufes font variées dans leurs combinaifons, pour former ces différens tempéramens. En les examinant particulièrement, nous verrons qu'ils font d'autant plus remarquables que les caufes dépendent des différentes époques de la vie. Comme les changemens dans le fyftême arrivent infenfiblement par gradation, il conviendrait de défigner ici le terme moyen auquel le fyftême commence à décliner ou à augmenter, & remarquer, en même temps, la différente gradation du déclin, & de l'augmentation; mais comme ceci ferait très-difficile, je ne traiterai cette matière qu'en gros, & j'indiquerai les époques où fe font les changemens les plus remarquables; elles peuvent fe réduire à quatre, l'enfance, la jeuneffe, la virilité, & l'âge avancé. Pour commencer donc par ordre, je vais parler de

L'ENFANCE.

On remarque dans l'enfance que les solides sont lâches, que les fluides sont abondans, aqueux, & sans acrimonie, que le sang est en grande proportion, par rapport au tissu cellulaire, que la tête & le cœur sont grands, eu égard au systême, que les artères sont nombreuses & grosses relativement aux veines, & que les glandes sécrétoires ne sont pas encore parvenues à leur entière grosseur, tandis que les glandes conglobées, ou lymphatiques sont plus grosses, qu'à aucune autre époque de la vie. Dans le systême nerveux, il y a sensibilité exquise, sans perception distincte, irritabilité remarquable & faiblesse, grande mobilité, toutes les conditions requises pour une grande agilité. En général le systême nerveux est fort, par rapport au temps présent de la vie, mais plus faible que dans une période plus avancée.

Considérons en second lieu

LA JEUNESSE APPROCHANT DE SA PERFECTION.

A cette époque la *rigidité* & la *force* sont plus grandes; mais par rapport au terme moyen, le relâchement prévaut encore ; les fluides sont en moins grande proportion eu égard aux vaisseaux; cependant l'humidité est encore dominante ; la substance cellulaire est augmentée, d'où dépend principalement l'accroissement du corps, jusqu'à ce qu'il soit parvenu à son état de perfection, & long - temps après ; le cœur est plus petit qu'autrefois, proportionnellement au système, & plus en équilibre avec lui ; la proportion des artères est, en quelque façon, diminuée eu égard aux veines ; mais elle est encore excédente ; tous les viscères sont plus grands, & particulièrement les poumons, & , comme les vaisseaux ont plus de rigidité, conséquemment le fluide est déterminé en plus grande quantité vers cet organe ; cela suffit pour expliquer les maladies qui arrivent à cette époque de la vie, l'hémoptysie , la péripneumonie, &c. la même sensibilité & l'irritabilité continuent d'exister, peut-être comme auparavant ; mais la première est plus suivie de la tension des vaisseaux, & conséquemment de celle des fibres ; la dernière est plutôt augmentée ; de là vient que l'irritabilité est plus commune à cette période. Il y a aussi une grande mobilité, mais avec beaucoup moins d'agilité.

Nous allons troisièmement examiner l'état

DE LA VIRILITÉ.

Il est difficile de fixer cette période. L'état de perfection de la virilité est susceptible de variation. Je

prendrais la trente-cinquième année pour terme ab-
folu. A cette époque les folides tendent à l'excès de
rigidité, eu égard au terme moyen ; les fluides
font en moindre quantité relativement aux folides ;
c'eft-là l'époque où la fécherefle commence à dominer ; le cœur eft plus petit, eu égard aux artères,
& a moins de force qu'auparavant ; de ces caufes
proviennent le ralentiffement de la circulation, les
fécrétions plus copieufes, & l'obéfité, fuivie conféquemment de l'abondance des fucs. Il s'eft fait
jufques ici peu de changement dans l'état des
fluides ; mais à cette époque l'acrimonie des liqueurs
commence à dominer. Les artères fe rétréciffent,
& la balance penche du côté des veines ; les glandes
fecrétoires font alors augmentées, tandis que les
vaiffeaux lymphatiques fe trouvent dans un état
contraire, ainfi que les glandes conglobées. La
fenfibilité, l'irritabilité, la mobilité, & conféquemment la *célérité* & l'agilité vont en diminuant par gradation. Depuis cette époque, la force
a été en augmentant, jufqu'à cette période ; c'eft
l'inftant où elle eft à fon plus haut degré ; mais enfuite elle s'affaiblit, principalement à caufe de la
rigidité de chaque partie du fyftême. Les mufcles
des enfans font compofés de fibres mufculaires feulement, ou de peu de parties tendineufes ; car, à
cet âge, les fibres tendineufes excèdent les mufculaires, & la force eft peut-être diminuée en pro-

portion. L'état de virilité eft très - variable quant à fa période, car elle arrive plutôt dans les uns que dans les autres ; mais depuis cet âge , jufques à celui de cinquante ans , les changemens font moins remarquables qu'à tout autre période de la vie.

Quatrièmement nous allons traiter

DE LA VIEILLESSE.

Nous ne pouvons affigner exactement une *époque* à la vieilleffe ; mais lorfqu'elle eft *arrivée* , la rigidité eft portée à l'excès ; la féchereffe eft proportionnée à la petite quantité de fluides , contenus dans les vaiffeaux de la circulation , & dans le tiffu cellulaire. L'acrimonie des fluides eft exceffive , *pour compenfer*, *peut-être* , *le défaut de fluidité* du fang, en diminuant fa connexion. La pléthôre des *veines* fuccède à celle *des artères* ; le fyftême des vaiffeaux lymphatiques eft aboli prefque entièrement. L'irritabilité, la fenfibilité & la mobilité, autrefois remarquables , font alors fort diminuées, tant à caufe de la rigidité des folides fimples , qu'à caufe de la faibleffe du pouvoir nerveux.

Nous avons ainfi diftingué les quatre grandes époques de la vie , par les changemens qui arrivent dans le fyftême. Ces différens changemens , cependant, n'arrivent pas auffi régulièrement ; mais il y a quelques particularités qu'on ne doit pas négliger, elles arrivent pendant le cours de la vie. Chaque sexe doit être distingué. Chez les femmes il y a grand relâchement dans le système, accompagné d'humidité, de ténuité des fluides, & de la pléthôre des artères; il y a plus d'irritabilité, de sensibilité, de légèreté & de faiblesse; de sorte que le caractère de jeunesse est de plus longue durée chez elles que chez les hommes. Chaque personne a des marques apparentes d'un tempérament qui lui est particulier, quoique les anciens n'en aient compté que quatre, & que quelques - uns aient imaginé qu'ils étaient déduits de leur théorie des quatre humeurs, ou des quatre qualités principales; mais il est plus probable qu'ils se sont d'abord fondés sur des observations, & qu'ensuite ils les ont appliquées à ces théories, puisque nous trouvons qu'elles ont une existence réelle, & qu'elles sont explicables par la doctrine que nous venons de donner; les deux qui sont les plus distinctement marqués, sont le tempérament sanguin & le mélancholique, c'est-à-dire, celui de la jeunesse, & celui de la vieillesse.

Du Tempérament sanguin.

Dans cet état il y a relâchement des solides; on l'apperçoit par les cheveux doux, & l'abondance des sucs; le système des artères est tendu, il y a abondance de fluides, la complexion est fleurie, la fenfibilité du pouvoir nerveux eft remarquable, fur-tout relativement aux objets agréables ; il y a irritabilité provenant de la pléthôre ; mobilité & agilité des folides qui font lâches. Ces caractères font diftinctement marqués, & font prouvés par les maladies qui arrivent à cet âge, comme les hémorrhagies, les fièvres, &c. Ces maladies, provenant d'un fyftème relâché, font plus faciles à guérir.

DE LA CONSTITUTION MÉLANCHOLIQUE.

On apperçoit dans cet état une plus grande rigidité dans les folides, dont on peut aifément s'affurer par la dureté & la crifpation des cheveux ; les fluides font en petite proportion, d'où provient la féchereffe & la maigreur. Les artères font plus petites, d'où dépend la pâleur ; la pléthôre, qui exifte dans les veines, occafionne leur turgeffence & la lividité ; la fenfibilité eft fouvent exquife & très-jufte : l'irritabilité eft modérée, les impreffions font très-tenaces, il y a fermeté dans l'action, accompagnée de lenteur dans les mouvemens, & de grande force ; car l'excès de cette conftitution offre parmi les maniaques des exemples les plus extraordinaires que je connaiffe de la force humaine : ce tempérament eft peut-être bien plus caractérifé dans la vieilleffe & dans les mâles.

Le tempérament fanguin parmi les jeunes gens

nous empêche de diftinguer le mélancholique, jufqu'au déclin de la vie, à laquelle époque, il devient
évident par les maladies *des veines* ; les hémorrhoïdes, l'apoplexie, la cachexie, l'obftruction des
vifcères, particulièrement du foie, les hydropifies,
les affections du canal alimentaire, principalement
par une plus lente & plus faible influence du pouvoir nerveux. C'en eft affez relativement aux tempérament fanguin & mélancholique ; les deux autres
ne font pas fi aifés à démontrer ; le tempérament
cholérique fe manifefte entre la jeuneffe & la virilité. Dans

LE TEMPÉRAMENT CHOLÉRIQUE ; la diftribution
eft plus exactement balancée ; il y a moins de fenfibilité & d'obéfité ; mais plus d'irritabilité ; elle provient d'une plus grande tenfion ; il y a moins de
mobilité & de légèreté ; le pouvoir nerveux eft plus
conftant dans la force. Quant au

TEMPÉRAMENT PHLEGMATIQUE, il ne peut être
diftingué par aucun des caractères, ni de l'âge, ni
du fexe ; il s'accorde avec le tempérament fanguin
par le relâchement & l'abondance des fluides ; il
diffère de ce tempérament & du mélancholique par
la diftribution plus exacte des fluides ; il diffère
encore du fanguin, parce qu'il y a moins de fenfibilité, d'irritabilité, de mobilité, & peut - être
même de force, quoiqu'on lui en trouve quelquefois une grande.

Voilà les *tempéramens* qu'ont cité *les anciens* ; nous nous en fommes occupés comme d'exemples de combinaifons, qui peuvent avoir lieu. Les tempéramens font, à la vérité, beaucoup plus *variés*, & on eft bien éloigné de pouvoir les diftinguer aifément, & les réduire à leurs genres, & à leurs efpèces, non-feulement à raifon de la variété des tempéramens eux-mêmes, mais encore à raifon de l'idiofyncrafie : on peut affez éclaircir ce fujet en général, en confidérant la différence de l'efprit, &c. & même du moral, à laquelle nous fommes fujets, par rapport aux différens tempéramens. Mais comme cette recherche eft tres-difficile, & n'appartient naturellement pas à cette partie de notre ouvrage, je l'omettrai, dans ce moment, pour conclure que les circonftances que nous avons obfervées concourir principalement à former les tempéramens, étaient celles dont il était le plus néceffaire de prendre connaiffance, parce qu'elles donnaient des indications propres à guérir les maladies, & pouvaient, à caufe de cela, avoir de l'influence fur ce que nous avons à dire au fujet des remèdes ; mais comme nous avons trouvé qu'il n'y avait que le pouvoir nerveux qui fut fufceptible de changemens confidérables & fubits, c'eft vers celui-ci que nous devons principalement diriger nos remèdes.

Quant à l'état des folides fimples, à la proportion, & à l'état des fluides, & à leur diftribution, ils sont au-dessus de nos connaissances. Par exemple ;

1°. Les remèdes qui agissent sur les solides simples, ne peuvent propager bien loin les effets qu'ils ont imprimé sur le système.

2°. La proportion entre les solides & les fluides peut aisément être changée par la diète & la manière de vivre ; aussi n'est-ce pas une partie prédominante du tempérament ; les remèdes ne peuvent donc avoir que peu d'effets sur elle, puisque les *principales* causes du tempérament sont souvent aussi celles des maladies : on administre par conséquent très-souvent sans effets des remèdes, à moins qu'ils ne soient dirigés vers les causes des maladies.

3°. Quant à l'état des fluides, je traiterai cette matière plus au long dans la suite, & je dirai seulement à présent, que les remèdes ne peuvent avoir que bien peu d'effets sur eux, & que les petits changemens que nous pouvons produire, ne s'opèrent que par la diète, ce qui les rend infailliblement lents.

4°. La distribution des fluides éprouve à peine quelques changemens, si ce n'est par le progrès graduel de la vie ; c'est pourquoi elle est la plus hors de la portée des remèdes.

5°. Les remèdes attaquent principalement l'état du pouvoir nerveux, & l'*irritabilité* particulièrement, comme étant la partie du tempérament qui modifie le plus cette opération des remèdes ; nous inſiſterons là-deſſus particulièrement. *Haller*, dans le ſecond volume de ſes *Elémens de Phyſiologie*, a traité des tempéramens. Je vous prie donc de comparer ce que j'ai dit ſur ce ſujet avec ſes obſervations.

Nous allons maintenant conſidérer l'influence de l'idioſyncraſie, & les effets de la *coutume*, parce que la doctrine des tempéramens eſt par-tout ambigue & confondue avec celles-ci.

L'IDIOSYNCRASIE,

Eſt une particularité du tempérament qui exiſte dans une certaine partie du ſyſtême. Par exemple, un défaut du côté du relâchement, ou de la rigidité, ou une plus ou moins grande proportion des fluides par rapport aux ſolides. L'état des fluides ſe trouve auſſi affecté, ſouvent par l'idioſyncraſie qui varie, ſuivant les différentes conſtitutions ; elle eſt due, je crois, à des fermens particuliers qui opèrent dans le ſyſtême. Ainſi, un ferment qui détermine la putridité, peut occaſionner une plus forte alkaleſcence des fluides, de même dans le corps d'une perſonne qui ne vit que de *végétaux*, que dans l'homme qui ne ſe nourrit que de ſubſtances *animales*.

L'idioſyncraſie ſe manifeſte principalement par une ſenſibilité ou une irritabilité particulière qui exiſte dans une certaine partie du corps, & qui la rend fufceptible d'une faible impreffion d'un feul genre exclufivement ; à ce fujet, j'ai connu une per-fonne qui s'évanouiffait dès qu'elle fentait du mou-ton (11), ce qui peut paffer pour une idiofyncrafie

---

(11) J'ai connu un jeune homme qui n'aurait pas mangé la moindre quantité de viande, fans avoir des vomiffemens allarmans ; il ne pouvait vivre que de végétaux. Il man-geait cependant à fon déjeûner un pain de quatre livres, fans être incommodé.

J'ai vu auffi un Médecin dans des états violens, lorfqu'il avait eu le malheur de manger quelque aliment dans lequel il était entré du vin. Étant un jour à table, lorfqu'on vint le confulter, il en fortit un inftant, & des perfonnes, chez qui il dinait, imaginant que fa répugnance était une plai-fanterie, voulurent l'attraper, pour lui prouver enfuite qu'elle était purement idéale. Ils verferent quelques gouttes de vin fur la foupe qu'il avait laiffée, & les mélerent bien : il fe remit à table un inftant après, & acheva fa foupe, fans s'appercevoir qu'on y avait ajouté du vin ; mais elle ne tarda pas à occafionner les accidens les plus graves ; car il fut frappé, pendant près d'une demi-heure, de convulfions vio-lentes, qui fe terminèrent par le vomiffement de tout ce qu'il avait dans l'eftomac. On paraît fondé à croire, d'après plufieurs obfervations de ce genre, que les moules occafionnent plus fouvent des éruptions à la peau par idiofyncrafie, que par les petits crabes auxquels on attribue communément ces effets ; car fur dix perfonnes qui en mangent enfemble, on en voit rarement plus d'une qui en foit incommodée, *lorfqu'il y en a qui le font*. Cette idiofyncrafie fe manifefte également re-lativement aux remèdes, & elle n'eft quelquefois que paffa-

fort

fort fingulière. Il n'y a pas de partie dans le fyftême qui foit exempte d'idiofyncrafie : il eft fuperflu de les rapporter toutes, puifque vous pouvez vous-mêmes les obferver, en examinant les maladies qui en dépendent évidemment. Il eft très-néceffaire de re-

---

gère. Nous fommes donc d'avis avec M. Cullen, qu'il n'eft pas indifférent, lorfqu'on veut ordonner un remède à un malade, de faire des queftions fur les effets de ceux qu'on fe propofe de donner, fur-tout fi le malade en a déjà pris. J'ai connu un hypochondriaque qui était fujet à vomir de la bile verte & acide, & qui mangeait de la craie comme du pain, pour décompofer l'acidité dont fon eftomac était fans ceffe affecté : il avait quitté la Ruffie pour venir habiter Paris, croyant que l'air de cette Capitale, & la diffipation qu'il y pourrait prendre, contribuerait au rétabliffement de fa fanté. Il continua d'être taciturne, & fentant qu'il avait l'eftomac plein, il confulta un Médecin qui lui ordonna l'émétique. Il en prit deux grains en lavage qui ne l'émurent pas du tout ; le lendemain il en prit, de fon chef, deux autres grains, avec une once de fel de fedlitz, il eut deux garderobes. Le furlendemain il eut un vomiffement de bile porracée & acide comme l'huile de vitriol, qu'on n'a pu arrêter pendant les fix femaines qu'il a vêcu. Dans cet état il ne pouvait voir une écuelle de bouillon fans avoir des vomiffemens allarmans ; il fallait lui conter une hiftoire, lui donner le bouillon dans le temps où fon imagination était préoccupée, & le lui préfenter fubitement ; lorfqu'il le prenait fans s'en appercevoir il ne vomiffait pas. On ne finirait pas fi l'on contait toutes les fingularités dont l'eftomac eft fufceptible.

Tome I.   D

[50]

marquer que l'opération des médicamens a beaucoup , & même davantage de rapport avec l'idiosyncrasie qu'avec le tempérament. Enfin , elle a tant
d'effet sur l'opération des médicamens , que nous
ne devrions jamais donner une dose de remède un
peu actif, sans examiner auparavant si le malade
n'a pas quelque particularité qui contre-indique le
remède , ou sa dose ordinaire ; & si le malade n'a
pas encore éprouvé ce remède , il sera même convenable , comme l'idiosyncrasie est héréditaire , de
s'informer si quelqu'un de ses parens n'a pas été
sujet à cette particularité du tempérament.

Nous avons ensuite observé que le tempérament
& l'idiosyncrasie , collectivement considérés , peuvent être différemment affectés par la *coutume* ; de
sorte qu'elle peut porter ses effets jusqu'au point
d'améliorer un tempérament tel qu'il soit , de le
maintenir dans son état ; de le dénaturer , ou même
d'en faire un nouveau.

DE LA COUTUME.

Tout le monde connaît les effets de la *coutume*
sur le moral , ainsi que sur le physique , & c'est
pour cela que, sans en rapporter les effets, nous pouvons dire qu'on n'a pas entièrement approfondi la
doctrine des tempéramens & de l'idiosyncrasie. Nous
nous contenterons de tracer les premiers apperçus

de cette connaiſſance , eu égard au temps qui ne nous permet pas de nous étendre davantage ; & vous pourrez dans la ſuite ajouter , à loiſir , vos obſervations.

La coutume eſt la fréquente *répétition* des impreſſions ſur le ſyſtême : on confond ſouvent la coutume avec l'habitude ; *l'habitude* n'eſt que ſon effet , comme lorſque la fréquente répétition des impreſ-ſions *a imprimé des loix au ſyſtême.*

Les effets de la coutume peuvent être réduits à cinq , le premier a lieu ſur les ſolides ſimples , le ſecond , ſur les organes des ſens , le troiſième , ſur le pouvoir du mouvement , le quatrième , ſur tout le pouvoir nerveux , & le cinquième , ſur le ſyſtême des vaiſſeaux ſanguins.

I°. DE SES EFFETS SUR LES SOLIDES SIMPLES.

La coutume détermine le degré de flexibilité dont ils ſont ſuſceptibles. Par une flexion fréquem-ment répétée , les différentes particules , qui conſ-tituent les ſolides , ſont rendues plus ſouples ou plus mobiles l'une ſur l'autre. Un morceau de gomme-élaſtique lorſqu'il eſt tendu , par exemple , en y ſuſpendant un poids , s'allongera peut-être d'un demi-pouce , dans le premier inſtant qu'on appliquera ce poids ; enfuite, en ôtant & réappliquant le *même* poids, ou en l'*augmentant*, on doublera fa flexibilité. Ce degré de flexibilité détermine en grande partie le degré d'ofcillation, pourvu que l'*élafticité* ne foit pas *offenfée* ; fi elle va *au-delà* de ce degré, elle anéantit le reffort. De même la coutume détermine le degré de tenfion ; car la même corde élaftique, qui ofcille actuellement dans un certain degré de tenfion, fe relâchera tellement, par la fréquente répétition de fes ofcillations, qu'il faudra la retendre, pour obtenir la même tenfion, & con-féquemment les mêmes vibrations qu'auparavant. On a bien des exemples de ceci dans l'économie animale, fur-tout lorfque différens mufcles con-courent à donner un point fixe ou une tenfion à d'autres. C'eft ainfi qu'un enfant faible chancelle en marchant ; mais en lui donnant un poids à por-ter, & en augmentant, par-là, la tenfion du fyftême, il marche plus ferme. Par la même raifon, la plé-nitude du fyftême donne de la force en *tuméfiant* les vaiffeaux également, & procurant ainfi la tenfion ; c'eft de cette manière qu'un homme épuifé acquiert *en peu de jours*, au moyen d'une bonne nourriture, une augmentation confidérable de force ; & d'un autre côté, les évacuations *affaibliffent en diften-dant* le fyftême des vaiffeaux. Voilà les principaux effets de la tenfion du fyftême. Ce que j'ai dit ici

ne doit pas *ſtrictement* s'appliquer aux fibres ſimples ;
puiſqu'il appartient , peut-être , en partie aux fibres
mouvantes.

II°. *DE SES EFFETS SUR LES ORGANES DES SENS.*

La répétition donne un plus grand degré de ſenſibilité , *qui ſe borne ſeulement* à rendre la perception
plus exacte. La répétition ſeule rend les impreſſions
durables , & jette ainſi les fondemens de la mémoire (12) ; car les impreſſions ſimples ne ſe retiennent que pendant un court eſpace de temps , &

---

(12) C'eſt ainſi qu'en faiſant ſouvent répéter aux enfans
les choſes qu'on veut imprimer dans leur mémoire , on parvient à la cultiver , & à les habituer à retenir ce qu'on veut
qu'ils apprennent. On voit même les aveugles acquérir ,
par la répétition du tact , des connaiſſances qui étonnent ceux
qui n'ont point réfléchi ſur l'effet de la coutume , & ce n'eſt
jamais ſans admiration qu'on les voit actuellement lire ,
écrire , imprimer , même citer , & décrire les parties du
Monde , d'apres leurs cartes Géographiques. On eſt également étonné de voir des ſourds & muets de naiſſance écrire
parfaitement l'ortographe , répondre à des queſtions méta-
phyſiques faites par ſignes , & enfin converſer avec une vo-
lubilité de ſignes qui équivaut à celle de la langue. Que
l'on joigne à cela les tours étonnans que les ſauteurs & les
danſeurs de corde font , on aura une idée des effets ſurpre-
nans de la coutume & de l'habitude.

font bientôt oubliées. C'eft ainfi qu'une perfonne, qui connaît peu actuellement la qualité des draps, acquerra, en les maniant fouvent, la connaiffance propre à les diftinguer, ce qui paraîtra prefque impoffible à d'autres. Beaucoup de perfonnes croient que ceci eft une *fenfibilité* plus exquife; mais ils fe trompent infiniment; puifque par une loi univerfelle, la répétition des impreffions nous en rend moins fufceptible. L'opération des remèdes rend ceci bien évident; car tous les remèdes qui agiffent fur les organes des fens, ont befoin, au bout de quelque temps, d'être augmentés de dofe pour produire des effets auffi marqués, que ceux qu'ils manifeftaient dans les premiers jours qu'on les employait. Ceci nous offre donc une règle dans la pratique par rapport à ces remèdes. Il devient néceffaire, après un certain temps, de changer un remède même en un plus faible de la *même nature*. Auffi les remèdes, qui n'ont pas en apparence une grande force, fe trouvent, par un long ufage, détruire la fenfibilité du fyftême pour d'autres impreffions; mais il y a quelques exceptions à cette règle générale; favoir, que la répétition diminue de plus en plus la force des impreffions. J'ai connu des perfonnes, qui, par une forte dofe d'émétique, avaient rendu leur eftomac fi irritable, que la vingtième partie de la première dofe fuffifait enfuite pour produire le même effet. Ceci arrive plus fouvent, à mon avis, lorfqu'on **a** répété ce vomitif *chaque jour* ou plus *fouvent*, comme j'ai eu occafion de le voir quelquefois ; car fi le même vomitif fe donne à des *intervalles* affez éloignés, il fait de bons effets felon la règle générale ; aufli on doit remarquer deux effets contraires de l'habitude ; & il convient d'obferver que la plus grande irritabilité eft plus promptement produite lorfque la première impreflion eft *grande.* Comme dans le premier cas que je viens de citer, relativement à une forte dofe d'émétique (13), on peut éclaircir ceci en obfervant les

---

(13) On pourrait peut-être employer ce moyen, pour établir l'irritabilité dans les inteftins, dont le défaut produit fouvent la conftipation. Ce n'eft pas que ce défaut d'irritabilité foit toujours conftant ; car il peut être l'effet d'un acide, connu fous le nom d'acide aérien qui fe forme fpontanément dans l'eftomac & dans les inteftins, & qui eft communément le produit de la fermentation vineufe. Les accidens que ce gas eft fufceptible d'occafionner, en fufpendant l'irritabilité des nerfs, ne laiffe aucun doute qu'il ne puiffe être quelquefois, chez les perfonnes qui ont l'eftomac pareffeux, la caufe de la conftipation : abftraction faite de l'acrimonie de la bile, qui peut n'avoir pas affez d'énergie pour réveiller le mouvement périftaltique des inteftins. Mais en fuppofant un défaut d'irritabilité naturel, de la part du canal alimentaire, ne pourrait-on pas, en donnant un purgatif tres-actif, pour réveiller, *par une feule impreflion*, l'inertie des inteftins, rétablir l'irritabilité des inteftins, & obtenir, par ce moyen, l'évacuation quotidienne des matières fécales,

effets de la peur, qui diminuent communément
par la répétition, ce qu'on ne peut attribuer qu'à
la coutume, tandis que d'un autre côté, il y a des
exemples de perfonnes, qui, ayant une fois éprouvé
une *grande* frayeur, ont, long-temps après, continué
d'être efclaves de la peur, fur-tout lorfqu'elle était
excitée par des impreffions de la même efpèce,
quelques légères qu'elles fuffent, ce qu'on doit
entièrement attribuer à l'*excès* de la première impreffion, comme nous l'avons déjà obfervé. Il eft
néceffaire de s'attacher à prendre connaiffance ici,
de la détermination de la force des impreffions,
par la relation qu'elles ont entre elles de cette manière. Le *défaut* de quelque fenfation particulière
devient incommode ; les fenfations faibles qui approchent de ce *défaut*, font conféquemment défa-

---

dont la rétention occafionne nombre de maladies dangereufes ?
Sans avoir recours continuellement aux lavemens, qui ne
parviennent jamais à débarraffer le duodenum, &c. & les inteftins qui l'avoifinent. J'ai employé bien des moyens pour
parvenir à rétablir ce mouvement périftaltique, chez les
perfonnes conftipées, par caufe de crudités acides, & je
n'ai trouvé que la rhubarbe & le favon, combinés enfemble,
qui m'aient réuffis ; les acides ou les matières fufceptibles
d'acquérir ce caractère m'ayant toujours plus nuit, qu'été
utiles. Cette expérience fe trouve oppofée à celles de
M. Cullen, qui prétend que les acides unis à la bile ont une
propriété ftimulante laxative.

gréables ; les sensations très-fortes, d'un autre côté, sont aussi désagréables , parce que les sensations agréables sont en général produites par des impressions d'une *moyenne force* , quoiqu'elles dépendent, sans doute, quelquefois de la nature de l'impression. Les sensations réfléchies de plaisir & de peine peuvent se changer mutuellement par la répétition , en raison de l'augmentation ou de la diminution de force : ainsi , le tabac (14) , très-désagréable certainement au premier abord , devient bientôt agréable par la coutume. Les *moyennes* impressions , quoi-

---

(14) On dit assez communément que les odeurs , en forme de tabac, font nuisibles. Il est , en effet , certain que les personnes dont le système nerveux est irritable , supportent difficilement les odeurs sans en être incommodées ; mais ce font souvent celles qui prennent du tabac qui font cette objection. Il est cependant très-vrai qu'il faut s'habituer insensiblement à en prendre pour pouvoir le supporter sans être étourdi ou ïvre , ou sans vomir , & éprouver des sueurs froides, &c. Eprouve-t-on aucun de ces symptômes après avoir inspiré une poudre qui sent l'œillet , la rose , le vinaigre , &c. ? il ne faut que savoir en apprécier les effets pour juger que c'est par un préjugé , fondé sur la *coutume* que l'on pense ainsi , sur-tout lorsqu'on observera que ces personnes ne regardent pas le tabac comme une plante aromatique. A mon avis, c'est une de celles qui devraient être les premières bannies de l'usage à cause de ses effets , d'autant plus que les aromates & les amers ont la propriété stimulante propre à faire moucher.

qu'agréables, deviennent à la fin *infipides* par la répétition : de-là vient l'amour de la nouveauté ; nos
fenfations font variées de cette manière ; mais auffi
elles dépendent, en quelque façon, de la *relation*.
Ainfi, la même chofe paraît froide dans un temps,
& chaude dans un autre, felon l'état dans lequel
fe trouve le corps. Les objets agréables varient auffi
de la même manière. On a beaucoup employé en
Phyfique le chaud & le froid, & on a fait bien
des efforts pour affigner une nature pofitive à l'un
& à l'autre. Ce que j'en dis actuellement contribue,
avec d'autres argumens, à prouver que le chaud &
le froid font purement *relatifs* (15). Ceci me con-

----

(15) Nous aurions pu penfer que le froid & le chaud
étaient *purement* relatifs avant la découverte du thermomètre. Mais rien n'annonce mieux l'état pofitif ou négatif
du chaud ou du froid, abftraction faite des corps qui jouiffent, par leur principe de vie de la poffibilité de les augmenter ou de les diminuer, que les variations qu'indique
cet inftrument. Il eft bien certain que nous n'avons pas de
point fixe pour déterminer le froid ou le chaud qui nous eft
néceffaire, parce que ce point dépend de circonftances qui
varient infiniment en nous, & qui font elles-mêmes foumifes à ce principe de vie que la nature nous a donné. Je ne
ferais pas étonné que quelque jour on puiffe s'affurer, par
le moyen des balons, du froid pofitif qui exifte conftamment,
à un degré d'élévation donné au-deffus du globe ; car tout
nous indique que les nuages ne fe condenfent, & ne font
apparens que parce qu'ils nagent dans un air froid. La

duit à une obſervation que j'ai faite autrefois, ſavoir, que la denſité & la rigidité augmentées de nos fibres *diminuent* la ſenſibilité, qui, *cæteris paribus*, peut être obſervée dans toutes les périodes de la vie ; **de** manière que, dans cette vue, le *froid* agit ſur notre ſyſtême, non - ſeulement par la *répétition*, mais auſſi en contractant les ſolides, & en les rendant plus rigides, tandis que la *chaleur* a un effet contraire ; car elle augmente la ſenſibilité, par un *relâchement* (16). L'aſſociation des idées appartient auſſi

---

couche d'air qu'ils atteignent eſt comparable aux vitres d'un café, en hiver, qui ſemblent attirer, par leur température froide, l'humidité diſſoute dans l'air contenu dans le café, par la chaleur du poële, & de ceux qui l'habitent. On a de la peine à s'accoutumer à entendre dire que le Soleil eſt froid : cependant rien ne me paraît ſi vrai, après les remarques que j'ai faites ſur lés montagnes de glaces qui exiſtent depuis des ſiècles, & ſur la plus grande hauteur des nuages, qui ſe condenſent à une diſtance très-prochaine de la terre, au-de-là de laquelle les nuages ne pourraient ſe ſoutenir, parce qu'ils deviendraient des glaçons. Cela nous conduit à dire que la chaleur n'eſt que le produit de la combinaiſon de l'air pur avec le phlogiſtique développé par le mouvement, &c. Voyez le traité Chymique de l'air & du feu par M. *Scheele*

(16) C'eſt ſur ce principe qu'on héſite à ordonner des pur-gatifs, & même des remèdes pendant un froid rigoureux & la canicule. Dans la première circonſtance la rigidité & la denſité ſont augmentées, & le froid agit comme *conſtringent*;

à cet article ; elle eſt le fondement de la mémoire , & toutes les facultés intellectuelles , & eſt entièrement l'effet de la coutume ; ſon influence même ſur le moral eſt très-grande ; mais ce n'eſt pas ici le lieu où l'on doive la conſidérer. Ces aſſociations arrivent auſſi relativement au corps. Par exemple, lorſqu'un remède, déſagréable au malade, lui a occaſionné des nauſées , même le vomiſſement , il arrive toujours qu'il produit les mêmes effets après que le malade l'a apperçu. Nous ne ferons qu'une application de ceci dans la guériſon des maladies; il s'agit d'éviter l'irritation. Il eſt conſéquemment néceſſaire d'éviter , dans de pareils cas , non - ſeulement la cauſe qui irrite ou excite l'irritation , mais auſſi toutes autres cauſes qui aient eu la moindre connexion avec elle. Ainſi, lorſque les maniaques ſont fortement affectés de la vue de quelques perſonnes, il faut non-ſeulement ſouſtraire ces perſonnes à leur préſence , mais encore celles que ces maniaques auraient fréquemment vu avec elles , & qui pourraient leur en rappeller le ſouvenir. Auſſi, pour que le corps éprouve des effets , il ſe forme des *aſſociations* en apparence oppoſées qui devien-

---

dans la ſeconde , la raréfaction exceſſive des fluides occaſionne la rigidité du ſyſtême , & les effets ſont les mêmes , quoique produits par des cauſes oppoſées.

nent abſolument néceſſaires par la coutume. Par exemple, une perſonne depuis long-temps accoutumée à dormir au milieu d'un grand bruit, eſt ſi éloignée d'être incommodée de ce bruit, que dans la ſuite elle ne ſaurait dormir dans le calme (17), ayant contracté cette néceſſité pour dormir. Il ſera utile d'avoir égard à ceci dans la pratique ; car nous devrions, quelque oppoſé que cela puiſſe paraître, accorder d'abord au malade tout ce qui accompagnait ſon ſommeil ordinaire, que nous nous propoſons de lui procurer dans le moment. Ainſi, quant au ſommeil, nous ne devons pas exclure le bruit, ou tout autre cauſe qui puiſſe paraître oppoſée à un ſemblable effet, lorſque nous voulons procurer du repos au malade, pourvu toutefois que la coutume les rende néceſſaires.

---

(17) Qu'on examine au milieu d'un Auditoire les perſonnes qui s'endrment au Sermon, ſur-tout ſi c'eſt l'après-dînée, on verra qu'à l'inſtant où le Prédicateur ceſſe de parler, les dormeurs ſont avertis de ſe réveiller par le ſilence qui ſuccéde. On conſerve donc intérieurement une conſcience de ce qui ſe fait pendant le ſommeil. D'après cet effet de la coutume, on eſt moins étonné de voir ronfler, pendant un ſiège, un Bombardier à côté & au bruit de l'Artillerie, & de le voir ſe réveiller lorſque le bruit des batteries faiblit.

III°. *Des effets de la coutume sur les fibres mouvantes.*

Le mouvement a befoin d'un certain degré de tenfion, qui doit être déterminé par la coutume. Par exemple, un Maître d'Arme, accoutumé à un fleuret, ne peut avoir la même fermeté ni la même activité lorfqu'il fe fert d'un fleuret plus lourd ou d'un plus léger. Il eft auffi néceffaire que tout mouvement foit fait dans la même fituation ou pofture du corps dans laquelle la perfonne a été *accoutumée* à faire fes mouvemens. Ainfi, dans toute opération chirurgicale, on recommande une certaine pofture ; mais fi l'opérateur a été accoutumé à une autre, la pofition qu'il prend, quelque gauche qu'elle foit, lui devient néceffaire par la fuite, s'il veut bien s'acquitter de fon opération.

La coutume détermine auffi le degré *d'ofcillation*, dont les fibres mouvantes font fufceptibles. Une perfonne accoutumée aux exercices confidérables des mufcles, eft abfolument incapable des exercices les plus délicats. Ainfi, il faut pour écrire des petites contractions mufculaires ; mais fi une perfonne eft accoutumée à faire faire des mouvemens plus forts à fes mufcles, elle écrira avec moins de fermeté.

On a attribué autrefois aux *fibres fimples* ce *fujet*

de tenſion, que l'on doit probablement, plus ſtrictement, aux fibres mouvantes; car outre une tenſion de *flexion* (18), il y a auſſi une tenſion provenant de *ſympathie* & *d'irritation*. Par exemple, la tenſion de l'eſtomac, qui provient de la nourriture, donne auſſi la tenſion à tout le corps. Le vin & les liqueurs ſpiritueuſes occaſionnent la tenſion. Par exemple, une perſonne qui eſt affectée de *tremblement* au point de porter à peine un verre d'une de ces liqueurs à ſa bouche, ne l'a pas plutôt avalée, que tout ſon corps devient *ferme*, & après que le ſyſtême a été *accoutumé* à de pareils ſtimulans, ſi on n'en fait point uſage aux temps accoutumés, tout le corps devient flaſque, & par conſéquent, irrégulier dans ſes mouvemens.

La coutume donne, auſſi, la *facilité* dans les mouvemens. Ceci ſemble provenir de la diſtenſion que le pouvoir nerveux donne aux fibres mouvantes. Mais de quelque manière que le mouvement ſoit occaſionné, l'effet en eſt évident ; car tout mouvement nouveau, ou auquel on n'eſt pas accoutumé, ſe fait avec grande difficulté.

Nous avons fait voir que les ſenſations dépendaient d'une communication avec le *ſenſorium com-*

---

(18) Cette tenſion de flexion eſt ſans doute la tenſion qui dépend de notre volonté, & que la coutume détermine par une fréquente répétition.

mune, par le moyen des organes suffisamment dis-
tendus par l'influence nerveuse. Nous avons aussi
trouvé que la sensibilité était *diminuée* par la répétition : nous allons observer maintenant, que dans
certains cas elle peut être *augmentée* par la répétition
que l'on doit au pouvoir nerveux qui pénètre plus
aisément dans la partie, à raison de la coutume.
L'attention que l'on porte à un objet particulier
peut déterminer aussi un plus grand influx vers
certaine partie, & c'est ainsi que la sensibilité &
l'irritabilité d'une certaine partie peut être augmentée.

Mais, quant à la *facilité* du mouvement, le pouvoir nerveux coule, sans doute, plus aisément
dans les parties où il a été accoutumé de se distribuer. Cependant la facilité du mouvement ne dépend pas *entièrement* de ceci ; mais elle dépend aussi
en partie de la concurrence de l'action de plusieurs
muscles. Par exemple, *Winslow* a observé, que
pour faire un mouvement, il fallait qu'un nombre
de muscles concourrussent à donner un point fixe,
à ceux qui devaient *principalement agir*, aussi - bien
qu'à *ceux* qui ne servent qu'à *varier* ou à *modifier*
leur action. Une plus libre influence, & la répétition
aident cependant dans les actions, puisque nous
connaissons, par expérience, l'attitude propre à
donner un point déterminé pour faire quelque action
avec facilité & fermeté.

La

La coutume donne auſſi un mouvement ſpon-
tané, qui ſemble revenir à des périodes déterminées, même lorſque les cauſes excitantes ſont éloignées. Auſſi, ſi l'eſtomac a été accoutumé à vomir
par un remède particulier, il en faudra dans la ſuite
une beaucoup *plus petite* doſe que d'abord ; il y a
plus, la vue ſeule où le *ſouvenir* de ce remède ſuffira
pour produire l'effet ; & il ne manque pas d'exemples de vomiſſemens habituels, provenans de l'adminiſtration peu réfléchie des émétiques. C'eſt par
cette raiſon que toutes les affections ſpaſmodiques
deviennent ſi aiſément habituelles, & ſont ſi difficiles à guérir ; car il nous faut éviter, non-ſeulement
toutes les cauſes excitantes, même aux plus petits
degrés, mais encore leur aſſociation.

La coutume donne auſſi *la force* dans le mouvement : la force dépend des *fortes oſcillations*, d'une
libre & copieuſe affluence du pouvoir nerveux, *& des
ſolides denſes* ; mais on a déjà vû de quelle manière
toutes ces circonſtances avaient été effectuées par la
répétition. On peut faire connaître, de cette manière, l'effet de la coutume pour produire la force.
Un homme qui commence à porter ſon veau, ſe
rend capable, en répétant cette action tous les
jours, de le porter même lorſqu'il eſt parvenu à
toute la groſſeur du taureau.

Tout ceci eſt d'une grande importance dans la
pratique de la Médecine, mais trop peu conſidéré ;

car le rétabliffement des gens faibles dépend, en grande partie, de l'ufage de l'exercice adapté à leur force, ou plutôt fréquemment répété & graduellement augmenté. Il eft encore plus néceffaire d'obferver, que la coutume règle la célérité particulière avec laquelle on doit faire chaque mouvement ; car une perfonne accoutumée, pendant un temps confidérable, à un degré de célérité, devient incapable d'un plus grand degré. Par exemple, un homme accoutumé à marcher lentement fera hors d'haleine avant d'avoir *couru* vingt pas. L'*ordre* dans lequel nous devons faire nos mouvemens, eft auffi établi par la coutume ; car fi un homme a répété des mouvemens, pendant un certain temps, dans un ordre particulier, il ne peut plus enfuite les faire dans aucun autre. La coutume *affocie* très-fréquemment les mouvemens aux fenfations. Auffi, fi une perfonne a été dans l'ufage d'affocier certaines idées avec le *ftimulus* ordinaire, qui, en fanté, excite à uriner (19), l'inclination ufuelle aura

---

(19) J'ai vêcu avec un Prince qui avait occupé une grande charge auprès du Roi de Pruffe. Comme il était fujet de l'Empereur, il eut ordre dans la guerre dernière entre ces deux Puiffances de revenir fous peine de confifcation de fes biens. On lui avait promis de l'indemnifer de la charge qu'il devait quitter. Il crut éprouver, malgré fa foumiffion, des défagrémens de la part de l'Empereur & du Roi de Pruffe ; il alla paffer le temps de la guerre dans fes terres pour

peine à exciter cette excrétion, fans ces idées ; & toutes les fois que ces idées fe préfenteront elles détermineront cet effet, même en l'abfence de la première caufe excitante. Par exemple, il eft fort ordinaire à une perfonne de piffer en allant fe coucher, & fi elle y a été accoutumée, pendant long-temps, elle urinera toujours dans la fuite à ce même moment, quoiqu'elle n'y foit pas autrement déterminée par l'envie naturelle : il y a donc quelques fécrétions qui deviennent par ce moyen prefque dépendantes de la volonté : on en peut dire autant pour aller à la garde-robe ; & ceci nous offre une bonne règle à fuivre dans le cas de conftipation ; car en faifant en forte de fixer un temps pour cette évacuation, elle reviendra plus promptement, dans la fuite, à la même heure.

---

diffiper fon chagrin, & toutes les fois qu'il lui venait, en fe promenant à la campagne, quelque chofe dans l'idée qui tendait à le lui retracer, il s'arrêtait auprès d'un arbre pour y réfléchir, & effayer d'uriner. Cette habitude prit racine, & fut le premier effet d'une affection hypochondriaque, fous la puiffance de laquelle il eft refté ; depuis lors, foit à la ville, à la campagne, feul, ou en compagnie, à table, dans fa voiture, à cheval ou en pofte, à la promenade, à l'églife, enfin tous les quarts d'heures ou environ, il effaye d'uriner, & eft obligé de s'arrêter dans toutes fes courfes, tant la *coutume* & l'*habitude*, m'a-t-il dit, a pris l'empire fur lui.

Il faut encore remarquer, que les mouvemens font affociés d'une manière inféparable avec d'autres mouvemens : cela provient peut - être très - fouvent du degré de tenfion néceffaire ; mais fouvent cela dépend auffi de la coutume feulement : nous en avons un exemple dans le mouvement uniforme de nos yeux.

La force & la conftance, peut-être de toutes les fonctions internes, dépendent de la coutume, comme, par exemple, le cœur, qui probablement était autrefois fous le pouvoir de la volonté (*). Contentons-nous de ceci relativement au pouvoir de la coutume fur les fibres mouvantes.

IV°. DES EFFETS DE LA COUTUME SUR LE POUVOIR NERVEUX.

Nous avons trouvé qu'on pouvait déterminer, par la coutume, l'influence nerveufe, plus aifément vers une partie que vers une autre, & qu'en conféquence, comme toutes les parties du fyftême font fortement liées, la fenfibilité, l'irritabilité, & la force de certaines parties pouvaient être auffi augmentées. La coutume a auffi le pouvoir d'al-

----

(*) Cette conftance, produite par la coutume, eft très-néceffaire ; car autrement fi le cœur était foumis au pouvoir de la volonté, il ferait trop expofé à nos paffions.

térer le tempérament naturel , & d'en fubftituer un nouveau. Elle peut auffi rendre les mouvemens périodiques, & fpontanement périodiques. Le fommeil nous en offre un exemple ; car on dit communément qu'il eft fous les loix du pouvoir nerveux , lorfqu'il eft épuifé , & qu'il en eft la conféquence néceffaire. On dit, par exemple, que la ceffation des mouvemens volontaires favorife la réparation de ce pouvoir ; mais fi cela était , le fommeil reviendrait à différens temps, felon que les caufes, qui diminuent l'influence nerveufe, opéreraient plus ou moins puiffamment, pendant que tout le contraire arrive , puifque le retour du fommeil eft tout à-fait régulier : ceci n'eft pas moins remarquable dans l'appétit, qui revient à des périodes particulières , indépendantes de toutes caufes , excepté de la coutume. La faim , par exemple , eft une fenfation extrêmement pénible ; mais elle s'affouvit d'elle-même , pourvu qu'on change l'heure ordinaire du repas. Les excrétions font de plus grandes preuves de ceci. Par exemple , le befoin d'aller à la garde-robe , arriverait dans des intervalles irréguliers , felon la nature des alimens qu'on aurait pris , s'il dépendait effectivement de quelque irritation particulière.

Il y a bien d'autres exemples de cette difpofition de l'influence nerveufe fur les mouvemens périodiques, ainfi que le prouve l'Hiftoire de l'Idiot de

Stafford, dont parle le *Docteur Plot*, (*fpecta-teur*, n°· 447 ;) il était fi fort accoutumé à compter les heures de l'horloge de l'Eglife, lorfqu'elles frap-paient, qu'il les annonçait avec la même précifion, lorfqu'elles ne frappaient pas, pendant qu'elle était dérangée. *Montaigne* nous parle de quelques bœufs qu'on employait dans une machine pour tirer de l'eau, lefquels, après avoir fait trois cents tours, nombre ordinairement fixé, ne pouvaient être con-traints à faire un feul pas de plus, lors même qu'on employait la plus grande violence pour les y dé-terminer.

Les enfans pleurent, auffi, pour têter, & prin-cipalement aux heures auxquelles leur nourrice ont coutume de leur préfenter le fein.

Il paraîtrait, de-là, que notre économie eft fujette aux révolutions périodiques, & c'eft la va-riété qui eft caufe, fi elles n'arrivent pas plus fouvent ; ceci femble indiquer la raifon pour la-quelle ces révolutions arrivent plus fouvent dans le corps, que dans l'efprit, parce qu'il eft fufceptible d'une plus grande variété. Nous voyons de fréquens exemples de ceci dans les maladies, & dans leurs crifes; les fièvres intermittentes, les épilepfies, les afthmes, &c. offrent des exemples d'affections pé-riodiques; & fi les jours critiques ne font pas auffi fortement marqués, dans ce pays qu'en Grèce, & dans quelqu'autres pays, on peut attribuer ce défaut à la variété & à l'inftabilité de notre climat (20) ; & peut-être encore plus à la moindre fenfibilité & irritabilité de notre fyftême ; car l'emploi des médicamens eft peu propre à troubler l'ordre des crifes, quoiqu'on attribue communément leur dérangement à une caufe.

Nous fommes auffi fujets à plufieurs habitudes indépendantes de nous-mêmes, comme à celles des révolutions des corps céleftes, principalement du

---

(20) Pour ne pas dire à la Médecine agiffante, qui gagne bien plus à prévenir & à faire avorter les maladies, dans certaines circonftances, par les moyens prefque diététiques & fimples qu'on emploie actuellement, qu'à attendre qu'elles aient parcouru leurs périodes, qui étaient autrefois plus dangereufes, comme on en peut juger, par l'abfence des dépôts critiques qui annonçaient la terminaifon des maladies, mais dont l'iffue était incertaine. Ce n'eft pas qu'il n'y ait des affections périodiques, que l'on attribue avec vraifemblance, aux jours lunaires, & qui ont fait confidérer les fous comme lunatiques. Il femble en effet que cette *planéte* influe infiniment par fes variations fur notre exiftence, & on aura peine à fe refufer à cette vaifemblance, quand nous obferverons que la Mer nous démontre évidemment & à la minute, l'action qu'elle a fur notre Globe, & nous réfléchirons que ces effets ne nous font auffi apparens que parce que la Mer eft un fluide auffi propre à nous les manifefter, que les corps folides le font peu à nous les rendre vifibles ; mais à l'influence de laquelle, je me refuferai difficilement de croire que nous ne foyons pas foumis. Voyez article *Influence* dans l'*Encyclopédie.*

Soleil, qui détermine peut-être le corps à d'autres révolutions journalières, indépendamment du sommeil & de la veille : il y a aussi certaines habitudes dépendantes des saisons. Les connexions qui résultent du commerce entre les hommes sont aussi des moyens d'introduire des habitudes. Ainsi, la régularité même du commerce de la société introduit des habitudes régulières de l'esprit & du corps.

Il y a plusieurs maladies, qui, quoiqu'elles tirent d'abord leur origine de causes particulières, continuent ensuite, à raison seulement de la coutume, ou de l'habitude (21). Ce sont principalement celles du système nerveux : nous devrions, en conséquence, éviter de contracter ces habitudes & conformément à cela, Hyppocrate ordonne, entr'autres choses, pour la guérison de l'épilepsie, un changement entier de manière de vivre. Nous imitons aussi ses préceptes dans la coqueluche, qui résiste souvent à tous les remèdes jusqu'à ce qu'on ait

---

(21) C'est aussi par cette raison que certains Médecins en Angleterre administrent l'opium, dès les premiers jours où les symptômes d'affection nerveuse se manifestent, pour prévenir la *coutume*, & arrêter ces maladies dans leur origine, en s'opposant à l'irritabilité du système nerveux, qui ne continue très-souvent que par cette même *coutume*. Ils en ordonnent même pendant plusieurs mois, & cette pratique, qui a des succès en Angleterre, paraît être fondée sur une théorie nouvelle.

changé d'air, de nourriture, & enfin de manière ordinaire de vivre.

V°. DES EFFETS DE LA COUTUME SUR LES VAISSEAUX SANGUINS.

D'après ce que nous venons de dire du pouvoir nerveux, la diſtribution des fluides doit néceſſairement s'effectuer d'une manière variée par la coutume, & par la diſtribution des différentes excrétions ; car quoique nous eſtimions la proportion des excrétions ſelon les climats & les ſaiſons, elle doit certainement beauconp varier par la coutume.

Je puis obſerver à ce ſujet que la ſaignée a une tendance manifeſte à augmenter la quantité de ſang (22) ; & que, ſi on répète cette évacuation à

---

(22) Il faut pour cela qu'elle ne ſoit pas trop copieuſe, afin que les vaiſſeaux ne perdent pas leur ton tout de ſuite ; car les évacuations très-copieuſes diſpoſent à la diſſolution du ſang, attendu qu'il ſe trouve moins lié par l'attrition continuelle des vaiſſeaux artériels. Dans certaines parties de l'Allemagne, les Payſans arrivent, au printemps, en foule dans les Villes pour s'y faire ſaigner, & ils deviendraient effectivement malades s'ils ne le faiſaient pas après en avoir contracté l'habitude. Je ne ſais s'ils ont pris cette méthode du grand *Boerhaave* qui a tant recommandé la ſaignée ; mais il eſt bien étonnant, quant à nous, qu'on n'ait pas eu égard au pays où il exerçait la Médecine, & que ſimplement, d'après ſes principes, nous l'ayons adoptée, à *outrance*, ſans

des temps fixés, les symptômes de répétition, &
les mouvemens que ces symptômes ont coutume
d'exciter, reparaîtront aux mêmes époques, qui
ont rendu la saignée nécessaire. On a observé la
même chose dans quelques hémorrhagies spontanées;

---

nous être rendu compte des motifs qui l'avaient conduit à
la recommander. C'est bien le cas de dire, que l'autorité
d'un homme célèbre peut être terriblement nuisible, lorsqu'elle est mal appliquée. Sans considérer que les gens du
Nord font peu d'exercice, mangent beaucoup de viande,
& boivent beaucoup de liqueurs fermentées, qu'ils sont
athlétiquement constitués, que les climats froids disposent
leurs habitans à avoir un sang inflammatoire, qu'ils vivent
en hiver dans des chambres échauffées au-delà de trente
degrés du thermomètre de Réaumur, que le sang condensé
par l'élasticité des vaisseaux, se trouve raréfié par ce degré
de chaleur, que leurs vaisseaux se trouvent tendus, ensuite
par ces deux causes opposées, & que les alternatives de
chaud & de froid, lorsqu'ils sortent de leurs poëles, les mettent
souvent en danger d'être frappés d'apoplexie; sans considérer, dis-je, toutes ces circonstances, on a suivi aveu-
glément les principes de Boerhaave, & on les a appliqué
au traitement des habitans de nos climats : quelle différence !
ceux-ci sont faibles, ont à peine assez d'alimens végétaux
pour se nourrir, ne boivent que de l'eau, ne se chauffent
presque jamais, sont laborieux, & enfin vivent dans un
épuisement continuel. Qu'en est-il résulté ? C'est aux Médecins qui voient des maladies à le juger; car ceux qui ne
voient que des malades pourraient hésiter à en tirer la conséquence.

elles font, à la vérité, excitées d'abord par quelques caufes ; mais il femble qu'enfuite elles dépendent principalement de la coutume ; les évacuations menftruelles nous offrent la meilleure preuve de ceci. Il y a certainement quelque chofe chez les femmes, qui, dès l'origine, détermine cette évacuation aux périodes menftruelles. Leur conftante répétition contribue à en fixer les époques, indépendamment des fortes caufes, qui favorifent ou préviennent la réplétion. Par exemple, la faignée ne l'empêchera pas plus, que la réplétion du corps ne pourra accélérer cette évacuation périodique. Cette évacuation a, effectivement, une connexion fi grande avec les mouvemens périodiques, qu'il dépend peu de nous de produire quelque effet fur ces évacuations par les remèdes, fi ce n'eft lorfqu'on les donne aux approches de ces époques. Ainfi, fi nous voulions relâcher le fyftême utérin, & rappeller cette évacuation lorfqu'elle eft fupprimée, nos tentatives feraient vaines & infructueufes, à moins qu'elles ne fuffent faites au moment où les règles devraient naturellement revenir.

DE LA MATIÈRE MÉDICALE.

Ayant maintenant confidéré le fujet fur lequel on doit opérer, en traitant de l'économie animale qu'il eft très-néceffaire de connaître pour comprendre l'opération des médicamens, nous allons nous occuper des rèmedes. Je vous ai dit que je me proposais d'arranger ce traité suivant les indications dans lesquelles on les doit employer. Cependant ce plan que je vous offre n'est pas auffi parfait que je le defirerais ; mais dans le cours de mes leçons j'obferverai les différentes erreurs & imperfections. Ces erreurs font inévitables, eu égard à la brieveté du temps que j'ai pour mettre au jour mon catalogue, qui d'ailleurs est dans la plupart de vos mains ; &, quoiqu'il ne foit pas propre à être expofé fous les yeux du Public, cependant malgré toutes ces imperfections, je crois qu'il peut vous devenir très-utile. Après avoir diftribué mes remèdes fuivant les différentes indications, je fuis obligé de vous expliquer ce *terme*.

Une *indication* eft la connaiffance des circonftances qui déterminent la règle que l'on doit fuivre pour changer la maladie en fanté. Les remèdes, par lefquels on produit ce changement, font appellés *indicata*, & les fymptômes, qui indiquent ces changemens à opérer, *indicantia*. Lorfqu'on ordonne des remèdes fuivant les indications, on doit être fondé fur une pathologie, ou doctrine de maladie. C'eft ce que j'ai fait ; mais pour éviter des difputes inévitables dans un fujet auffi obfcur, j'ai rendu la divifion *très - générale* ; j'ai divifé les remèdes en deux claffes, en admettant

les généralités des Auteurs ; favoir, ceux qui agiffent fur les *folides*, & ceux qui agiffent fur les
fluides. Quelques-uns en ont admis une troifième ;
favoir, celle des remèdes qui agiffent fur les folides & les fluides en même temps ; mais je ne l'ai
point admife, parce qu'il arrive fouvent que leurs
actions ne font que *fecondaires*, attendu qu'elles
proviennent, ou de leurs actions fur les folides, ou
fur les fluides : il y a, fans doute, des remèdes qui
agiffent fur les folides & les fluides à la fois, ainfi
que les fels ; mais comme aucun remède, tel qu'il
foit, n'eft parfaitement *fimple* dans fon opération,
j'ai cru néceffaire de claffer les remèdes qui femblent *complexes* dans leurs opérations, à l'article
auquel leur principale action appartient.

C'eft affez avoir expliqué mon plan général d'indication. On peut, à la vérité, faire quelques objections. Par exemple, on peut dire que les évacuans ne font point à leur place, fi au lieu d'agir
fur les fluides, ainfi que je les ai claffé dans ma table,
ils portent leurs effets fur les folides ; j'admets la force
de cette objection, quoiqu'il paraiffe convenable de
prendre *le dernier effet* pour la caufe, & d'autant
plus que c'eft d'accord avec les *fyftêmes ordinaires*.

J'ai fait deux divifions des remèdes qui agiffent
fur les folides. La première comprend les remèdes
qui agiffent fur les fibres *fimples* ; la feconde, ceux

qui agiffent fur les fibres *mouvantes*, ou comme les appelle Gaubius, *folida viva*.

J'ai rangé les remèdes qui agiffent fur les folides *fimples*, felon les maladies auxquelles *ils* font applicables. Mes indications font ici tirées de *Boerhaave*, qui, dans fon chapitre *de morbis fibra debilis & laxæ*, commence par les *nutrientia*, c'eft-à-dire, par les fubftances qui fourniffent de quoi nourrir les fibres affaiblies. Cette indication, à la vérité, n'eft pas *ftriélement* exaéte ; car quoiqu'elle foit applicable, en quelque manière, elle n'eft, cependant, pas calculée de façon à produire des changemens *prompts*.

Je vais maintenant expliquer les termes techniques que j'emploie, afin qu'on puiffe enfuite comprendre ce que je veux dire.

Je commence donc par le mot *nutrientia* ; j'entends par ce mot tout ce qu'emploient les hommes comme nourriture. La feconde indication du relâchement comprend les remèdes qui augmentent la cohéfion des particules qui entrent dans la combinaifon des fibres fimples, & les rendent, par-là, plus denfes. Nous avons diftingués ceux-ci par *adftringentia* : ce terme a été employé trop négligemment pour tout ce qui donne la force, & qui arrête les évacuations, fuppofées provenir de relâchement. En cas de rigidité des fibres fimples, il y a auffi des indications ; favoir, la première eft, de diminuer la nourriture ou l'application de nouvelles fubſtances à la fibre ſolide. Nous parlerons de ceci dans la ſuite ; la ſeconde, d'employer les émolliens, dont j'ai fait mention dans la table , & par leſquels j'entends les remèdes qui diminuent la *cohéſion* des fibres ſimples.

Nous parlerons enſuite des remèdes qui agiſſent ſur les *ſolida viva*. Les maladies des fibres mou‑vantes ſont très‑variées ; mais pour en avoir une idée générale , nous les réduirons à trois ſortes. 1°, Lorſque leur propriété de ſe contraĉter ou de ſe mouvoir eſt *diminuée*. 2°. Lorſqu'elle eſt trop *forte* ou trop *augmentée*. 3°. Quand il y a *irrégularité* de mouvemens. Dans le premier cas , les *ſtimulans* ſont indiqués , c'eſt à‑dire , les remèdes qui excitent des contraĉtions plus énergiques ; dans le ſecond , ce ſont les *ſédatifs* : par ce terme j'entends les re‑mèdes qui diminuent, de quelque manière qu'ils agiſſent , la trop grande *contraĉtilité* & le mouve‑ment ; dans le troiſième, *ce ſont les antiſpaſmodiques* ; j'entends, ſous cette dénomination , pour éviter toute diſcuſſion, les remèdes qui calment ou *qui enlevent* les mouvemens irréguliers, qui s'exercent dans notre ſyſtême.

Je diviſe , ſelon l'uſage général , les remèdes qui agiſſent ſur les fluides en *altérans* , & en *évacuans*. Par les premiers , j'entends les remèdes qui pro‑duiſent des changemens dans les fluides qui *circulent*.

& qui font confidérés comme de deux fortes, parce que ces remèdes agiffent fur nos divers fluides *mêlangés*, ou fur leur propre confiftance : quoique, peutêtre, ceci ne puiffe être divifé, ainfi que nous l'avons déjà obfervé dans les leçons préliminaires : par rapport à la confiftance de nos fluides, ils peuvent être viciés par épaiffiffement (ce vice eft appellé lenteur & vifcofité) ou par trop de ténuité. Les remèdes contre le premier vice font appellés *atténuans*, & contre le fecond *épaiffiffans*. Quant au mêlange nous n'en connaiffons bien la variété que dans une circonftance, c'eft-à-dire, dans l'*acrimonie*. Il peut bien, à la vérité, y avoir d'autres vices, mais nous n'en ferons point mention, parce que la doctrine fur les fluides eft trop incomplette. Les remèdes appropriés au traitement de l'acrimonie font de deux fortes. Les premiers, qui font en général oppofés à l'acrimonie, font les *adouciffans*. Les feconds, font ceux que l'on emploie aux différentes fortes d'acrimonie en particulier. Quelques perfonnes ont exceffivement outré leurs recherches fur les différentes fortes d'acrimonie ; mais, à mon avis, nous n'en connaiffons que deux efpèces, qui font la fource des autres ; favoir, l'acrimonie *acide* & l'*alkaline*.

La plus grande partie de ce qui conftitue nos fluides eft, *originairement*, acide, ou a une *tendance* à le devenir dans l'eftomac ; & c'eft pourquoi, nous pouvons *fuppofer* qu'une acrimonie acide

pénètre

pénètre même quelquefois le fyftême, & y domine (23). J'ai appellé *anti-acides* les remèdes qui

---

(23) Nous ne devons pas douter de ceci, d'après les propriétés qu'ont toutes les fubftances offeufes de produire, par
l'analyfe, l'acide phofphorique, qu'on peut confidérer comme
un des plus forts & un des plus fixes, dans fon état de pureté;
fur-tout fi la propriété de coaguler le lait qu'ont les membranes de l'eftomac, non-feulement parmi les hommes, mais
parmi les quadrupedes, qui nous fourniffent la preffure, &
même parmi les granivores, comme le prouve la membrane
interne du géfier du poulet, fur-tout, dis je, fi cette propriété dépend d'un acide inhérent, même après la mort de l'animal, comme cela paraît vraifemblable.

Il n'eft perfonne qui aie vomi, par accident, quelque
temps après fon repas, fans avoir rendu des alimens convertis en acide, quand même il n'aurait bu auparavant aucune
liqueur fermentée. Cet acide eft quelquefois d'une nature brû-
lante comme l'acide vitriolique, & j'ai vomi des matières de
ce caractère, après avoir éprouvé une chaleur infupportable
dans le creux de l'eftomac, femblable à celle qu'on reffent
dans *le foda*. D'ailleurs nous pouvons confidérer que la
tendance de prefque tous les alimens végétaux, & celle
même des fubftances animales jeunes, eft de paffer à l'état
acide, avant de parvenir à celui de corruption, de putridité ou d'alkalefcence, lorfqu'on les abandonne à eux-mêmes,
dans des endroits chauds & humides, comme l'eftomac; conditions effentielles pour accomplir une prompte décompofition
des fubftances alimentaires, principalement lorfqu'elles font
en repos. Le vinaigre, dans fon état, eft au fecond degré
de fermentation; le premier degré eft la fermentation fpiritueufe, le fecond, la fermentation acéteufe, & le troifième,

corrigent cette acrimonie On a obſervé, auſſi ,
que l'effet conſtant de l'économie animale eſt de

---

la putride, alkaline ou corruptive. Je ne doute nullement
que nos alimens ne ſubiſſent également ces trois degrés de
fermentation ou *de décompoſition* dans nos eſtomacs, ſur-
tout lorſque nous avons fait uſage d'alimens ſucrés. Il n'en
faut aſſurement pas davantage pour extraire tous les principes des ſubſtances alimentaires, & les réduire uniformé-
ment à l'état muqueux , qui les rend propres aux différens
mélanges & à nourrir. Si les Sauvages aiment l'eau-de-vie,
l'inſtinct les y conduit davantage que le deſir de ſe griſer.
Il eſt tout naturel qu'il les porte à en faire uſage, puiſqu'elle
s'oppoſe à la fermentation qui a lieu dans leurs eſtomacs à
cauſe du régime végétal qu'ils obſervent néceſſairement
très-ſouvent; car tout eſprit ardent met obſtacle, lorſqu'il eſt
en aſſez grande quantité, à ce que les fluides & les ſolides ,
qui tendent à leur décompoſition , en paſſant *par les
trois degrés de la fermentation* , ne parviennent au terme
naturel de leur corruption. Les mouts de vins d'Eſpagne ne
ceſſent de fermenter, que lorſqu'ils ſont preſque ſaturés de
l'eſprit ardent qui provient de la fermentation de leurs parties
ſucrées, dont ces vins ſont extrêmement riches. Ils ſubiraient
infailliblement une ſeconde fermentation vineuſe, ſi, les ayant
ſoumis à une diſtillation aſſez ménagée pour n'en extraire que
leur eſprit ardent , on les mettait en levain comme la bière,
en y ajoutant un peu de parties muqueuſes ; car les parties
ſucrées ſurabondantes devenant libres par l'extraction de l'eſprit ardent , ſont toutes ſuſceptibles d'être converties en
nouvel eſprit de cette nature ; mais il n'y a point de fermentation vineuſe ſans corps muqueux, végétal ou animal, &
ſans parties ſucrées. Ces deux conditions ſe trouvent dans

convertir les acides en une acrimonie oppofée. Quelques-uns affurent que c'eft en un alkali parfait (24) ; mais tout le monde convient que cette

---

prefque tous les alimens que la nature nous fournit. Ces fubftances font fouvent enveloppées, comme dans les grains, fans qu'on puiffe s'en appercevoir, que par des procédés qui devraient appartenir à la Chymie, parce qu'ils donneraient aux Chymiftes de nouveaux moyens d'analyfe végétale pour les fubftances, qui n'ont befoin que d'une efpèce d'incubation pour fe reproduire. Je veux dire par la germination qui développe les parties fucrées des graines.

Stahl & bien d'autres Chymiftes ont confidéré ces trois degrés de fermentation, fpiritueufe, acéteufe & putride, comme trois degrés bien diftincts d'un feul mouvement fermentatif, qui tend, felon les loix de la nature, à réfoudre tous les corps les plus compofés, tirés des fubftances végétales ou animales, & à les réduire, ainfi que par la *combuftion*, aux mêmes principes ; mais cette opération ne faurait avoir lieu, comme la *combuftion* des corps, fans le libre concours de l'air. Auffi s'en introduit-il effectivement dans l'eftomac à chaque déglutition, & il paraît qu'il deviendrait très-nuifible, fi par la fermentation acide il n'était confidérablement abforbé.

(24) Ceci confirmerait l'opinion dans laquelle je fuis que les trois degrés de la fermentation ont lieu dans le corps, & qu'ils font les agens principaux de la digeftion. Les deux premiers ont lieu dans l'eftomac, & le troifième dans les inteftins. Ce qui m'autorife encore à avancer ceci, ce font quelques remarques que j'ai faites. Tout le monde peut obferver qu'un homme, qui vomit quelque temps après avoir mangé des fubftances colorées, rend ces mêmes fubf

acrimonie eſt de nature alkaleſcente. J'ai nommé *anti-alkalins* les remèdes propres à combattre cette

---

tances dénaturées, de manière que les couleurs ont l'air *caillebottées*, & précipitées comme la partie féculante des ſucs d'herbe, expoſés à la chaleur du feu. Si on compare cette obſervation à ce qui arrive pendant la fermentation, on verra qu'il y a très-peu de couleurs qui réſiſtent à l'action de la digeſtion, ainſi qu'à celle de la fermentation. Dans cette dernière opération elles ſe criſpent, & ſe précipitent, à moins qu'elles ne ſoient le produit de la torrefaction, ou d'une nature réſineuſe, comme celle de la rhubarbe, & que l'eſprit ardent ou l'air fixe ne ſoient pas aſſez abondans pour les tenir en diſſolution ou en ſuſpens. Les vins qui perdent par la vétuſté, ou par de nouvelles combinaiſons leur eſprit ardent ou leur air fixe, ſe dépouillent eux-mêmes de leur partie colorante. On voit rarement les urines prendre la couleur des alimens, la garance fait exception, & ſi cela arrivait, on en pourrait conclure que la fermentation qui combine & ramène à un état uniforme tous les alimens, a été faible, & n'a pas eu aſſez d'énergie pour détruire la partie colorante des alimens. Sans cette explication, il ne paraîtrait pas naturel, que des alimens & des boiſſons de toutes les couleurs produiſiſſent conſtamment des excrétions qui différaſſent à peine l'une de l'autre. J'ai cependant obſervé en *Barbarie*, où on fait uſage de café, que pluſieurs perſonnes qui en buvaient des quantités prodigieuſes rendaient des urines qui en prenaient la couleur. D'où je conclus avec fondement que les urines prendraient néceſſairement la couleur du café, ſi l'on uſait des boiſſons compoſées avec des ſubſtances brûlées ; car la fermentation ne peut

acrimonie. J'aurais pu faire une division sur l'indication générale qui conduit à corriger l'acrimonie, en plaçant, d'abord, les remèdes qui corrigent l'acrimonie, & ensuite ceux qui la préviennent.

J'ai décrit sous le nom d'*anti-septiques* ceux qui préviennent la trop grande acrimonie alkalescente de nos fluides.

Ayant expliqué les différens termes qui se présentent à l'article des *alkalescens*, il nous reste à considérer ceux qui sont compris dans celui *des évacuans*. Par ce terme nous comprenons les remèdes qui augmentent l'*excrétion* des fluides, qui doivent être expulsés du corps. Il peut, à la vérité, y avoir des remèdes qui augmentent les *sécrétions* des fluides internes; mais nous ne les connaissons pas jusques à présent. Nous n'avons pas, par exemple, de remèdes qui puissent purger les pancréas seul, sans affecter les glandes intestinales. Dans cet éclaircissement, je commencerai *à capite ad calcem* ; je citerai 1°. Les *errhines*, qui augmentent le mucus du nez. 2°. Les *sialagogues* qui ont aussi la propriété d'augmenter *ce même mucus*, de même que la salive ; enfin, tout ce qui est évacué par la bouche & le pharinx, ou les arrières-narines qui leur sont contiguës. 3°. Les *expectorans* qui augmentent le *mucus des bronches*.

---

point changer la couleur qu'une substance a acquise par un degré de combustion.

Je préfère ce sens strict, au sens plus général, de tout ce qui est évacué par les poumons. 4°. Les *émétiques*, qui évacuent l'estomac. Nous ne parlerons pas de tout ce qui doit être évacué, desirant que l'on n'oublie point que nous n'entendons par émétique que tout ce qui évacue les matières contenues dans l'estomac de quel genre qu'elles soient. 5°. Les *cathartiques*, ceux qui évacuent en général par les *selles*. 6°. Les *diurétiques*, qui augmentent l'évacuation de l'urine. 7°. Les *diaphorétiques*, qui évacuent par la surface du corps, c'est-à-dire, par la transpiration & la sueur plus abondante. Toutes les *excrétions* dépendent des *sécrétions*. Il y a cependant une évacuation dans le corps humain qui ne dépend pas des *sécrétions* ; c'est le flux menstruel parmi les femmes. Les remèdes qui les provoquent, sont appellés *éménagogues*, terme qui est également applicable aux hémorrhoïdes chez les hommes, & aux lochies chez les femmes.

Outre ces termes que j'emploie, vous en trouverez bien d'autres dans les Livres, qui traitent de la *matière Médicale*, & qu'on entend par l'habitude, quoiqu'ils soient souvent employés mal-à-propos. Je vais les expliquer ici, & je commencerai par les termes synonymes à ceux que j'ai employés.

I°. Les synonymes de *nourrissans* sont les termes *restaurans* & *analeptiques* ; car ils ne forment qu'une espèce de nourrissans. Les Ecrivains ont porté plus loin leur fignification, & en ont rangé, fous ce titre, plufieurs que je comprends fous le nom de remèdes; car fi le falep, le fatirion, &c. font reftaurans, ce n'eft qu'autant qu'ils font *nourriffans*. *Linnæus* appelle *analeptiques* les remèdes, *quæ vires inflant*, ou qui donnent principalement une certaine vigueur au fyftême, comme le vin, &c. mais ceci appartient proprement aux *ftimulans*.

II°. *Les aftringens*. 1°. *Les defficatifs*; ce terme devrait être borné aux remèdes *externes*; car quoique le relâchement puiffe dépendre de l'humidité, ces remèdes ne peuvent agir que par leur application externe; car s'il exifte de pareils remèdes internes, ils agiffent fûrement comme aftringens. 2°. Les *indurantia*: ce terme eft auffi compofé; car ils durciffent, en refferrant davantage les fibres enfemble, & ne font par conféquent autre chofe que des aftringens. 3°. Les *corroborans* : ceci eft auffi un terme complexe, parce qu'il comprend les remèdes de différentes claffes, comme les *nourriffans*, &c. mais tant que les remèdes agiffent fur les fibres fimples, ils font les mêmes que les aftringens. 4°. Lorfque nos fibres ont le pouvoir néceffaire pour s'acquitter de leurs fonctions, on dit qu'elles ont du ton; en conféquence, les remèdes qui les mettent dans cet état font appellés *toniques*; mais ils agiffent feulement comme aftringens. 5°. Les *arrêtans*, ou les remèdes qui arrêtent les évacuations,

font communément aftringens ; mais ce terme devrait être oublié, comme étant équivoque. *L'opium*
par exemple, eft puiffant pour arrêter, quoiqu'i
n'agiffe pas, par une propriété aftringente, mais en
diminuant la fenfibilité des fibres, & diminuant par-
là leurs ofcillations.

IIIᵒ. Les *émolliens*. 1ᵒ. Les *laxatifs* : ce terme eft
fynonyme à émolliens, & pourrait être le plus propre
des deux, s'il n'était pas équivoque, parce qu'on
l'applique aux purgatifs de l'efpèce la moins active. 2ᵒ.
Les *humeétans* : ce terme eft auffi fynonyme, à ceux
qui comprennent les remèdes qui fourniffent de
l'humidité aux fibres, c'eft peut-être le principal
effet des émolliens ; mais quelques-uns étendent
plus loin la fignification des *humeétans*, c'eft-à-dire,
prétendent qu'ils augmentent la partie fluide du
fyftême en général.

IVᵒ. Les *ftimulans*. 1ᵒ. Les *échauffans* : comme
il n'y a d'autre moyen d'augmenter la chaleur animale, que celui d'augmenter le mouvement, tous
les remèdes compris fous ce terme font réellement
ftimulans. 2ᵒ. Les *attrahentia* : ce terme fignifie
ftrictement tous les remèdes topiques qui déterminent extérieurement une plus grande affluence d'humeurs ; mais ces remèdes, à mon avis, font généralement ftimulans. Les termes *attrahentia* comprennent trois fubdivifions ; 1ᵒ. Les fubftances
qui augmentent la chaleur de la partie. 2ᵒ. Celles

qui excitent la chaleur avec un certain degré d'in-flammation , appellés *rougiffans*. 3°. Celles qui font lever des petites veffies , les *véficatoires*, & que l'on appelle fréquemment *épifpaftiques* , quoique ce terme explique plus ftrictement les *attirans* , & qu'il foit fynonyme à ce dernier terme.

V°. *Les fédatifs*. 1°. J'ai obfervé ailleurs que ce terme renferme une indication complexe : comme les fubftances qui diminuent le mouvement dans le fyftème font très-variées, il s'enfuit que les fubf-tances fynonymes de *fédatifs* doivent l'être auffi. Par exemple, *anti-phlogiftique* eft un terme très-généra-lement employé pour les fubftances qui diminuent l'inflammation ; mais, comme elle dépend d'une augmentation de mouvement, dans ce fens , ce terme eft le même que *fédatif*; les *anti-phlogiftiques* font auffi des remèdes qui relâchent les folides , dé-truifent la *contractibilité*, ou attenuent les fluides : ce terme, étant dénué d'expreffion , devrait ne pas être employé. 2°. Les *réfrigerans* (25) : ce terme

---

(25) Le mot réfrigerant n'a point l'étendue que lui donne M. Cullen ; fon propre fens qui vient de *refrigerare* , veut dire moins ardent, réfroidiffant, rafraîchiffant : ce terme eft fynonyme, mais n'exprime point la diminution du mou-vement; quoiqu'il puiffe , par fes effets, diminuer effecti-vement le mouvement d'une certaine partie, il n'eft point, à mon avis, expreffif & précis.

est plus précis , parce qu'il signifie les substances qui diminuent le mouvement d'une certaine partie, ou du système en géneral. Je ne ferai aucunes recherches ici sur la manière dont ces effets sont produits. 3°. Les *anodins* : ce terme comprend strictement les remèdes qui adoucissent la douleur. Il serait difficile de déterminer si le mouvement est augmenté dans toutes les circonstances où il y a douleur ; si cela est , ce que je crois probable , tous les anodins sont sédatifs. Quoi qu'il en soit , les anodins agissent d'abord, à mon avis , ou en diminuant le mouvement , ou en suspendant le sentiment de la partie affligée. On a borné depuis peu la propriété anodine aux remèdes qui agissent de cette dernière manière , & elle est en conséquence confondue communément avec celle des hypnotiques , ou avec les substances qui provoquent le sommeil , quoiqu'il conviendrait de les distinguer davantage. Les *somnifères* , & les *soporifiques* sont les mêmes que les *hypnotiques* , & ils sont synonymes de *sédatifs* , & même les *parégoriques* , que les anciens Médecins considéraient comme *sédatifs* , dont la signification stricte exprime ce sens.

VI°. Les *antispamodiques*. Le seul synonyme que je connaisse à celui-ci est *carminatif*, qui explique strictement les *antispasmodiques*, dont la propriété est d'ôter les spasmes qui proviennent de l'air intercepté dans les intestins.

VII°. Les *atténuans.* Ceux-ci agiffent de deux manières, d'abord en augmentant la quantité de nos fluides, & fecondement en diminuant leur cohéfion, leur quantité reftant toujours la même. 1°. Les *délayans* : ce terme eft fynonyme de la première fignification d'*atténuans*, & les délayans n'agiffent qu'en proportion de la quantité d'eau qu'ils contiennent, l'eau étant le feul *délayant* ; mais ceux qui ont écrit fur la *matière médicale*, emploient fouvent ce terme, improprement, dans le même fens général qu'*atténuans*. 2°. Les *incififs* : ceux-ci font employés dans la feconde fignification d'*atténuans*, & font appellés ainfi à caufe d'une théorie, par laquelle on fuppofe que les fubftances atténuent les fluides, comme avec des tranchans aiguifés, ou des pointes. 3°. Les *réfolutifs*, font proprement des fubftances qui donnent la fluidité aux portions de nos fluides, qui font devenues concrètes auparavant. Quoi qu'il en foit, les Auteurs emploient ce terme dans le même fens général qu'on donne aux *atténuans*, & non fans propriété, puifque les mêmes remèdes répondent aux deux indications.

VIII°. Les *épaiffiffans.* Le terme *incraffant* eft peut-être également propre.

IX°. Les *adouciffans.* Les fubftances qui émouffent, & enveloppent l'acrimonie font appellées adouciffans. 1°. Les *antacria* : les Auteurs des différentes *matières médicales* emploient ce terme dans le même sens que j'emploie celui d'*adoucissans* ; mais il est impropre, parce que ce terme peut annoncer tout remède, qui détruit l'acrimonie, comme les *anti-acides*, &c. & même les remèdes qui préviennent l'acrimonie, comme les *antiseptiques*. 2°. Les *lénitifs* : ce terme-ci a été employé pour *émollient* ; mais il est proprement synonyme d'*adoucissans*. Les théories ont été cause que l'on a introduit d'autres termes. Par exemple, on a supposé que l'acrimonie dépendait de pointes, d'aiguillons, &c. De-là sont venus les *absorbans* & les *émoussans*, par lesquels on entend ce qui brise & enveloppe ; mais on devrait éviter d'employer ces termes, puisque cette théorie n'est ni claire, ni bien fondée. Aussi, on a supposé que l'acrimonie dépendait de quelque partie constituante du sang qui s'y trouve surabondante, & on appelle *tempérant*, les remèdes qui ont la propriété de ramener le sang à son état naturel, & que l'on a toujours supposé d'une nature sans acrimonie.

X°. Les *anti-acides*. *Boerhaave* a divisé cette classe en *absorbans*, & en *immutantia* : par les premiers, il suppose des substances qui s'emparent de l'acide, & les logent dans leurs pores, sans en changer la nature ; & par ce dernier il suppose celles qui le changent. Mais nous savons actuellement qu'aucune substance réputée absorbante ne détruit

un acide, fans qu'il n'en réfulte un *tertium quid* (26).
Dans la première intention, on ne peut employer

---

(26) On peut confidérer les abforbans, ftriɛtement dits , comme étant de deux efpèces. Ceux de la première font des terres qui légèrement combinées avec des acides, forment des fels neutres ; la craie, la magnéfie, les coquilles d'œufs , &c. font de cette efpèce. Mais l'affinité réciproque de leurs terres avec l'acide qui les neutralife , eft fi petite, qu'elle peut être rompue par leur réunion avec un autre acide, dont la tendance mutuelle à s'unir enfemble, eft plus grande que celle qui exiftait auparavant à refter unies, avec l'acide crayeux ou aérien qui neutralife communément ces efpèces de terres. Lorfque cette décompofition arrive dans l'eftomac par une nouvelle combinaifon avec l'acide qui s'y trouve, l'acide crayeux devient libre en bouillonnant, comme on peut l'obferver , lorfqu'on jette du vinaigre fur de la craie. L'acide aérien reprend fon élafticité naturelle, & occafionne par fon expanfion un gonflement nuifible : c'eft pourquoi on doit préférer d'employer la terre magnéfienne *calcinée* , parce que cette terre a la propriété de n'avoir aucun des in-convéniens de la chaux, & de participer à tous fes avan-tages ; car alors elle n'eft plus fufceptible d'occafionner des gonflemens & des coliques, en fe combinant avec aucun acide, fur-tout lorfqu'on la veut faire prendre à grandes dofes, pour purger. Mais lorfqu'elle eft ainfi préparée , il eft effentiel de la conferver foigneufement dans des flacons, parce qu'elle fe neutraliferait par fa nouvelle combinaifon avec l'acide aérien ambiant. Cette précaution eft néceffaire auffi pour conferver la chaux & l'alkali cauftique.

La feconde efpèce d'abforbans peut être prife parmi les fels alkalis. Mais comme la nature ne nous en produit jamais

que les terres abforbantes, & dans la dernière les
fels alkalins.

---

de cauftiques, & que ceux-ci font toujours les produits des
travaux des Chymiftes, on doit les confidérer comme des
fels neutralifés par l'acide aérien, qui les affujettit aux
mêmes inconvéniens que les terres combinées avec cet
acide. D'ailleurs on ne peut les adminiftrer dans l'état de
caufticité, qu'avec la plus grande réferve; & donnés
comme abforbans, ils n'ont aucun avantage fur la magnéfie
calcinée.

On ne doit pas non plus perdre de vue auffi, que toutes
ces fubftances abforbantes, qui font toutes des fels neutralifés
par l'acide aérien, ne peuvent point agir toutes les fois
qu'elles font employées à neutralifer un acide de même
genre, parce qu'étant faturées, elles ne pourraient fe fuper-
faturer, fans avoir la propriété de la terre d'alun, que l'on
ne leur connaît point encore.

C'eft là-deffus qu'eft fondée la fufion de la pierre infer-
nale dans un *vaiffeau d'argent*, lorfque l'acide nitreux a été
antérieurement faturé d'argent, à la chaleur du feu. Le
vafe refte intact, au grand étonnement de ceux qui fa-
vent, *feulement*, que l'acide nitreux eft le plus grand
diffolvant de l'argent.

La limaille de fer eft auffi mife au nombre des abforbans,
parce que ce métal fe laiffe décompofer par les acides les
plus faibles; mais elle a le même inconvénient que les terres
abforbantes; l'acide occafionne le dégagement de l'air inflammable, qui reprend fon élafticité primitive, & fait
éprouver des gonflemens, quoique plus faiblement que les
terres abforbantes, parce que les acides végétaux ou animaux
agiffent lentement fur ce métal, & que cet air inflammable

XI°. Les *anti-alkalins*. Ce terme n'a pas de synonyme.

XII°. Les *antiseptiques*. Je ne connais de termes synonymes à celui-ci que *condientia* employé par *de Gorter* : par *antiseptiques*, nous comprenons les remèdes qui préviennent la trop grande putridité de nos fluides; le terme *condientia* s'étend cependant plus loin, parce qu'il comprend les remèdes qui, sans prévenir quelques changemens particuliers, entretiennent les fluides dans leur état présent ; mais les fluides qui circulent dans nos vaisseaux n'étant sujets qu'à la putridité, je ne puis imaginer qu'il existe quelques remèdes de cette espèce, à moins qu'il ne soit antiseptique.

XIII°. Les *errhines*. *Ptarmiques* & *sternutatoires* sont synonymes.

XIV°. Les *sialagogues*. Le synonyme de ce terme est *apophlegmatiques* ; il l'est encore de errhine. Il est inutile d'insister davantage sur ces termes, puisqu'ils sont clairs par leur propre étimologie ; & par la même raison, nous parlerons de ceux qui sont placés à la suite dans le catalogue.

Je vais à présent vous faire connaître les termes qui ont été employés par d'autres Auteurs de matière médicale, & qui sont beaucoup trop com-

---

ayant plus d'affinité avec nos humeurs que le gas aérien, est plutôt absorbé par nos vaisseaux.

posés, pour donner une idée distincte, des indications auxquelles on a eu intention qu'ils
répondissent.

On a supposé que plusieurs maladies provenaient
d'obstructions ; c'est aussi des remèdes qui pouvaient les résoudre qu'on devait en attendre la guérison : de-là sont venus les termes *apéritifs , désobs-*
tructifs , désopilatifs. On a employé le mot apéritif
dans un sens plus vague , pour désigner tout remède
qui résoud une obstruction , de quelle manière que
ce soit : il a été appliqué aussi à ceux qui augmentent
les sécrétions , quoiqu'il n'existe pas d'obstruction :
le mot *désopilatif* est strictement plus analogue à la
nature de l'obstruction , comme lorsqu'elle provient
de quelque chose qui obstrue les vaisseaux. Mais
aucun de ces termes ne donne une signification
stricte , puisqu'ils n'expliquent pas leur manière
d'agir. Ceux qui étudient ne devraient conséquemment pas être satisfaits, qu'ils n'eussent soigneusement développé la signification de ces termes ,
& qu'ils n'eussent réduit les remèdes , auxquels on
applique ces termes , à leurs plus simples actions.

Nous allons maintenant nous occuper des termes
employés dans les indications chirurgicales ; &
d'abord , de ceux destinés à la guérison des tumeurs. La première indication qui se présente ici
est de discuter ou de résoudre ; c'est de-là que sont
venus les termes *discussifs & résolutifs*. Je trouve que

[97]

le dernier terme est trop composé, quoique je ne
nie pas les effets de ces remèdes, parce que ce terme
renferme des médicamens très-variés dans leurs opérations, les *émolliens*, les *antispasmodiques*, &c.
bien des personnes regardent comme synonymes
d'astringens les termes *reprimentia*, *repercutientia*,
& *repellentia*; mais ces remèdes différent trop
dans leurs opérations pour être placés sous la même
division; car quoique le *sucre de saturne*, l'écorce
de chêne & l'opium, soient des répercussifs, encore
différent - ils beaucoup, par leur manière d'agir.
Lorsqu'on ne peut venir à bout de discuter ni de
répercuter une tumeur, nous devons prendre l'indication suivante, celle de tenter la suppuration;
c'est cette indication qui a donné lieu aux termes
suppuratifs & *maturatifs*. Ces termes sont trop généraux; nous devrions considérer de quelle manière ils opèrent leurs effets, si c'est en agissant sur
les solides, ou en augmentant la putréfaction des
fluides, & leur donner alors les noms d'après leur
plus simple opération.

La suppuration étant établie, notre première intention est de déterminer ou d'entretenir un bon
pus. Le terme digestif a tiré, de-là, son origine;
mais il est aussi complexe que le premier; c'est pour
cela qu'il devrait être aussi développé avec soin.
L'action des digestifs dépend souvent du degré convenable de mouvement *inflammatoire*, que ces

Tome I.   G remèdes ont la propriété de déterminer vers la partie, & souvent aussi de la propriété qu'ils ont d'empêcher les fungosités ; les *détergens*, *abstergens*, *mundifians* & *dépurans*, sont des termes synonymes. Les *détergens* & les *abstergens* ont été mis dans la classe des remèdes internes, & appliqués à ceux qui ont la propriété de fondre, ou de résoudre les viscosités adhérentes aux vaisseaux, & de les extraire du corps ; & en conséquence, s'il en existe quelques-uns de semblable, dans l'acception de ce sens, il ne peut y en avoir d'autres que des *attenuans*. On a défini les *dépurans* des remèdes qui nettoient le corps, en excitant l'excrétion des fluides dégénérés ; c'est pourquoi, en ce sens, ils sont synonymes d'appéritifs & d'attenuans.

L'indication suivante, que les Auteurs ont communément prescrite de remplir en Chirurgie, dans des cas d'ulcères, est de renouveller la substance ; & dans cette intention, ils ont appellé *sarcotiques* les remèdes qui doivent en avoir la propriété. Cette indication est entièrement *imaginaire*, au moins tant qu'on l'applique aux remèdes qui éloignent les obstacles, qui s'opposent à ce que la nature s'acquitte de cette opération, & ils ne sont autre chose, en conséquence, que des *détergens*, ou des *abstergens*. Un autre indication, à remplir par les Chirurgiens, c'est d'aglutiner ou de consolider : cette indication a donné origine aux *agglutinans* &

aux *confolidans*, comme fi ces remèdes réuniffaient les parties auxquelles on les applique ; mais cette indication eft auffi imaginaire que la première, puifque cet ouvrage eft purement du reffort de la nature ; c'eft pourquoi les bandages font les feuls moyens qui puiffent fervir. Les termes *agglutinans*, &c. ont été réunis aux remèdes internes ; on les appelle alors *vulnéraires*. Cette indication eft auffi entièrement l'ouvrage de la nature; car je ne connais pas d'agglutinans ; je ne connais que deux remèdes qui *excitent* la *fuppuration*, le *mercure* & le *quinquina* : fi ceux qui ont écrit fur la *matière médicale* ont attribué des propriétés aux vulnéraires, ils ont choifi les aftringens; mais c'eft mal-à-propos qu'ils leur ont attribué cette propriété ; car les aftringens ne conviennent nullement dans de femblables circonftances, auffi n'y font-ils effectivement jamais employés, du moins dans ce pays-ci, & s'ils le font quelque part, c'eft plutôt par une fuite de routine, & pour raffurer le malade. La dernière indication dans le traitement des ulcères eft de *cicatrifer*, ou de faire prolonger la peau fur la partie ulcérée. Les remèdes que l'on fuppofe remplir ce but s'appellent *épulotiques* & *cicatrifans* ; mais ceci eft abfolument une opération de la nature, quoique la *charpie* ou des poudres sèches puiffent faciliter la *cicatrifation*.

Je vais m'occuper de quelques termes qui proviennent des propriétés fuppofées dans les médicamens : on en a fuppofé de deux fortes. 1°. Comme fpécifiques, à une certaine partie du fyftême. 2°. A des maladies particulières. La première divifion a été outrée ; car il n'y a pas une feule partie du fyftême qui n'ait eu un rèmede approprié ; mais cette divifion paraît fauffe au premier coup-d'œil, puifqu'il n'y a pas de maladie, de quelque partie qu'elle puiffe ètre, en particulier, qui ne foit commune à toute autre partie du fyftême. Je vais maintenant parler des termes de cette première divifion , felon mon ordre ordinaire , *à capite ad calcem.*

1°. Les *céphaliques.* Par ce mot on entend les médicamens qui font appropriés aux maladies de la tête ; mais ils font très-variés, & fouvent de nature oppofée. Les Auteurs entendent généralement par ce terme certaines fubftances, qui, par leur odeur agréable & aromatique, plaifent à l'origine des nerfs. Si cela était ainfi, on pourrait admettre ce terme ; mais je démontrerai dans la fuite, que les odeurs ont peu de vertu, & que tous les remèdes remarquables par leur odeur font ftimulans. 2°. Les *nervins.* Ce mot eft un terme fynonyme à *céphalique* ; mais il eft encore plus vague, & d'une fignification plus étendue , puifqu'il comprend tous les remèdes convenables aux maladies nerveufes. Par exemple, les *ftimulans* , les *fédatifs,* & les *antifpafmodiques.* 3°. Les *ophlatmiques.* Sont des remèdes qui font fuppofés agir fpécifiquement dans les maladies des yeux ; mais comme les remèdes qui font pour les maladies des yeux, font auffi également efficaces pour les mêmes maladies , dont toutes les parties du corps peuvent être affectées : ce terme n'a pas de fignification propre. Quelques remèdes , tels que l'*euphraife* , ont été exaltés comme fpécifiques dans ce cas-ci ; mais je fais qu'ils n'ont pas le moindre droit d'être préférés. 4°. Les *pectoraux* , les *thorachiques* , les *pulmoniques* , les *pneumoniques* ; font tous des termes appliqués aux remèdes, qui conviennent aux maladies de la poitrine ; mais aucun d'eux n'a une vertu fpécifique ; car j'imagine que les remèdes qui augmentent *le mucus bronchial* excitent auffi la fécrétion du mucus dans toute autre partie du corps. Les Auteurs , en général, entendent, par pectoraux , tous les remèdes qui excitent ou corrigent le *mucus bronchial* , deux effets qui font très-oppofés ; & en conféquence ces termes n'offrent aucune idée nette. 5°. Les *cardiaques*. Les cordiaux agiffent en général fur le fyftême nerveux , & non fpécifiquement fur le cœur 6°. Les *ftomachiques*. Beaucoup de ces remèdes excitent l'appétit & la digeftion ; mais ils font d'efpèces fi différentes, & on les emploie dans des cas fi variés , qu'on devrait exclure de femblables termes. Quant aux vifcères contenus dans l'abdomen , les termes font encore appliqués d'une manière bien moins

G 3

convenable que dans le premier article des *céphaliques*. 7°. Les *hépatiques*. Ce terme semble n'avoir point du tout de signification ; car nous ne pouvons concevoir qu'un remède opère spécifiquement sur le foie de préférence à toute autre partie du systême. Si quelques remèdes excitaient plus directement la sécrétion de la bile, on pourrait l'appeller hépatique. On a supposé qu'il y en avait quelques-uns qui avaient cette propriété ; mais ils me sont inconnus. 8°. Les *spléniques*. Celui-ci est encore plus impropre que le premier. 9°. Les *néphritiques*. Il est impossible de trouver un remède qui agisse plus directement que sur les reins ; mais c'est seulement en raison de leur qualité *diurétique*. Les *néphritiques* sont appropriés aux maladies des reins ; mais ils sont ici les mêmes que les adoucissans, puisqu'ils agissent en préservant les reins de l'acrimonie de l'urine, & des angles des graviers. On a, non-seulement, supposé que les *néphritiques* agissaient comme *diurétiques* ; mais aussi qu'ils faisaient sortir, & même qu'ils avaient la propriété de dissoudre les graviers & le sable ; mais nous ne connaissons que les *diurétiques* qui aient cette propriété. 10°. Les *utérins*. Ce terme, ainsi que quelques autres, devraient être aussi exclud ; car je doute même que les *éménagogues* agissent directement sur l'utérus. 11°. Les *aphrodisiaques*. Sont des remèdes qui agissent sur les parties génitales, & provoquent à la copulation. J'imagine que ce terme donne auſſi une fauſſe indication ; car nous ne connaiſſons pas de remèdes qui agiſſent ainſi par leur action immédiate ſur ces organes. On a ſuppoſé les cantharides de cette eſpèce ; mais elles n'agiſſent qu'en pénétrant dans le ſang, ſtimulant la veſſie, & communiquant, par-là, leur effet aux organes de la génération. Il y a d'autres *aphrodiſiaques*, qu'on a ſuppoſé augmenter l'orgaſme ; mais nous n'en connaiſſons aucuns, ſinon les alimens nourriſſans, qui, étant long-temps retenus dans le ſyſtème, diſtendent tous les vaiſſeaux, ainſi que les véſicules ſéminales. 12°. Les *anti-aphrodiſiaques*. Je puis avancer, avec encore plus de certitude, que cette indication n'a aucune ſignification.

II°. Nous allons maintenant examiner les ſpécifiques, par rapport aux maladies particulières. Les raiſonnemens des Médecins dogmatiques ayant paru inſuffiſans, on s'eſt déterminé à chercher des ſpécifiques : ſi ce but pouvait être rempli, cela ſerait infiniment précieux ; mais juſqu'à préſent, je ne connais aucun remède, dont il me ſoit poſſible d'expliquer l'action par ſon rapport direct avec une indication particulière, ce qui détruit entièrement les propriétés ſpécifiques.

Je me contenterai de détailler ſuccinctement, ſelon mon ordre accoutumé, les noms des ſpéciñques que l'on a fuppofé, tout ce que j'en ai déjà dit étant fuffifant pour m'éviter d'entrer dans un plus long détail. *Anti-épileptiques, anti-maniaques, anti-mélancholiques, anti-hypocondriaques, anti-catharrales, anti-phthifiques, anti-hectiques, anti-cachectiques, anti-dyfentériques, anti-ictériques, anti-écrouelleux, anti-fcorbutiques, anti-podagriques, anti-vénériens, anti-fébriles.*

Nous allons nous occuper à faire une autre divifion des termes qui proviennent de la fuperftition occafionnée par de fauffes notions.

Anti-magiques, anti-pharmaques, anti-vénéneux-alexitères, anti-galactophores, anti-lactifères, ou *lactifuges, ariftolochiques, abortifs, lithontriptiques, catagmatiques.* J'ai renfermé les *lithontriptiques* dans ce catalogue de termes futiles, quoique je convienne qu'il y ait quelques remèdes qui *méritent* effectivement ce *nom* (27), comme l'eau de chaux, & les fels alkalins; mais comme ceux - ci

---

(27) Les *lythontriptiques* proprement dits font des remèdes qui n'exiftent point quant à la Médecine; ce n'eft pas que nous n'en ayons d'externes qui foient fufceptibles de diffoudre les calculs; mais à l'exception des vaiffeaux de terre, de porcelaine, ou de verre, prefque toutes les autres fubftances peuvent être attaquées par ces remèdes: or, comme il faut pour obtenir leurs effets qu'ils agiffent direc-

n'ont été découverts que depuis peu, ce terme eſt improprement appliqué, de la manière dont on le trouve employé dans les *matières médicales*.

J'ai cru qu'il était à propos que j'étendiſſe cette explication ſur les termes, afin de vous mettre à portée de comprendre les différens Auteurs qui ont écrit ſur cette matière, & vous prévenir contre leurs expreſſions inexactes & équivoques.

Avant d'entrer immédiatement en matière, je vais faire mention de deux indications que j'ai omiſes dans le catalogue : premièrement, celle des *corrodentia*, ou remèdes qui détruiſent les fibres ſimples : ſecondement, celle des *anthelmintiques* : cette indication eſt appropriée ; car il y a des remèdes qui agiſſent ſpécifiquement ſur les vers ; mais je ne pourrai la faire entrer dans mon plan.

---

tement ſur la pierre, quelle eſt la ſubſtance dont on pourrait enduire intérieurement la veſſie, ſans en enduire la pierre, pour que la veſſie pût être défendue contre les impreſſions de ces remèdes cauſtiques, tandis que le calcul ſerait entiè-rement livré à leurs actions ? D'ailleurs j'ai appliqué l'acide vitriolique pur & affaibli ſur des calculs ; il ne les a diſſout que très-lentement ; mais l'alkali cauſtique & l'acide nitreux ont généralement marqué avoir plus d'action, ſur ces pierres, qui paraiſſent principalement combinées avec l'acide phoſphorique ; c'eſt ce qui les fait conſidérer comme des phoſphates calcaires.

LES NOURRISSANS.

Nous pourrions peut-être diviser entièrement notre sujet en *alimens* & *remèdes*. Le premier est compris dans le mot *nourriffant*, lequel renferme tout ce que les hommes emploient journellement à leur nourriture particulière, auffi-bien que les subftances qui font ftrictement confidérées comme nourriffante, telles que celles qu'on emploie pour *prévenir* & *corriger* la *dégénération* à laquelle la nourriture eft fujette ; mais plus ftrictement les *nourriffans* font des fubftances qui font propres à être converties, par le pouvoir vital, en nos propres fluides ou folides, pour fubvenir à leur accroiffement, & réparer leur perte journalière. On peut mettre ici en queftion ; favoir, fi nos fluides & nos folides font formés d'un aliment commun, ou mêlés, c'eft-à-dire, d'un aliment qui contienne un principe de nourriture convenable à chacun. La première opinion me paraît la plus probable.

Tout aliment diffère de deux manières particulières ; d'abord, felon qu'il eft déjà affimilé à la nature animale, ou felon qu'il a plus befoin d'être *converti* en cette même nature, par un procédé particulier à la nature animale. Toutes les *fubftances animales* font de la première efpèce ; fi elles ne le font pas tout-à-fait, elles font au moins à peu près semblables à notre nature, & n'exigent, pour lui être assimilées, que la *solution* & le *mélange*. La seconde espèce comprend les *végétaux*, qui ont besoin de subir différens changemens avant de pouvoir lui être assimilés. Mais comme la nourriture de tous les animaux, même de ceux qui vivent d'autres animaux, peut originairement être circonscrite dans le règne végétal ; il est évident que le principe de toute nourriture est dans les végétaux, & qu'en conséquence, nous devons commencer par ceux-ci.

DES ALIMENS VÉGÉTAUX.

La première question qui se présente ici, c'est quels sont les végétaux qui sont particulièrement appropriés à la nourriture ? Peut-être n'y a-t-il pas de végétal qui ne puisse alimenter quelque animal ; mais j'oserai dire, que, quant aux alimens propres aux hommes, il y a un choix nécessaire, & qu'on doit en faire une distinction. La première distinction est, que les végétaux qui sont d'une nature douce, sans âcreté d'une saveur agréable, sont des *alimens* convenables, tandis que ceux d'une nature âcre, amère & nauséabonde ne sont propres à personne. On conviendra, en général, de la vérité de ceci. Il y a, quoiqu'il en soit, différentes substances *âcres* que nous employons comme aliment ;

mais le doux, fans âcreté, & l'agréable fe trouvent dans les végétaux, en proportion très - grande ; tandis que l âcre, l'amer, le défagréable y entrent en moindre quantité : quoi qu'il en foit, ces derniers peuvent être nourriffans, pourvu que notre fyftême foit capable de les *changer* de nature ; c'eft ainfi que nous voyons que certains animaux vivent de ce qui empoifonnerait les autres, ce qui femble dépendre de la *conformation* particulière de ces animaux. De tous les êtres vivans, l'homme eft le plus délicat pour le choix de fa nourriture, & les fubftances âcres, amères & défagréables ne peuvent jamais être admifes comme aliment. Il femble, cependant, qu'il y a quelques exceptions ; car le *céleri* & les *endives* font employés dans le nombre des alimens ordinaires, quoique deux fubftances d'une acrimonie confidérable (28) ; mais il faut obferver, que lorfque nous les employons, on les fait blanchir

____

(28) Cette acrimonie confidérable, attribuée au *céleri* & aux *endives*, prouve combien le climat & la culture influe fur la dégénération des plantes, relativement à leur propriété originaire ; car dans nos climats où l'on cultive ces plantes, nous faifons ufage fans inconvéniens & avec plaifir de l'endive & du céleri, fans employer aucune autre préparation que celle de les laver, pour les manger en falade. Il eft donc bien effentiel, en paffant d'un climat dans un autre, de fe mettre au fait de la propriété des alimens, avant d'ordonner une diète à fes malades, femblable à celle qu'on leur ordonnait dans un pays où on avait déjà acquis de l'expérience.

auparavant, ce qui leur enlève prefqu'entièrement leur âcreté, dont on doit fe défier ; ou fi nous employons d'autres fubftances âcres, en général, nous les privons, en grande partie, de leur *acrimonie* en les faifant bouillir. Les mêmes plantes croiffent dans différens pays avec des degrés d'acrimonie variés. Par cette raifon l'ail entre rarement ici dans nos alimens, tandis que dans les contrées du fud, où il croit avec moins d'âcreté, on les emploie fréquemment à cet ufage. La plante qui fournit la *caffava*, étant fort acrimonieufe, & même un poifon dans fon état de fraîcheur, nous donne encore un exemple de la néceffité de préparer les fubftances âcres, même dans ce pays-ci ; car on en extrait, par un procédé particulier, les fucs acrimonieux pour en conferver feulement toute la partie nutritive. Nous ne devons, donc, employer des fubftances âcres, fans les avoir privé auparavant des parties acrimonieufes qui entre dans leur conftitution ; ou, fi nous le faifons, fans cette précaution, c'eft pour ne nous en fervir que comme *affaifonnemens*. D'après cela, fi la queftion refte irréfolue, & fi l'on infifte encore en difant que les fubftances *âcres* font fouvent employées dans nos alimens, je répondrai qu'il n'y a que celles qui font fufceptibles d'être affimilées au corps humain, & que leur conformation particulière lui permet de dompter.

La division des plantes commence donc ici , foit comme nourriture , foit comme remèdes. Les plantes agréables, fans acrimonie, douces, où d'une de ces conditions font propres à la nourriture, tandis que celles qui font âcres, &c. conviennent pour les remèdes. Cette raifon confirme les aphorifmes de Linnœus , *infipida & inodora nutriunt , fapidiora non nutriunt.* La raifon en eft très-fenfible ; car à moins que les fubftances n'*affectent évidemment* les organes de nos fens , on ne peut fuppofer qu'elles opèrenr puiffamment fur notre fyftême ; & cet effet même d'opérer puiffamment fur notre fyftême , détruit la *propriété* nourriffante. Auffi , comme les fubftances fapides & odorantes ont le pouvoir d'opérer des changemens dans notre fyftême , elles doivent agir fur le *pouvoir nerveux* , qui offre la partie la plus fufceptible de changement. L'infipide , & fans acrimonie , agit , à la vérité , fur nos fluides ; mais le changement qu'il opère doit être *très-lent.*

Nous rechercherons maintenant quelle partie, des fubftances douces & fans acrimonie , conftirue la vraie partie alimentaire. En général , les plus douces fubftances font toutes nourriffantes ; elles font peu connues dans ces pays comme nourritures ; mais dans les climats plus chauds , elles en font la plus grande partie. Nous prouverons , actuellement , que le fucre feul eft effectivement nourriffant , & nous tenterons enfuite de prouver , que tous les fruits que nous employons ne nourriſſent *que par leur partie ſucrée.*

Les ſubſtances farineuſes ſon évidemment les plus nourriſſantes , ainſi que les ſubſtances muqueuſes ſans acrimonie. Ces deux propriétés ſont preſque réunies enſemble à la ſubſtance *ſaccharine* ; car toutes les ſubſtances farineuſes ſont douces avant leur maturité , & peuvent, après leur maturité, être ramenées à cet état de douceur par la germination (29). Auſſi , nous obſervons dans les fruits un paſſage du doux au farineux, propriété que pluſieurs d'entre eux atteignent à leur maturité; & toutes les ſubſtances farineuſes abondent en huile lorſqu'elles y ſont parvenues ; de manière qu'il paraît que la partie ſaccharine & huileuſe , unies enſemble, conſtituent les matières farineuſes & mucilagineuſes , c'eſt-à-dire , les états intermédiaires entre le ſucre & l'huile , d'où je conclus que l'huile & le ſucre unis enſemble, leſquels conſtituent la ſubſtance farineuſe , forment la partie nutritive des végétaux. Vous verrez maintenant ce

---

(29) Ce moyen auquel les Marchands Braſſeurs confient la confection ou le développement de la partie ſucrée du grain , après l'avoir fait macérer dans l'eau pendant quelques temps, eſt bien plus connu en Angleterre qu'en France , à cauſe qu'on eſt obligé d'y boire de la bière , & qu'on y aime celle qui eſt vineuſe.

que je vous ai déjà affirmé, que l'huile peut, ou entrer dans la substance nutritive, ou que la substance nutritive, élaborée par les organes des animaux, peut donner de l'huile (30).

Nous allons ensuite considérer de quoi dépend la différence des substances nutritives. Cet objet forme deux divisions ; la première traite de la quantité de nourriture que contient chaque aliment; la seconde, de ce qu'elle est plus ou moins aisément assimilée.

La première, dépend de deux circonstances. 1°. De la proportion d'huile ou du sucre, ou de tous les deux, contenus dans la substance ; & cette proportion étant même trouvée, cela peut aussi dépendre de la *texture* de la substance, qui fournit une quantité de nourriture plus ou moins difficile à en extraire. Aussi, par exemple, si mon estomac

---

(30) Je suis d'avis avec M. Cullen que les substances nutritives, élaborées par les organes des animaux, donnent de la graisse ou de l'huile concrète. Mais il ne paraît pas bien évident que les *cerealia* contiennent particulièrement une huile pure comme celle qu'on peut extraire des *nuces oleosæ*. Les analyses qu'on en a fait ont donné effectivement, par le moyen du feu, une huile *empyreumatique* de la nature de celles que fournissent tous les végétaux soumis à cet agent ; mais comme le *feu nud* réduit tous les végétaux aux mêmes principes, & qu'il compose de nouvelles substances, en décomposant les corps, il me semble qu'il est plus raisonnable de regarder ceci plutôt comme une explication théorique, sur laquelle l'expérience hésite à prononcer.

extrait très-aisément cette nourriture d'une plante, qui contient une moindre proportion de partie nutritive qu'une autre, il y aura compensation entre les quantités. Quant à la différence, par rapport à la quantité de nourriture que *donne chaque substance*, nous nous référons à en traiter en parlant de chaque substance en particulier.

La seconde, est relative à l'assimilation plus ou moins facile. Cette différence vient non seulement de la *quantité* de la substance que l'on prend, mais elle vient aussi souvent de sa *relation* avec l'estomac, ou de l'état dans lequel sont les organes de l'économie animale. *Rien n'est plus ridicule* ou plus ordinaire que de demander si cette substance-ci, ou celle-là est saine. Quant à la quantité, la réponse pourrait, à la vérité, être facile ; mais quant à la qualité, elle dépend entièrement de la constitution particulière. Les changemens que subissent nos alimens, sont de trois espèces. 1°. En raison de l'assimilation. 2°. De la solution. 3°. Du mélange.

1°. L'assimilation renferme l'idée du changement de la nature de la substance qui est disposée spontanément à être altérée : changement qui diffère de ceux que les suites de l'assimilation ont pour objet, par exemple, tous les végétaux qui sont spontanément acescens. Et comme il n'y a que dans les *premières voies* que cela peut avoir lieu, il est, en conséquence, nécessaire que cette disposition soit ré-

primée. On peut objecter à ceci que les végétaux font acefcens & alkalefcens ; mais je fuis prêt à prouver qu'ils font tous de nature acefcente. Les végétaux deviennent-ils acides avant de fubir quel-qu'autre changement ? J'avoue que c'eft mon opinion, quoique ce ne foit pas la plus commune; car, par exemple, on fuppofe que les alimens, au lieu de devenir acides, tendent à la fermentation putride dans l'eftomac d'un homme robufte & plein de fanté. Les raifonnemens qu'on apporte en faveur de cette opinion font, 1°. qu'une fermentation acide ne peut continuer fans qu'il exifte une abforbtion confidérable d'air, & que l'eftomac étant un *vaiffeau fermé*, exclud l'accès à ce fluide. 2°. Que la chaleur de l'eftomac eft trop *grande* pour permettre la fermentation aceteufe, &c. 3°. Que le mélange des fluides animaux putrefcens, fpontanément, *préviendrait* en outre cette acefcence.

1°. Quant à la première objection, l'eftomac n'eft pas un vaiffeau fermé à l'introduction de l'air comme on le dit; car il en admet une grande quantité avec la nourriture, &c. 2°. J'ai trouvé, par des expériences exactes, que la fermentation aceteufe pouvait être entretenue à une chaleur égale à celle du corps humain: je crois même que la fermentation vineufe y a lieu (31),

---

(31) Ayant été fujet très-fouvent à vomir, foit en faifant campagne fur Mer, foit par caufe d'incommodité, je me

quoique j'avoue qu'il eſt *difficile* de la conduire avec un pareil degré de chaleur encore cela eſt-il poſſible, & certainement cela arrive toujours, quoique *rapide-ment*, & ſe termine toujours par la fermentation acide, *voy.* (60). 3°. Quant à la dernière objection, je penſe que le Docteur Pringle a prouvé, ſuffiſam-ment, que le mêlange des fluides animaux ne pou-vait empêcher la fermentation acide ; mais au con-traire, qu'elle l'excitait dans une certaine propor-tion. Aucune de ces trois circonſtances, donc, n'eſt ſuffiſante pour prévenir la tendance ſpontanée des alimens végétaux à l'acidité ; & je ſuis certain, d'après ces expériences, que ces alimens végétaux deviennent acides dans l'eſtomac. Lorſqu'on exa-mine l'eſtomac de l'homme, ainſi que ceux des animaux, on y trouve également un levain acide.

ſuis apperçu, quoique buvant ſeulement de l'eau, que la matière aigre que j'avais vomie, émanait quelque choſe de ſpiritueux, ſur-tout lorſque j'avais mangé des alimens ſucrés, & que la vapeur ſpiritueuſe, qui s'en élevait, me forçait à pleurer, parce qu'elle me piquait les yeux comme la vapeur volatile de l'oignon. La lumière n'avait point l'air de languir dans le vaſe où j'avais rejetté ces matières. Cette obſervation répétée me porte à croire que tous les degrés de fermentation ont lieu dans une digeſtion parfaite ; & je penſe auſſi, avec M. Cullen, que la fermentation vi-neuſe, ſoit lente, ſoit rapide, précède toujours la fermen-tation acide qui ſert d'agent à la digeſtion.

H 2

On peut conclure de-là que cette acefcence n'eft pas
une maladie, mais un pas de fait vers l'affimilation; & fi les Médecins obfervent des maladies
qui proviennent de cette caufe, elles doivent être
attribuées à l'*état* & *au degré* de cette affimilation
acefcente. Quant à cet état, ou à cette condition,
je crois que la voici : lorfque l'aliment entre dans
une forte fermentation vineufe, & qu'il fe développe une grande quantité d'air fixe femblable à
celui qui fe produit pendant la fermentation naturelle du vin, il s'enfuit une *maladie*; car le pouvoir de cette fermentation eft de détruire la mobilité
des nerfs, la propriété qu'ont les fibres mouvantes de
fe contracter (32), & même le ton de l'eftomac,
en y produifant des flatuofités, & le fpafme par des
mouvemens irréguliers, qui proviennent du pouvoir nerveux, &c. Enfin, la ftupeur, la léthargie,
l'apoplexie & la mort. Ceci dépend principalement

---

(32) On pourrait, d'après cette affertion, reconnaître les
perfonnes qui font conftipées. Les acides en petite dofe ayant
en général la propriété de détruire la mobilité & la fenfibilité des fibres mouvantes, deviennent très-utiles *dans les
maladies fébriles*; ils occafionnent la conftipation chez les
perfonnes, dont l'eftomac faible eft fujet à donner lieu à
l'acide, qui tire fon origine des effets d'une digeftion lente.
C'eft ce qui arrive principalement par rapport à l'acide
aérien, qui fe dégage de la fermentation inteftine, dont la
propriété eft de détruire ou de ralentir la mobilité des nerfs.

du défaut des organes animaux ; car quoiqu'il paraiffe , par l'expérience de Pringle, que les fluides
animaux ne préviennent pas la fermentation, encore ont-ils le pouvoir dans leur état de fanté de
modérer la *génération de l'air*.

Lorfque la maladie provient de l'acidité , elle
dépend toujours des caufes expofées ci-deffus , de
fon *degré*, & de fa quantité; car quoique j'aie dit que
l'acidité était néceffaire , cependant elle ne doit être
portée qu'à un degré qui puiffe enfuite être modéré
& changé par le mêlange du fluide animal. Je n'ai
encore fait mention que des *organes*, comme caufe
de l'acidité ; mais elle dépend auffi de la *quantité*
d'acide qui exifte naturellement dans les végétaux ,
& de leur tendance à fubir la fermentation *vineufe*.
Car la maladie ne dépend pas autant de l'acidité que
de cette fermentation. Lorfque nous mangeons des
fubftances végétales, qui ont déjà fubi cette fermentation vineufe , on obferve que ces fubftances ont
perdu la propriété de produire autant de flatuofités :
la caufe de la maladie dépend donc de la quantité
d'acide que l'on a prife. De-là vient que les fubftances
farineufes, naturellement, acefcentes lorfqu'elles font
fermentées , *arrêtent* la génération des flatuofités ,
quoiqu'elles ne les préviennent pas ; c'eft pourquoi
une quantité de *vinaigre* bue , quoiqu'égale à celle
qu'on boirait de fucs de végétaux non fermentés ,
ne produirait pas d'auffi mauvais effets.

H 3

L'acidité, comme maladie, dépend de l'aliment. 1°. Selon qu'il contient une grande proportion de matière faccharine. 2°. De ce qu'il fe joint quelquefois à cela une acidité récente, qui le rend plus propre à fermenter. Les *fruits acido-dulces* nous offrent des exemples de ceci. 3°. De ce qu'il eft quelquefois mis, par un accident *précieux*, dans un état actif de fermentation vineufe, & qu'il eft introduit dans l'eftomac dans cet état d'activité, comme les vins nouveaux, les aîles, &c. Ce font les *qualités* qui font les plus capables d'être nuifibles dans leurs effets (33). Au contraire, les fubftances qui ont fubi la fermentation, font moins fujettes à en produire de mauvais, & ne font nuifibles que par leur quantité.

Cette tendance de l'aliment, à produire la maladie, dépend enfuite de l'état du corps, &

---

(33) Tous les moûts de vin, de bière, &c. pris en quantité affez confidérable, font fujets à occafionner, à caufe de l'air qui s'en dégage par la fermentation qu'ils fubiffent dans l'eftomac, des vomiffemens, des vents, des coliques, des gonflemens d'inteftins, &c. Les raifins pris en grande quantité produifent, par la même caufe, des effets femblables ; & j'ai vu des Médecins qui confeillaient à des convalefcens d'en manger à outrance ! C'eft à l'expérience à prouver dans quel cas cela doit réuffir, & s'il n'y a pas plus de témérité que de fcience dans de pareils confeils ; car j'ai vu de très-mauvais effets d'un pareil régime.

principalement de l'action plus faible de l'eftomac ; abftraction faite des effets des liqueurs gaftriques, que nous ne connaiffons pas encore affez bien , parce que fes effets dépendent de l'état de l'eftomac : on peut rapporter auffi à l'action plus ou moins vive de l'eftomac , la plus ou moins grande quantité des fucs nutritifs , exprimés ou développés ; & c'eft auffi en proportion de l'état plus faible de l'eftomac que la nourriture y eft retenue plus long-temps.

Voici les circonftances qu'on devrait envifager, par rapport aux alimens , dans les différentes per-fonnes.

Lorfque l'aliment eft conduit dans les *inteftins* , fon acefcence eft plus certainement neutralifée par fa combinaifon avec la bile (34) , par l'addition du

---

(34) La bile , à mon avis , eft le produit d'une dégéné-ration fucceffive du fang le plus ancien, altéré & réparé journellement ; dans fon premier degré d'altération , il eft doux , & s'appelle alors bile hépatique ; dans fon fecond , comme plus ftagnant , & par conféquent plus altéré , il eft amer , & eft nommé bile cyftique. Nous n'aurions pas befoin d'une quantité d'aliment fi confidérable fans cela. Les organes qui ont le moins de reffort font propres à lui fervir de réceptacles. Lorfqu'elle abonde dans le fang , faute de pouvoir couler , elle fe manifefte fur la cornée opaque ; les échimofes fur cette partie , & fur toutes autres , dé-montrent par la couleur verte qu'on y apperçoit au bout de quelque temps, que la bile n'eft que le produit de cette dé-génération , qui provient du défaut du reffort. Le fang ,

ſuc pancréatique & inteſtinal, analogue à la *ſalive* & au ſuc gaſtrique; & comme l'aliment eſt toujours mu dans les inteſtins, il eſt toujours expoſé au mêlange des nouveaux ſucs. Les effets de la bile ſur les alimens ſont encore peu connus. Les acides végétaux changent la bile de couleur, de conſiſtance & de ſaveur; ils la rendent douce, & cette combinaiſon donne *probablement* un ſtimulant nouveau (35), lorſque *l'acidité* prévaut; de cette ma-

épanché dans tous les ruiſſeaux des boucheries, prend cette même couleur. D'où proviendrait la *prodigieuſe* quantité de bile que l'on rend dans les maladies, ſi les vaiſſeaux ſanguins eux-mêmes n'en étaient en quelque façon les premiers laboratoires? Cette théorie me conduit à dire que tous les remèdes hépatiques doivent être pris parmi les toniques, comme cela eſt en effet, & que la combinaiſon de la bile avec les acides doit avoir lieu, en formant des ſels neutres, puiſque les parties animales, par leur décompoſition, tendent à l'alkaleſcence ou à la corruption, ſelon les loix de la nature; & je conclus que les alimens propres à produire de la bile, ſont des ſubſtances qui produiſent un ſang facile à ſe décompoſer, ou occaſionnent la dégénération de celúi auquel elles ſe mêlent.

(35) Cette ſuppoſition me paraît haſardée, parce qu'elle contrarie les connaiſſances, & les principes acquis. Cela ne pourrait être qu'autant que la bile aurait une propriété ſemblable à celle de la magnéſie, qui ne devient purgative que lorſqu'elle rencontre des acides dans l'eſtomac, parce que, de ſa combinaiſon avec un acide, il réſulte un ſel neutre, âcre, approchant du ſel cathartique amer. Mais il pourrait

nière nos alimens végétaux *stimulent* les inteftins, provoquent les évacuations, & même donnent un plus grand cours à la bile.

Les Médecins ont imaginé, que les alimens différaient par leurs *effets* fur la bile; parmi ceux-là, quelques-uns ont prétendu que c'était en augmentant fon acrimonie, &c. Mais ce qu'ils ont dit me femble inexact & fans fondement. Je n'ofe pas décider, s'il y a des fubftances qui ont différentes propriétés par rapport à la bile; mais je penfe que tout ce que les Auteurs ont dit à ce fujet, peut fe réduire à la plus ou moins grande acidité des alimens. *V.* (3 4 , 4 2 , 63.)

1°. Voilà tout ce qu'il y a de néceffaire à dire par rapport à l'affimilation des alimens : nous allons enfuite traiter de leur *folubilité*. La folubilité dépend toujours de la *texture plus ou moins ferme* de la fubf-

---

arriver que, la bile étant dans une proportion affez petite pour fe neutralifer avec les acides, les évacuations n'euffent lieu que lorfque les acides feraient abfolument furabondans, après que la bile aurait été neutralifée ou adoucie ; car la propriété des acides eft de priver la bile de fon amertume ftimulante : dans ce cas, on voit que la bile ferait plutôt un obftacle aux évacuations qu'on voudrait provoquer par des acides, qu'un nouveau ftimulant compofé : d'ailleurs tous les acides végétaux, pris à grande dofe, deviennent laxactifs, malgré la propriété qu'ils ont d'arrêter la mobilité des nerfs, foit par leur fermentation, foit par leur action ftimulante naturelle ; car ils diffèrent peu de la crème de tartre par leur acidité.

tance : nous sommes sujets à nous méprendre à ce sujet ; car les substances animales, quoiqu'en apparence d'une plus grande cohésion, lorsqu'on y suspend un poids, se trouvent d'une solubilité plus facile. On doit, donc, faire plus d'attention à la solubilité des végétaux, qu'à celle de ces substances ; les cosses des végétaux sont d'une solubilité plus difficile que les substances animales, quoiqu'en apparence elles soient d'une cohésion égale. En général, les substances végétales molles & charnues sont d'une solubilité facile, & les dures, &c. sont au contraire difficiles à dissoudre, & sont aussi retenues plus long-temps dans l'estomac. Presque toutes les substances végétales employées en alimens, sont d'une légèreté spécifique plus grande que celle de l'eau, & conséquemment que celle des sucs gastriques, d'où il s'ensuit que ces substances nagent vers l'orifice cardiaque (36), & oc-

---

(36) Cette assertion n'est strictement vraie, qu'autant que les végétaux sont cruds ; mais lorsqu'ils ont perdu, par la coction, l'air qui entre dans leurs parties constituantes, ou qu'ils sont réduits en pulpe, ils deviennent plus lourds, & on s'en peut convaincre par les soupes à la purée, aux pois, le thé infusé, &c. qui se précipitent au fond des vaisseaux qui les contiennent, d'où on peut aisément conclure que ces substances ne nagent point vers l'orifice cardiaque, s'il ne s'en dégage point ultérieurement de l'air pendant la digestion, ou qu'elles ne soient point accompagnées de molécules hui-

...cafionnent des renvois ; car ces fubftances n'occafionnent pas de mal-aife d'abord, mais commen-
cent enfuite à agir fur l'orifice fupérieur de l'eftomac. 2°. La folubilité de nos alimens varie felon la
fermeté de leur texture ; car deux fubftances qui
contiendraient égale quantité de parties nutritives,
en fourniraient plus ou moins aux organes qui les
élaboreraient, & laifferaient, en proportion des parties nutritives que les organes en auraient extrait,
plus ou moins de féces. Les alimens végétaux,
toutes chofes égales, donnent plus de féces, 3°. par
rapport au mêlange des alimens. Toutes les fois que
les parties huileufes & aqueufes de nos alimens font
naturellement mêlées, l'eftomac a peu de chofe à
faire ; mais cela eft rare, & l'huile & l'eau fe fépa-
rent dans l'eftomac, & doivent enfin être parfaitement mêlangées dans ce vifcère : ce mêlange préliminaire doit à peine être confidéré quant aux
eftomacs forts ; mais l'on y doit faire attention pour
les perfonnes qui ont l'eftomac faible ; dans cette
circonftance, l'huile fe fépare de l'eau, vient
nager vers l'orifice cardiaque, & caufe des fymptômes défagréables. J'ai connu des perfonnes dont

---

leufes qui leur fervent de foutien par leur légèreté, ainfi que
l'air. Il eft, au refte, à préfumer que les fubftances huileufes ou graffes qui fe fouftraient au mêlange doivent être
en partie caufe de ces renvois, &c. qu'on reffent dans le
temps & après la digeftion.

les éructations étaient abfolument huileufes, & dont les matières qui les produifaient fe feraient enflammées au feu : c'eft la preuve la plus évidente de la débilité de l'eftomac. L'huile eft fujette à des altérations particulières ; hors du corps elle arrête la fermentation (37) ; mais elle eft fujette à devenir rance dans les eftomacs faibles (38), & elle occafionne

---

(37) J'aurais defiré que M. Cullen nous eût dit dans quelle circonftance, & comment il s'agiffait de l'employer pour obtenir cet effet ; car j'ai tenté beaucoup de moyens, dans le nombre defquels l'huile fe trouvait comprife ; mais ils ont été fans fuccès ; il faut auffi avouer que c'était pendant les chaleurs du mois d'Août, temps où la fermentation eft plus active. Peut-être dans des temps froids l'huile a-t-elle eu cette propriété ; & dans ce cas on pourrait l'attribuer au froid feulement qui s'oppofe à la fermentation, à moins qu'en verfant une *grande quantité d'huile* fur la liqueur, elle ne pût, en empêchant l'accès de l'air, prévenir la fermentation ; mais lorfque le degré de fermentation fpiritueufe a lieu, le contact de l'air eft moins néceffaire qu'une iffue libre à l'air fixe, & il n'eft pas douteux que l'huile, plus pefante que le gas aérien, ne lui donne paffage avec facilité, felon les loix de l'attraction. D'ailleurs l'*efprit ardent & le froid* font les *feuls moyens* d'arrêter la fermentation dans les trois degrés ; fpiritueufe, acide, & putride.

(38) Que l'on juge d'après cette vérité quel cas l'on doit faire du blanc de baleine, & des médicamens huileux que les Médecins fages & inftruits ont heureufement déjà profcrits de leurs formules. On les donnait autrefois avec profufion dans les maladies de poitrine, fur-tout à des perfonnes déjà affaiblies, par des faignées, par la diète, par de lon-

le *foda*, maladie qui provient plus souvent de cette
cause que de toute autre. Les alimens sont non-
seulement altérés, mais aussi leurs qualités varient
souvent, en raison de la sensibilité particulière de
l'estomac, ou de l'idiosyncrasie, que l'on rencontre plus souvent dans ce viscère que dans toute
autre partie du système. Par exemple, le miel
affecte les personnes, sur qui les acides agissent évidemment, quoique je pense qu'on peut donner
pour raison de ceci que le miel est composé d'acide
& de sucre, lesquels renferment les principes de la
fermentation. Ceci semble confirmé par les personnes qui le mangent sans en être affectées, lorsqu'il
est encore récent, contenu dans son gâteau, ou quand
on en a fait dissiper l'air qu'il contient par l'ébullition,
& que son acide est plus entièrement lié avec sa
partie saccharine. Je ne prétends pas que cette
théorie soit bonne ; mais quand elle le *serait*, elle

---

gues maladies, &c. Est-ce à eux à qui l'on devait les succès,
lorsqu'on en obtenait ? . . . .

A l'Hôpital de Florence on purge les malades avec une
once ou deux d'huile d'olive, vraisemblablement *très-rance*,
& lorsque cette purgation a été réitérée plusieurs fois, les malades deviennent communément dartreux.

Cette observation qui m'a été communiquée par un Médecin de cet Hôpital, n'empêche pas de continuer d'employer cette médecine, tant l'habitude a d'empire sur les
hommes,

ne pourrait s'étendre jufqu'aux *fymptômes fpafmo-diques* , &c. produits par une parcelle d'œufs de crabe , &c. Symptômes qu'on ne peut expliquer que par l'idiofyncrafie. Ces exemples extraordinaires me conduifent à fuppofer que la fenfibilité de l'eftomac s'étend plus loin que l'on ne l'a foupçonné, & qu'elle peut être regardée comme la caufe des différens goûts, &c. La caufe principale de la fenfibilité de l'eftomac femble exifter, afin qu'il puiffe étendre cette fenfibilité fur tout le fyftême.

Il eft évident, par-tout ce que nous avons déjà dit, que l'eftomac eft fenfible aux différens degrés de folubilité & de mêlange des alimens. Par cette raifon une quantité d'eau chaude & d'huile avalée eft prefque toujours rejettée. Une petite quantité d'huile feule produit de même cet effet. La différente fenfibilité de l'eftomac détermine plus ou moins le féjour des alimens dans ce vifcère. Par cette raifon on conferve plus ou moins long-temps le goût de certaines viandes après les repas. J'ai à ajouter, à tout ceci, un effet particulier de la fenfibilité de l'eftomac; favoir, que toutes les fois que l'eftomac eft employé à digérer les alimens, il femble que par une loi de l'économie animale, il doive y avoir plus ou moins de fièvre pendant le temps de la digeftion; cette fièvre eft néceffaire, à la vérité, à un certain degré; mais lorfqu'elle eft portée jufqu'à un degré *nuifible*, elle devrait déterminer un changement dans nos alimens. Ces préliminaires établis ; je vais parler des circonstances particulières relatives aux alimens végétaux ; j'en ai fait un précis distribué en trois divisions.

La première, comprend toutes les différentes espèces de *nourriture*.

La seconde, les *boissons*.

La troisième, les *assaisonnemens*.

J'ai aussi divisé les alimens en raison de la *quantité* de nourriture qu'ils produisent, en les plaçant dans l'ordre suivant ; savoir, les fruits, les herbes, les racines, les graines ; en donnant, par cet ordre, les alimens qui nourrissent le moins d'abord, &c. Ceci cependant n'est pas strictement vrai ; car certains fruits sont plus nourrissans que certaines herbes, ou peut-être que les racines, &c. mais nous indiquerons ces exceptions à mesure que nous avancerons. Les fruits sont subdivisés en ceux que nous mangeons *frais*, & ceux que nous mangeons *secs*, ou plus concentrés. Je n'ai pas prétendu faire l'énumération de toutes les différentes sortes d'alimens, qui varient selon les pays, & que je ne connais que peu, ou point, par expérience. Je me bornerai, donc, à ceux qui sont connus dans ce *pays*, & l'on pourra faire l'application de ce que j'en aurai dit à ceux qu'on trouve par-tout ailleurs.

J'ai laissé, dans le catalogue, plusieurs espaces blancs, qui indiquent que les substances qui sont

près les unes des autres, ont des propriétés qui diffèrent plus ou moins de celles qui en font, parmi les végétaux, plus ou moins éloignées. Les espaces remplis
en lettres italiques, désignent un ordre naturel observé par les Botanistes : ils désignent aussi qu'il y a
quelque ressemblance entre les propriétés des substances qui font rangées ensemble. Les lettres, *a*, *b*,
c, *d*, &c. signifient qu'on a placé un titre général.
Par exemple, (*a*) les *fruits acido-dulces* , (*b*) les
cucurbitacei , (*c*) les *herbes potagères*.

Quant à la première division, elle comprend, 1°.
les fruits *acido-dulces* ; on les divise en fruits *nouveaux*
& *secs*. Dans ceux-ci, la première division constitue
un ordre naturel, appellé par Linnæus *drupaceæ* ,
ou fruits à noyaux. Les vertus de ceux-ci , comme
de tous les autres fruits récens, dépendent de quatre
qualités, de l'*acerbité*, de l'*acidité*, de la *douceur*, & de
la *différence* de *texture*. Par *acerbité*, j'entends l'acidité
unie à l'*austérité* ou *flipticité* : l'acidité & la douceur
font des qualités simples, quoiqu'elles soient quelquefois réunies, comme dans les *acido-dulces*. Ces
différentes qualités se manifestent dans le même
fruit , à raison des progrès de la maturité.

Premièrement, l'acerbité se manifeste, ensuite l'a-
cidité devient plus sensible , & enfin la *douceur*. A
raison de l'acerbité des fruits , nous les soustrairons
de la classe des alimens pour les transférer dans celle
des médicamens , où nous les désignerons comme
astringens.

aftringens. Cependant nous devrions obferver ici, que les fruits acerbes font moins difpofés à une fermentation active, & qu'ils ont, en quelque façon, les effets des acides pour ftimuler l'eftomac, & augmenter l'appétit; étant d'une texture plus ferme, ils font auffi moins aifés à diffoudre, & par conféquent difpofés à refter plus long-temps dans l'eftomac; ils font plus fufceptibles d'engendrer une folution nuifible, quoique moins acides. Ils ont les vertus rafraîchiffantes des acides; mais ils font plus remarquables par leur qualité aftringente; par ces deux qualités ils diminuent le mouvement périftaltique des inteftins, retardent la progreffion des alimens, & occafionnent l'accumulation & le féjour des *féces* qui fe durciffent.

Secondement, l'acidité. Les acides, à un dégré modéré, font agréables à l'eftomac, & excitent l'appétit. Comme acides ils font effectivement rafraîchiffans, c'eft-à-dire, qu'ils affaibliffent le pouvoir actif des fibres animales. Ceci n'eft cependant pas oppofé au pouvoir de ftimuler, dont ils font doués; car je ferai voir dans la fuite que ce pouvoir eft fouvent combiné avec celui de rafraîchir dans une feule & même fubftance. Auffi, en affaibliffant l'eftomac, ils affaibliffent le fyftême en entier. L'acide des végétaux n'eft jamais pur, mais il eft communément uni avec une fubftance douce, & en conféquence il eft très-fujet à produire une fermentation active, nuisible lorsqu'il se trouve dans des estomacs qui y sont déjà disposés.

Troisièmement, la douceur. Cette partie sucrée est la seule qui soit nutritive dans les végétaux, & cette qualité la rend tout-à-fait innocente ; mais elle est sujette aussi à produire de mauvais effets, par les changemens *spontanés* qu'elle éprouve, lesquels dépendent de l'*acide*, auquel cette partie est *unie*, & de la *faiblesse* des organes qui l'élaborent. Tous les fruits acquièrent, dans les intestins, une qualité purgative, par les changemens qu'ils opèrent sur la bile. (*Voyez note* 35.) L'acerbité agit comme *acide*, & la douceur prend cette même qualité par les *changemens* qu'elle éprouve.

Quatrièmement, la texture. Lorsque les fruits sont d'une consistance aqueuse & tendre, ils sont plus promptement dissous, & sont, par-là, peut-être plus disposés à la fermentation. Si au contraire ils sont d'une texture fort compacte, ils peuvent engendrer une forte acidité par leur plus long séjour dans l'estomac (39).

---

(39) C'est pourquoi les personnes dont l'estomac est faible doivent s'abstenir de l'usage trop abondant des fruits, & sur-tout de ceux qui ont une texture fort compacte, parce qu'ils séjournent trop long-temps dans leur estomac, pour ne pas acquérir tout le degré d'acidité dont ils sont susceptibles. C'est une attention que doivent faire ceux qui, sur la foi

. Voilà les qualités des fruits, & on peut juger, par le goût, de quelle nature ils peuvent être, l'état de l'estomac étant connu. Nous allons en conséquence appliquer les principes généraux aux fruits à noyaux. Ils sont d'une texture môle & pulpeuse, & ils sont très-succulens ; par cette raison, ils sont très-aisément diffous dans l'estomac, & peuvent être pris en grande quantité. Comme ils sont de la nature des fruits *acido - dulces*, ils sont disposés peut-être à fermenter plus encore qu'aucun autre, par la quantité dont on en fait usage dans un même temps ; & de-là vient aussi qu'en produisant une acidité considérable (40), ils causent des diarrhées & des évacuations bilieuses (41), en irritant les in-

---

d'un Médecin qui ordonne à un de ses malades bien constitué, de faire beaucoup usage de fruits, s'appliquent ce précepte sans égard à leur constitution, & à la faiblesse de leur estomac.

(40) Ces fruits sont plutôt disposés à fermenter à cause qu'ils sont d'une consistance pulpeuse, môle, qu'ils réunissent beaucoup de matières muqueuse & *saccharine*, & qu'ils sont par cette raison très-disposés à s'altérer d'un instant à l'autre ; car toutes ces conditions sont essentielles pour obtenir promptement une fermentation vigoureuse, simultanée, & rapide.

(41) Il ne paraît pas douteux que, dans ce cas, les évacuations ne soient provoquées par le seul *stimulus* acide des fruits ; car leur propriété est de modérer l'acrimonie de la bile, & de conserver, & même d'acquérir malgré cela

teftins ; car les diarrhées proviennent plus fouvent de cette caufe-ci que d'aucune autre. Enfin, je tâche de déterminer, en général, les propriétés, & je prie de vouloir bien faire toujours attention, que j'excepte les propriétés *particulières* ; car il y a des prunes d'une texture très-ferme, & qui par confé-quent font auffi peu difpofées à fermenter que les fruits les plus fermes.

Des quatres efpèces fuivantes, la prune eft le fruit le plus rafraîchiffant, & le plus difpofé à fer-menter, & à produire le *cholera* (42) & la *diarrhée*, &c. On croit communément que les cerifes font moins nuifibles ; mais il y a bien peu de différence à mon avis. L'abricot eft un fruit plus doux, d'une texture plus lâche, & moins nuifible (43). Quant à

une acidité propre à déterminer des évacuations nombreufes, & quelquefois trop répétées pour ne pas produire une maladie. (*Voyez note* 32).

(42) Les fruits à noyaux ne paffent pas dans le public pour occafionner la bile ; mais ils m'ont fouvent produit cet effet, & je penfe que c'eft à raifon de ce qu'ils ont la pro-priété de fe changer en un fang facile à dégénérer, qu'ils ont cet effet ; car la bile, à mon avis, n'eft autre chofe qu'un fang altéré fufceptible de corrompre la maffe des fluides dont elle fait partie, fi l'organe fécrétoire ne faifait plus fes fonctions, c'eft auffi ce qui arrive, lorfque le foie eft obftrué. On doit donc confidérer que le choix des mets n'eft pas indifférent. (*Voyez note* 34.)

(43) Je connais un Chirurgien facétieux qui fait *femblant*

la pêche, mon expérience n'eſt pas ſuffiſante ; mais je penſe que dans les pays où elle parvient à ſa maturité, elle peut être ſaine à raiſon de la *quantité* du jus qu'elle contient ; mais dans notre pays, elle abonde peu en ſuc ; d'ailleurs il eſt crud, & aqueux ; elle a une faveur acide, & preſque acerbe, & elle eſt d'une conſiſtance môle. En général nous pouvons obſerver que le fruit le plus tardif eſt toujours le plus riche en ſucs.

Les anciens prétendaient, que les fruits à noyaux, produiſaient les fièvres ; effet en apparence oppoſé à leurs qualités ; mais ils opèrent cela par leurs pouvoirs rafraîchiſſans, & en empêchant la digeſtion (44): peut-être eſt-ce la principale cauſe qui les excite dans ce pays-ci. C'eſt mal-à-propos, qu'il y a des perſonnes

---

de ſe réjouir, lorſque le fruit eſt abondant à cauſe de l'augmentation de pratique que cette circonſtance lui donne communément dans les bonnes années, parce qu'il devient à la portée de tout le monde. Un jour on lui faiſait un compliment ſur l'abondance des fruits ; il répondit, d'un ton piteux, « cela n'ira pas bien pour nous ; car on les fait déjà « cuire. »

(44) Si, comme l'on n'en doute plus, les fruits ont la propriété, par l'acide qu'ils produiſent pendant leur ſéjour dans l'eſtomac, de modérer la mobilité des fibres, ils doivent affaiblir l'eſtomac, & engendrer par conſéquent des crudités acides qui donnent lieu la plupart du temps aux fièvres qui règnent dans la ſaiſon des fruits.

qui se persuadent, que les noyaux avalés avec les fruits, préviennent leurs mauvais effets (45), & qu'ils peuvent nuire, parce qu'ils ont donné lieu quelquefois aux concrétions pierreuses, spécialement lorsqu'on les a avalés avant d'être mûrs, avec leur peau acerbe ; en outre, ceci ne se bornerait pas aux cerises, si cela était vrai ; mais cela s'étendrait sur tous les fruits à noyaux. Quoique je n'aie fait mention que d'un petit nombre de ces fruits, c'est-à-dire, de ceux qui se rencontrent dans notre pays : cependant ceux qui se trouvent ailleurs, ont à-peu-près les mêmes qualités, & il est à présumer qu'ils possèdent en grande partie les mêmes vertus.

L'ordre des fruits qui suit celui-ci dans le catalogue comprend les pommes & les poires, ou les *pomaceæ* de *Linnæus*. Ceux-ci ont les propriétés communes des autres fruits ; savoir, d'être sujets à l'acerbité & à l'acidité, & d'être moins succulens que les fruits à noyaux ; ils ont un acide moins actif, & sont par-là moins sujets à une fermentation nuisible ; mais par la raison qu'ils sont d'une texture plus ferme, ils sont plus long-temps détenus dans l'estomac, & y produisent un acide nuisible. Les pommes sont, en général, d'une texture

______

(45) Cette fausse idée n'est pas plus fondée, que celle dans laquelle quelques personnes sont, que la peau des fruits a la propriété de les empêcher d'être nuisibles.

plus ferme & moins foluble que les poires : il y a cependant quelques poires qui font plus fermes que
les pommes ; mais elles font ordinairement plus
charnues qu'elles, lorfqu'elles font mûres. La poire
eft auffi d'une pefanteur fpécifique plus grande que
celle de l'eau, & en conféquence, elle eft plus
foumife au mouvement périftaltique, & plutôt di-
gérée, parce qu'elle touche le fond de l'eftomac,
tandis que les pommes, nageant à la furface des
liqueurs contenues dans l'eftomac, éludent fon
action, & y produifent des fymptômes de maladie,
en irritant l'orifice cardiaque (46). Les *poires* ont
encore plus de douceur que les pommes, raifon
pour laquelle elles font plus nourriffantes, & moins
fujettes à une fermentation active, par rapport à
l'acerbité qu'elles réuniffent (47). Ceux qui ont écrit

---

(46) *Voyez note* (36) ; d'ailleurs il eft difficile de ne pas
croire, que les poires ne fe trouvent pas dans le même cas
que les pommes, parce qu'elles font pourvues d'une très-
grande quantité d'air qui entre comme partie conftituante
dans leur fubftance, & que cet air très-abondant tend toujours à fe dégager, & à s'élever avec les particules divi-
fées auxquelles il adhère, en fe développant & fe raréfiant ;
mais je crois que cette propriété que les poires ont d'être
plutôt digérées, dépend d'un principe auftère & acerbe
qu'elles confervent qui les rend toniques, & moins fujettes
à devenir glaireufes.

(47) Quoique la matière faccharine foit la fubftance prin-

fur la *matière médicale*, ont attribué, fans fondement, des vertus cordiales, & pectorales à ces
fruits.

J'avais le deffein de mettre celles-ci dans l'ordre
naturel, appellé par *Linnæus hefperidea*: cet ordre en
renferme plus que je n'en citerai ici ; mais leur
acide eft fi pur qu'il devrait être confidéré comme
affaifonnement : je n'ai cité ici que quelques oranges
de la Chine, qui font certainement nutritives par
leur douceur, & qui à raifon de leur acidité (48),

---

cipale, propre à produire l'efprit ardent par la fermentation
fpiritueufe; la fermentation eft cependant d'autant moins
active, que les fubftances qui lui font foumifes contiennent
moins de parties muqueufes ; l'on en pourrait même conclure que l'air, qui fe dégage des parties muqueufes, qui en
contiennent extrêmement, eft l'agent qui convertit la matière fucrée en efprit ardent, & conftitue en partie ce dernier. C'eft par cette raifon, qu'il n'eft pas étonnant que
les poires, quoique plus douces que les pommes, fermen-
tent plus difficilement ; puifque leurs parties acerbes ne font
que des fubftances muqueufes imparfaites, ainfi qu'on peut
s'en affurer par l'acerbité des fruits verts, qui fe change,
en atteignant à leur maturité, en une fubftance muqueufe
douce, très-propre à fermenter.

(48) Il ne faut ici que le témoignage de nos Vignerons de
Surene pour infirmer ce que dit M. Cullen fur la propriété
de l'acidité comme caufe de la fermentation ; car perfonne
n'ignore combien la fermentation des vins eft lente & faible
dans les années, où les raifins font acides par défaut de

font fujettes à la fermentation, & ont, indépendamment, les autres qualités des fruits à noyaux.

Les fruits fuivans font les fraifes & les framboifes qui appartiennent aux *fenticofæ* de *Linnæus*
Ceux-ci ne peuvent éprouver une fermentation très-
active dans l'eftomac, parce qu'étant d'une texture
môle, & conféquemment très-aifée à diffoudre,
leur court féjour dans l'eftomac les en préferve, ainfi
que leur *douceur* (49), qui fe trouve plus grande
que dans les fruits à noyaux; par toutes ces raifons
ils font très-innocens.

J'ai claffé toutes ces fubftances, & après les avoir
placées dans l'ordre naturel, j'ai réuni enfemble
pêle-mêle les fruits; comme les raifins, ceux de
corynthe, les grofeilles, &c.

---

maturité; & on fait que le feul moyen de parvenir à donner
à ces moûts les qualités propres à la fermentation vineufe,
c'eft de rapprocher les parties fucrées par l'ébullition &
l'évaporation, ou par l'addition d'une quantité fuffifante de
fucre.

(49) Ces fruits font d'ailleurs très-fufceptibles de s'altérer,
& de paffer rapidement du premier degré de la fermentation
au troifième, c'eft-à-dire, à la fermentation putride. On
peut aifément s'en convaincre en abandonnant à elles-mêmes
des fraifes entaffées; & il eft à propos de remarquer que
M. Cullen parle des *fruits à noyaux de fon pays*; car
les nôtres font en général plus *doux* que les *fraifes* & les
framboifes.

Les raisins de corynthe peuvent toujours être considérés, chez nous, comme un fruit acide, considérablement pourvu de suc, & très-charnu, lorsqu'on les a séparés de leurs enveloppes acerbes; ils ont très-peu de douceur, sont très-peu nourrissans, & sont sujets à toutes les mauvaises qualités des fruits à noyaux.

Les groseilles sont beaucoup plus douces, plus nourrissantes, & plus innocentes; elles sont très-aisées à dissoudre, & à digérer lorsqu'elles sont dépourvues de leurs enveloppes, & sont moins sujettes à une fermentation active à raison de leur douceur (50).

---

(50) Nous sommes mortifiés de nous trouver souvent obligés de contredire M. Cullen sur le principe de la fermentation qu'il refuse à la substance saccharine.

Le principe saccharin est si nécessaire à la fermentation, qu'on pourrait dire qu'on a un *tonneau d'esprit ardent* concret chez soi, lorsqu'on y a un *tonneau de sucre.* Aussi les Marchands de vin qui en font avec des groseilles, des cerises, &c. sont obligés d'y ajouter du sucre pour obtenir simultanément le degré de fermentation active propre à développer l'esprit ardent nécessaire à la conservation de ces vins, qui seraient très-vapides, & de peu de garde sans cette addition. On fait par cette raison des liqueurs vineuses avec du sucre, de l'eau, & des substances muqueuses de telles natures qu'elles soient, végétales ou provenant d'*animaux jeunes,* pourvu qu'on les mette en levain; mais sur-tout avec des groseilles & de l'eau, & principalement du *sucre,*

Les raifins font un fruit plus riche , & préféré pour faire le vin , parce qu'ils contiennent une grande quantité de matière faccharine (51); & par cette raifon font auffi plus nourriffans , qu'aucun de ceux dont nous venons de parler, peut - être même autant que les *dattes* & les figues que nous plaçons à la fuite. Dans leur état de verdeur ils font acerbes , dans leur état moyen ils font difpofés à fermenter. (*Voyez note* 47.) Et lorfqu'ils font parfaitement mûrs , & pris en quantité modérée, ils font du nombre des fruits innocens.

Je finirai ce que j'ai à dire , fur les fruits récens, par quelques obfervations fur les différentes méthodes de les employer. Nous avons déjà obfervé leurs effets, quand on les emploie frais. Par - tout où on emploie la chaleur, on change leurs qualités; on diffipe leur acide actif, & on les difpofe à moins

---

fi l'on veut que la liqueur foit généreufe. Car nos grofeilles n'ont point cette douceur que M. Cullen leur reconnait ; & il eft prefque impoffible dans nos climats de les manger fans *fucre.*

(51) Cette contrariété alternative d'opinion fert à me convaincre que c'eft par erreur que M. Cullen a avancé ce qui a donné lieu aux notes (48) & (50); & fi les fruits font moins difpofés à fermenter après leur ébullition, c'eft en raifon de la partie muqueufe, d'où provient l'air fixe , qui fe trouve crifpée & dénaturée par l'air qui conftitue leurs parties , & qui fe dégage par l'action du feu : d'ailleurs cèt acide aérien eft une partie conftituante de l'efprit ardent.

fermenter. Ainſi, les fruits acerbes, dépourvus de leur acide par une ébullition, &c. acquièrent, (*voyez note* 51,) la même qualité ; ils deviennent par ce procédé moins ſujets à être nuiſibles, d'où il s'enſuit que les fruits rôtis ou bouillis ſont plus ſains que les fruits frais. (*Voyez note* 43.) Nous les uniſſons communément auſſi à des matières qui les rendent moins ſuſceptibles d'une fermentation active. C'eſt pour cela qu'on emploie ſouvent le lait, ou plus particulièrement la crême, qui a cette vertu, par ſa nature huileuſe (52). Nous verrons enſuite par quel effet les acides coagulent le lait. Nous employons à préſent auſſi, très-communément, les aromatiques, comme le poivre, qui, en ſtimulant, & donnant de la vigueur à l'eſtomac, & en faiſant ceſſer les ſpaſmes, occaſionnés par l'*air fixe*, le rendent capable de réſiſter à la fermentation, par leur propriété anti-ſeptique (53), & pré-

---

(52) Le lait n'eſt point exempt de la propriété fermenteſcible. Les Tartares & d'autres peuples en préparent une liqueur vineuſe ; & s'il avait la propriété d'arrêter la fermentation, ce ne pourrait être que par ſon coagulum lymphatique, parce qu'il empâterait les ſubſtances fermentantes, & les empêcherait de donner iſſue à l'air fixe qui ſe dégage dans ce procédé de la nature. (*Voyez note* 37.) D'ailleurs on ne peut refuſer au lait toutes les qualités néceſſaires à la fermentation ; la matière muqueuſe & ſucrée.

(53) Cette théorie peut être conforme à l'expérience dans

viennent leurs mauvais effets. On emploie le vin
pour prévenir ceux du fruit ; mais cet effet dépend de la partie fpiritueufe, & c'eft pourquoi
l'efprit de vin pur (54) devrait être préféré, s'il

---

le corps humain, en ftimulant, provoquant plus promptement
l'action de l'eftomac, & précipitant la digeftion ; mais
autant nous avons lieu de douter de la propriété anti-feptique des aromates, pris *en petite dofe*, & de leur propriété de réfifter à la fermentation qui les détruit confidérablement, autant nous fommes portés à leur accorder cette
propriété, appliqués à grande dofe extérieurement. Le
houblon, dont la fleur peut pafler pour aromatique & pour
amère, & qui abonde en réfine odorante ; le houblon, dis-
je, rend la fermentation de la bière plus active, en prévient
la dégénération, & fert à mafquer fon acidité, parce qu'il
détermine une fermentation rapide & ftimulante, néceffaire
à produire l'efprit ardent, confervateur des fluides & des
folides, & parce que cette fermentation détruit & laiffe précipiter les parties féculentes qui font bientôt pafler à l'acide
les bières lorfqu'elles font troublées par les parties tenues en
fufpens ; mais c'eft une propriété due à tous les amers
réfineux. Il femble que c'eft auffi pour cette raifon que les
amers font utiles aux eftomacs faibles, abftraction faite de
leurs propriétés ftimulantes & toniques.

(54) M. *Whytt* recommande dans fon traité des maladies nerveufes, de préférer au vin, pour boiffon, une ou
deux cuillerées d'eau - de - vie dans une quantité d'eau. Je
fuis bien de cet avis ; car l'eau-de-vie n'eft que l'efprit
ardent extrait du vin, & n'a point le défavantage de la
partie extractive du vin qui tourne à l'acide, & occafionne

n'était pas nuisible : d'ailleurs si on emploie le vin, il doit être fort, avoir subi une fermentation parfaite, & doit être mûr & moëlleux. Une autre méthode de les employer encore, c'est d'y ajouter du sucre (55). Cette addition rend, incontestablement, le fruit plus nourrissant : il y a lieu, cependant, de douter qu'il prévienne la fermentation. (*Voyez note* 50 ;) mais comme j'ai observé que les fruits doux sont les plus sains, l'addition modérée du sucre est nécessaire aux fruits acides. Dans l'intention de sup-

---

les nausées infiniment désagréables, que tous les buveurs de vin s'exposent à faire sentir à ceux qui les environnent. L'estomac semble avoir beaucoup de peine à convertir cette partie extractive, & à la soumettre au mélange. D'ailleurs l'esprit ardent est propre à arrêter la fermentation.

(55) Le sucre qu'on y ajoute sert à déterminer une fermentation rapide dans l'estomac, d'où provient la décomposition subite des fruits, qui accélère la digestion, le mélange, & le passage de cette espèce d'aliment ; car le sucre est l'agent principal de la fermentation. Par cette raison le beurre, employé au lieu de sucre, nuirait à la digestion, parce qu'il s'opposerait à la fermentation ; mais comme il peut retarder la fermentation acide jusques à un certain point, il est à présumer que les alimens ont le temps de franchir le pylore, avant qu'elle ait lieu, & alors la bile en arrête entièrement l'effet par la propriété qu'elle a de se combiner avec les acides. Il n'est même pas douteux que c'est avec fondement, que des personnes prétendent que l'eau & le sucre provoquent évidemment leur digestion.

pléer au défaut de douceur dans les fruits acides, nous employons quelquefois les matières graffes, comme le beurre dans les tourtes aux pommes. Cette addition, quoique la moins ufitée, eft la plus convenable par fa qualité contraire à la fermentation ; mais dans les eftomacs faibles, où les humeurs, qui y féjournent, font en moindre quantité, & moins favoneufes, l'huile eft fujette à fe féparer, & à produire de mauvais effets, comme le *foda*, &c. ainfi que nous l'avons déjà obfervé.

Ç'a été une queftion agitée parmi les Médecins, de favoir, fi les fruits font plus fains, avant ou après les repas. La réponfe à cette queftion femble dépendre de la connaiffance de l'eftomac. Dans un eftomac faible, ils font plus fujets à être nuifibles lorfqu'il fe trouve vuide, que lorfqu'il eft rempli de nourriture animale. Auffi, dans ce dernier cas-ci, on ne peut les prendre en quantité fuffifante pour incommoder. Il y a peu de différence, quant aux eftomacs forts ; il femble qu'ils excitent l'appétit dans les eftomacs faibles, même lorfqu'ils font déjà pleins ; ils peuvent être très - mal - faifans, lorfqu'ils font pris en trop grande quantité, en augmentant la fermentation active de toute la maffe alimentaire. Les anciens difaient, que les fruits doux devraient être pris avant, & les acerbes après les repas, comme étant plus capables de foutenir l'eftomac, & d'exciter la digeftion, &c. La règle peut être bonne,

certainement, lorfqu'on n'en mange que modérément.

D'après ceci, vous obfervez l'effet des quatre
qualités, l'acerbité, &c. relativement à tous les
fruits ; vous ferez en état de les juger, ainfi que
tout autre, toutes les fois que l'occafion s'en préfentera.

D E S   F R U I T S   S E C S.

Aucun fruit n'eft propre, ou fufceptible d'être
féché, que celui qui, dans fa fraîcheur, abonde
en fucs faccharins. Il eft cependant vrai, qu'on garde
des fruits de toute efpèce ; mais c'eft plutôt par
agrément, que pour faire partie de la nourriture.
Tous les fruits fecs, dont je vais vous parler, feront feulement ceux qui font nourriffans. J'ai dit
que le fucre par lui-même était nourriffant ; de
plus il eft, certainement, le principe de la nourriture, & nous en avons différentes preuves : c'eft
par cette raifon que les Negres employés aux fucreries, qui ne vivent prefque que de fucre, engraiffent exceffivement (56). Les fruits, dont j'ai à

---

(56) Ne ferais-ce pas auffi parce que lorfqu'on le prend
abondamment, & dans l'état brut où les Negres l'emploient,
il eft encore âcre & purgatif, & qu'il occafionne des dévoi-
mens, ou que la fermentation qu'il éprouve, certainement
dans le corps, en développant une quantité d'air fixe,

parler,

parler, en fourniffent une autre preuve effentielle; ils engraiffent extrêmement les oifeaux dans le temps de leur maturité, principalement lorfqu'ils font prefque fecs (57); ce temps eft celui où ils acquièrent le

---

anéantit la mobilité des nerfs, les énerve, & permet par-là la raréfaction des fluides & des folides, qui donne lieu aux congeftions graiffeufes ? D'ailleurs les évacuations fréquentes, qu'il procure communément, occafionnent naturellement la corpulence.

(57) La chaleur & le peu d'exercice, peuvent fuffire à faire engraiffer les oifeaux, l'une en relâchant les fibres, & raréfiant les fluides, & l'autre en s'oppofant à une grande diffipation des fluides; mais fi on confidère que les bécafigues & les cailles, qui peuvent nous fervir d'exemple, trouvent, dans cette faifon, abondamment de la nourriture, on aura une idée de la poffibilité qu'ils ont d'engraiffer fans matière fucrée. Car on engraiffe très-bien la volaille fans aucune fubftance de ce genre; je ne me diffimule pas, cependant, que l'air fixe qui fe dégage des fubftances *mucofofucrées*, peut beaucoup contribuer à engraiffer; le cidre & la bière ont cette propriété par cette caufe. Je dirai à ce fujet que j'ai vu en Barbarie, dans le férail du Dey de Tripoly des femmes qu'on engraiffait, à jour nommé, dans quinze jours de temps, par le moyen du repos & des bains qu'elles prenaient journellement, fecondés par l'ufage de la farine de bled de Turquie, pour tout aliment, mélée avec du miel; car cette farine eft peu tranfpirable, & le miel ayant toutes les conditions néceffaires à fermenter, & à laiffer dégager quantité d'air fixe, fur-tout dans une température habituelle de vingt-deux, jufqu'à trente degrés du ther-

Tome I.   K

plus de graiſſe. Le Docteur *Robinſon* a obſervé que dans cette ſaiſon leurs foies étaient augmentés, d'où nous voyons la raiſon pour laquelle les gens gras ſont ſi ſujets aux maladies des viſcères (58), ſpécialement du foie.

Les fruits ſecs, dont je vais parler, ſont les raiſins, les dattes & les figues ; ils ont les propriétés communes des fruits nouveaux en maturité ; mais ils n'ont pas un acide ſi puiſſant, parce qu'une partie de cet acide ſe diſſipe par la deſſication ; c'eſt auſſi là la cauſe pour laquelle ils ſont moins ſujets à entrer en fermentation active ; mais ils l'éprouvent lorſqu'ils ſont pris à trop grande doſe, & l'acide qui en réſulte a tous les mauvais effets des fruits nouveaux, il produit la *diarrhée*, (*voyez note* 35 ,) & occaſionne de la *bile*, &c.

---

momètre de Réaumur. Cet uſage exiſte encore lorſqu'on doit marier une fille, parce que la corpulence eſt recherchée, en dépit de nos goûts pour nos jolies tailles ſweltes.

(58) Il eſt certain que les gens gras ſont ſujets à des maladies : cette vérité, reconnue de tout le monde, eſt détaillée dans un Mémoire que feu Lorry, célèbre Médecin, a conſigné dans ceux de la Société Royale de Médecine.

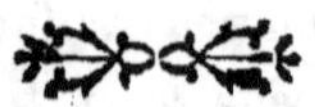

DES RAISINS SECS, ET DE CEUX DE CORINTHE.

Il y a deux fortes de raifins, les *uvæ paſſæ majores*, ou les raifins (59), & les *uvæ paſſæ minores corinthiacæ*, ou de corinthe : ces derniers ont plus d'acide réuni à leur partie fucrée, & font, par cette caufe, plus laxatifs. Je ne doute pas que le fucre feul ne puiſſe ftimuler les inteftins, & être un laxatif agréable ; mais les effets les plus forts qu'il puiſſe produire, comme purgatif, doivent fe déduire de fa converfion en acide. C'eft par cette raifon que les raifins de corinthe font plus purgatifs que les raifins, & ceux-ci plus que les figues, à raifon de leur acidité ; & par cette caufe les prunaux & les raifins de corinthe ont prefque les mêmes effets. Les raifins ont auſſi plus ou moins cette propriété, felon la quantité d'acide qu'ils contiennent.

DES DATTES.

Ce fruit eft actuellement moins généralement connu ici ; mais c'eft la nourriture commune d'une grande

-----

(59) Ils ne font plus laxatifs qu'à raifon du tartre qu'ils contiennent plus abondamment que les autres raifins : on les fubftitue dans les Pays-Bas aux tamarins dans les médecines.

partie de l'Afie : fi j'avais à faire l'hiftoire botanique de quelque production, ce ferait celle-ci
que je choifirais, tant parce que le palmier, qui
produit ce fruit, eft curieux dans fa végétation (60),

---

(60) J'ai vu à Tripoly en Barbarie des plaines fabloneufes
très-vaftes entièrement ombragées par ces arbres. Les Barbarefques prennent les fruits de qualité inférieure, & lorfqu'ils ne font pas encore parfaitement mûrs, ils les écrâfent, les
mettent dans des tonneaux avec de l'eau, & les font fermenter : les Juifs en tirent enfuite l'eau-de-vie par la diftillation ; ces marcs fervent auffi à nourrir les chameaux,
ainfi que ceux dont on a tiré & rapproché le fyrop pour en
faire de la pâtifferie, dont les Barbarefques font extrêmement friands. Elles font très-bonnes dans leur état de maturité ; mais comme elles font trop douces, on en relève le
goût par du jus de citron après en avoir ôté une peau écail-
leufe très-liffe qui les couvre. Cet arbre produit une liqueur
blanche, comme du lait coupé avec de l'eau ; elle eft infiniment agréable, vineufe & pétillante, à caufe de l'air qui
s'en dégage, parce qu'on ne la boit que dans l'inftant qu'elle
fermente. On la retire après avoir fcié la tête de l'arbre, en
creufant le tronc, & cette liqueur, qui n'en eft que la sève,
monte avec efferfefcence, & avec une abondance qui ferait
croire que c'eft une petite fource. Cette liqueur ne fe conferve pas plus de quatre heures, car elle tourne à l'acide à
caufe de la chaleur conftante du climat. Les Maures prétendent féconder ces arbres en faifant un chapelet de leurs
fleurs, & en les plaçant au pied de chaque arbre fans diftinction de fexe ; car ils n'en connaiffent point ; mais ils
font perfuadés que, s'ils n'entouraient point chaque arbre d'un
de ces chapelets, la récolte ferait imparfaite.

que parce qu'il eſt d'une utilité étendue dans les choſes propres à entretenir la vie ; mais comme je n'ai rien actuellement à vous dire ſur ce ſujet, je n'en ferai point mention, & vous renverrai aux livres, où ces recherches ſont particulièrement conſignées.

Il y a différentes eſpèces de dattes : dans leur maturité, c'eſt un fruit purement ſucré ; exempt d'acidité dans ſon état de verdeur, mais d'une acerbité extrême. On l'employait autrefois beaucoup en Médecine ; mais on l'a laiſſé là, pour des fruits, qui poſsèdent toutes leurs qualités, à un plus haut degré, ſavoir pour :

DES FIGUES.

De tous les fruits ſecs celles-ci ſont le plus nourriſſant ; elles contiennent une grande partie de matière ſaccharine, unie à un mucilage, & ſont plus propres à nourrir, parce qu'elles contiennent une grande quantité de matière ſucrée & qu'elles ſont viſqueuſes, & moins tranſpirables. On les emploie auſſi comme un adouciſſant, à cauſe de leur ſucre, & de leur mucilage, & parce que leur ſuc eſt le plus propre à envelopper l'acrimonie. Les dattes & les raiſins étaient autrefois employés dans cette intention : les premières ſont maintenant abandonnées ; mais nous employons le raiſin, comme donnant une acidité agréable, en les mêlant aux figues, dont le goût eſt trop mielleux. Les figues ſont auſſi néphrétiques par leurs qualités adouciſſantes. On a dit quelles produiſaient des pous; mais on n'eſt pas fondé à le croire (61); car cette production d'inſectes ſur le corps humain, n'eſt confirmée, dans ce pays-ci, ni par notre expérience, ni par celle des autres. Il eſt vrai que dans les pays où elles viennent, elles ſont la principale nourriture des pauvres gens, leſquels ſont très-ſales en général; & cette circonſtance pourrait avoir donné lieu à cette opinion.

La claſſe dont nous allons nous occuper eſt celle qui comprend les *cucurbitaceæ*, que l'on emploie beaucoup plus comme alimens, que celles ci-deſſus mentionnées; ſous ce nom on entend le concombre, le melon, la courge, dont on fait principalement uſage ici.

D U   C O N C O M B R E.

Il eſt employé dans les grandes Villes comme nourriture par le plus bas peuple (62); mais la

---

(61) Les figuiers ſont quelquefois entièrement couverts d'inſectes, que l'on appelle en Provence pous; mais, dans le nombre de pays que j'ai parcourus, où ce fruit eſt très-commun, je n'ai point entendu dire qu'il était ſuſceptible de produire cet effet.

(62) Nos cuiſiniers Français les apprêtent de différentes

claſſe des gens au-deſſus ne l'emploient que comme rafraîchiſſant, ou comme aſſaiſonnement, pour ſervir autour des plats de viande. Il a un ſuc fade, inſipide, ſans acidité ni douceur, approchant, comme on le voit, dans ſa maturité d'une nature farineuſe. Lorſqu'on l'emploie vert, il ne donne aucune nourriture, auſſi ne doit-il être employé qu'en été, & par des perſonnes ſédentaires. Quoique le concombre ne ſoit ni doux, ni acide, il eſt cependant conſidérablement aceſcent, & par cette raiſon il produit des vents, *de la bile* (63), & *de la*

---

manières ; &, lorſqu'ils ſont bien accommodés, ils ſont agréables, & du goût de tout le monde. On les mêle même avec d'autres alimens de nature animale, de crainte qu'ils ne nuiſent, en ſe pourriſſant dans l'eſtomac ; mais quoique M. Lieutaud donne dans ſa matiere médicale cette raiſon, nous croyons devoir douter que ce ſoit par leur pourriture qu'ils nuiſent.

(63) On imagine au contraire en France qu'ils ſont utiles à ceux qui ſont trop échauffés par une bile trop exaltée. Ils agiraient, à cet égard, par leur qualité aceſcente, qui, ſuivant mon idée, eſt utile à tempérer la *bile*, que je conſidère comme la ſubſtance propre du *ſang dégénérée* & remplacée par nos alimens ; car nos alimens doivent avoir la propriété de réparer les ſubſtances altérées de nos ſolides par le moyen des fluides. Auſſi les perſonnes qui jeûnent auſtérement, ſont-ils ſujets à éprouver des affections bilieuſes plus graves que celles qui ne jeûnent pas. Le peuple dit peut-être *avec fondement*, que de manger de temps en temps *rafraîchit* le *ſang*, ou le renouvelle.

diarrhée, &c. J'attribue tous ces effets à sa nature acescente, quoiqu'à la vérité ses qualités froides, & flatulentes puissent être augmentées par la fermeté de sa texture. Je l'ai examiné après avoir été vomi, & il n'avait subi qu'un très-petit changement dans l'estomac, quoiqu'ayant séjourné quarante-huit heures. Son acidité s'augmente, conséquemment, par cette cause, d'où il résulte que l'huile & le poivre, qu'on emploie communément à son assaisonnement, sont très-propres à arrêter sa fermentation. Nous avons employé, en dernier lieu, un autre assaisonnement, c'est-à-dire, sa peau qui est amère, & qui peut, conséquemment, suppléer les aromatiques. (*Voyez note* 53 ;) mais j'observerai que beaucoup de fruits, pris parmi les *cucurbitacées*, ont un suc très-âcre contenu dans leur peau. Par exemple, la coloquinte qui est de cette espèce : on a prétendu que le concombre pouvait subir quelques changemens, par l'intermède d'un amer de cette nature, & par son action particulière. Il paraîtrait de-là, que, comme l'amer de la peau des concombres est de la même espèce, on devrait, conséquemment, les employer seulement lorsqu'ils sont jeunes.

[153]

DES MELONS.

Ils ont les qualités dont nous venons de faire
mention ; mais étant d'une texture plus tendre, ils
font, par cette raifon, moins dangereux, &, conféquemment, plus aifés à digérer, parce que la
partie fucrée qu'ils contiennent les difpofe plutôt
à la fermentation (64), & hâte leur folution. Tous
nos végétaux aqueux peuvent être confidérés comme
diurétiques. Les concombres & les melons ont
une fi grande réputation à cet égard, qu'on a été
jufqu'à prétendre qu'ils provoquaient du fang avec
l'urine ; mais ceci ne paraît pas fondé, & il me
femble qu'ils ont un effet abfolument contraire,
parce qu'ils augmentent la partie aqueufe de l'urine.

DES COURGES.

On ne les emploie que bouillies, &, conféquemment, elles font plus faines, à caufe que leur texture eft plus lâche ; mais, malgré les meilleûrs

---

(64) Auffi lorfqu'ils atteignent à leur état de perfection,
ils approchent fpontanément, à caufe de la matière fucrée
qui fe développe, de la fermentation vineufe, & en les
choifit de préférence, parce que cette odeur vineufe annonce leur état de maturité, & décele la matière fucrée que
l'on exige qu'ils aient pour être bons.

affaifonnemens, elles ne donnent toujours qu'une nourriture faïble & infipide, excepté lorfqu'on les apprête, & lorfqu'on les affaifonne ; mais maintenant elles font peu en ufage. Pour faire connaître leur nature, il faut dire, que lorfqu'elles font bien mûres, ou long-temps gardées, après qu'elles ont été féparées de leur racine, elles deviennent farineufes, & conféquemment plus nourriffantes, & plus faines auffi, par rapport aux effets que j'ai déjà cités.

Nous allons maintenant parler des *herbæ efculentæ* (c) ; le mot *olera* a été employé pour toutes les herbes potagères ; mais *Linnæus* a borné le terme *oleracea* à un ordre particulier de plantes, auquel appartiennent les trois premières du catalogue, l'*arroche*, la *bette*, & l'*épinard*.

L' ARROCHE.

Celle-ci eft des trois, celles dont la texture eft la plus ferme, au point qu'on la connaît à peine maintenant dans nos jardins.

LA BETTE ET LES ÉPINARDS.

La bette eft plus tendre, mais moins que l'*épinard*, auquel celle-ci & la première ont prefque tout-à-fait cédé leurs places ; ces plantes ont auffi une faveur aqueufe, infipide, & contiennent peu

de matière fucrée ou mucilagineufe, & font, conféquemment, d'une faible nourriture. A raifon de
leur peu d'acidité, & de leur texture lâche, elles
font moins venteufes que quelques-unes des autres
herbes *potagères*. On les confidère comme laxatives ; mais comme elles ont peu d'acidité ou de
douceur, cette qualité ne peut être remarquable ;
elles font, quoi qu'il en foit, acefcentes, & par
cette caufe, elles pourraient devenir laxatives, fi on
en mangeait une grande quantité.

Il n'y a rien de fi commun que l'opinion dans
laquelle on eft que les *plantes potagères* ont une
qualité nourriffante. C'était l'opinion de *Diof-
coride*, que prefque tous les Auteurs, qui lui ont
fuccédé, ont fuivi ; mais d'après l'examen ftricte de
leurs fels effentiels, j'ai trouvé que cette opinion
n'était point fondée. Les effets de toutes les herbes
potagères, comme laxatives, font fort douteux ;
elles augmentent au contraire plutôt la conftipation
chez les perfonnes qui ont l'eftomac faible (65),

---

(65) Je fuis toujours étonné de voir les épinards admis
parmi les légumes fains. Je ne fais même comment une
opinion auffi *peu fondée* a pu prévaloir. Elle eft peut-être
due à la grande quantité d'huile, ou de beurre dont on les
affaiffonne, qui par leur rancidité fpontanée ont pu les
rendre quelquefois ftimulans, & leur acquérir le nom vul-
gaire de *balay* de l'eftomac. On prétend à *Lyon* que la dé-

parce qu'elles n'ont rien, en elles, qui soit propre à stimuler les intestins, & à augmenter le mouvement péristaltique : elles sont, certainement, les alimens les plus rafraîchissans, & les moins irritans. Ce que j'ai dit de la poirée, n'a lieu que pour les feuilles ; car sa racine est très-douce, &, selon les expériences de *Margraaf*, elle contient une plus grande quantité de sucre qu'aucune des racines qu'il ait examiné. Mais nous ferons mieux connaître la nature de celle - ci, lorsque nous traiterons des racines.

Le *cresson* : celui - ci appartient à un ordre de plantes beaucoup en usage pour la nourriture. Leur caractère général est, qu'elles sont très-âcres ; mais qu'elles ne sont pas vénéneuses : au contraire, leur acrimonie est très-utile en Médecine, & lorsqu'elles sont parvenues à leur état de douceur, en les privant de leur sucs âcres par le moyen de l'ébullition, on les emploie comme alimens. De-là j'ai tiré la règle générale, que tout ce qui nourrit est remarquablement sans acrimonie, & que la partie acrimonieuse a peu de part à la nourriture : parmi ces plantes-ci, nous n'employons comme nourriture que les *choux*, les *navets*, les autres ne s'emploient que comme assaisonnement ; le chou est celui qu'on em-

---

coction des épinards est dangereuse ; mais je crois que c'est sans fondement.

ploie le plus commurément, & il y en a de plufieurs fortes , comme le *chou*, le *chou-fleur*, le
brocoli, &c. tous ceux-là font fenfiblement doux,
&, par conféquent, plus nourriffans que la plus
grande partie de l'efpèce herbacée. La diftinction
que nous en faifons, dépend principalement de
leur texture. Autrefois nous n'employons que le
chou ; il a fait enfuite place au chou de Savoie
qui eft plus tendre ; & peut-être que celui-ci fera
auffi place au chou-fleur encore plus tendre. L'efpèce
des *choux* eft plus venteufe que celles des *herbes*
potagères, à raifon de fa plus grande quantité de
matière fucrée, qui les difpofe à la fermentation,
(*voyez note* 50,) & produit , par ce moyen, un
acide dans l'eftomac. Je crois qu'ils produifent ces
effets à un degré moins remarquable, en proportion
de l'abondance de la partie fucrée qu'ils contiennent,
& de la tendreté de leur texture. Le chou pommé
eft plus venteux, par cette raifon ; ce qui confirme
la règle générale, que leur propriété flatulente eft
due, principalement, à la fermeté de la texture :
auffi le chou pommé, lorfqu'il eft très-jeune, eft plus
tendre, & moins venteux, que lorfqu'il eft parvenu
à fon entière croiffance.

LE CRESSON.

On ne l'emploie que comme affaifonnement.
S'il était plus commun, il pourrait faire partie de

nos alimens ; car je fais qu'en le faifant bouillir ;
on le prive de fon acrimonie , & il devient un lé-
gume agréable.

LA MACHE.

Celle-ci eft une efpèce de valeriane : elle eft infipide , peut-être parce qu'on la cueille de bonne-
heure au printemps ; car dans un état plus avancé ,
elle eft un peu amère, & elle approche alors, à
quelque degré, des quatre fuivantes. En général,
toutes les plantes cueillies de bonne-heure font ou
infipides ou d'une âcreté remarquable : la *laitue*
comme nous l'employons, a les qualités générales
des plantes potagères.

LA CHICORÉE, L'ENDIVE, LA DENT DE LYON, ET LA LAITUE.

Celles - ci appartiennent aux *femi-flofculofæ* , ou
plano-petalæ. Nous en parlerons dans la fuite comme
de remèdes , fous la divifion des *d'amaro-frigida*.
Ces plantes font toutes *lactefcentes* , & c'eft prefqu'une règle générale, que toutes les plantes qui
donnent un fuc laiteux font d'une âcreté remarquable , & que beaucoup d'entre elles font des
poifons. Nous avons excepté cette efpèce , & on
trouvera vraifemblablement que nous avons eu
raifon , puifque nous employons communément les

autres à notre nourriture ; l'efpèce qui empoifonne n'enfreint pas la règle générale autant qu'on l'a imaginé ; car une efpèce d'entre elles eft très-narcotique, & toutes le font, à différens degrés, quand elles font vieilles : nous ne les employons, par cette raifon, que très-jeunes, ou nous les faifons blanchir, pour leur enlever leut acrimonie : on y parvient auffi en les privant de la *lumière* : quand elles font jeunes, elles font afcefcentes, rafraîchiffantes, & flatulentes ; elles ont moins ces qualités, lorfqu'elles font vieilles, ce qui dépend, peut-être, de ce qu'on ne les épluche pas ; mais on ne les emploie jamais fans affaifonnemens.

LE CÉLERI.

Celui-ci eft un *ache* ou *perfil*. Il appartient à une claffe de plantes fouvent lactefcentes ; mais qui, indépendamment de ceci, pofsèdent une acrimonie vénéneufe (66), à raifon de quoi on le fait blanchir, quoiqu'on ne le prive jamais entièrement de fon acrimonie par ce procédé, mais plutôt en le faifant bouillir, au moyen de quoi, il acquiert une

---

(66) Cela peut tenir aux climats, où on le cultive ; car dans le nôtre, le céleri eft une plante très-faine à laquelle on ne remarque point cette acrimonie vénéneufe, même lorfqu'on le mange crud & fans préparation préliminaire.

douceur mucilagineuſe , & eſt alors employé dans nos bouillons de viande , particulièrement dans l'hiver , ſaiſon dans laquelle il eſt plus convenable, à cauſe de ſon acrimonie.

L' A S P E R G E.

Celle-ci eſt une ſubſtance intermédiaire entre la racine & la plante ; dans ſon état adulte elle eſt d'une âcreté remarquable ; ainſi, elle n'eſt mangeable qu'à la première époque de ſa croiſſance : ceci nous ſert à faire connaître l'état différent des plantes ſelon le temps de leur croiſſance. Il y a beaucoup d'autres plantes , qui, par l'âge , deviennent âcres, dont nous pourrions employer comme nourriture les premiers rejettons , le houblon, les chardons, la bardane, &c. mais l'aſperge eſt la ſeule qu'on emploie actuellement ; elle eſt un peu douce, & très-mucilagineuſe ; elle eſt évidemment nourriſſante, & même plus qu'aucune des plantes potagères déjà citées , à raiſon de ces deux qualités, & de ſon ſuc mucilagineux ; quoiqu'elle ſoit aceſcente, elle eſt encore moins venteuſe que quelques-unes d'elles. On a ſouvent ſuppoſé que, même lorſqu'elle était bonne à manger , elle poſſédait une partie très active : ceci ſemblerait, quoi qu'il en ſoit, annoncer une acrimonie particulière, tout-à-fait diſtincte de la matière nutritive , & qui paraît

donner

donner à l'urine, des perfonnes qui en ont mangé, l'odeur qu'elle acquiert.

L' A R T I C H A U T.

La partie dont on fait ufage tient un peu de la nature moyenne entre l'herbe & le fruit ; c'eft le calice de la fleur & de la graine. Les artichauts ont été employés de bonne-heure en Europe, & ont été apportés en Angleterre vers le temps d'Henri VIII ; ils étaient confidérés alors comme le met le plus rare, & coûtaient autant que les pommes de *pin* actuellement. On leur attribuait beaucoup de qualités, lorfqu'ils étaient auffi rares ; parmi lefquelles fe trouvait la vertu *aphrodifiaque*, mais fans fondement. Dans les pays du nord, on mange les artichauts cruds, en falade avec de l'huile & du poivre ; quoique cet ufage ne convienne que dans les climats chauds. Dans ce pays-ci nous les employons bouillis ; & lorfqu'ils font jeunes, ils font d'une texture plus tendre & aifés à diffoudre. Ils font peu acefcens, & par conféquent ils ne font point venteux. La faveur des artichauts eft douce, d'où on peut les regarder comme très-nourriffans.

L E S   C H A M P I G N O N S.

Je les ai placé à la fuite des herbes, & ils doivent, certainement, être confidérés comme telles par çe que quelques-uns d'eux croiſſent ſur la terre ; mais ils diffèrent tant des plantes, même des végétaux, indépendamment de leurs propriétés, qu'il eſt très-difficile de les claſſer. Parmi les champignons, il y a trois diſtinctions à faire, celle de la truffe, de la morille, & du mouſſeron qui renferment tous les champignons.

DE LA TRUFFE.

Elle eſt auſſi ſingulière dans ſes qualités que dans ſa végétation ; elle ne s'élève jamais au - deſſus de la terre, & ne donne pas de ſemence (*) ; mais elle croît dans la terre, ſous la forme de boules iſolées, un peu plus fermes que le mouſſeron. On n'en trouve jamais dans ce pays, & rarement en Angleterre. J'ai lu dans *Geoffroy* qu'elle n'eſt pas aceſcente, mais qu'elle donne d'abord de l'alkali volatil, ce qui ſert à prouver qu'elle approche de la nature animale, d'où l'on peut déduire ſes qualités avec probabilité ; &, par cette raiſon, elle eſt moins flatulente, plus nourriſſante, & elle ſtimule le ſyſtême plus qu'aucune autre ſubſtance végétale; elle eſt, peut être, la ſeule qui ait quelques droits de prétendre aux vertus *aphrodiſiaques*, que l'on

____

(*) On en a récemment découvert la ſemence, & les Journaux en ont fait mention à Paris.

attribue mal-à-propos à nombre de végétaux. Elle n'a jamais été fusceptible d'empoisonner dans les pays où on l'emploie, ni de devenir nuifible comme les moufferons. On a dit, qu'à raifon de la fermeté de fa texture, elle pouvait être d'une folution lente, & par conféquent difficile à digérer.

DE LA MORILLE.

Celle-ci appartient à un genre, appellé par *Linnæus phallus*. Il y en a de deux efpèces ; favoir, une dont nous parlons ici, & qui n'eft pas indigène, & l'autre très-fétide, qui croît autour des haies, le *phallus fætidus penis imaginem referens*. La morille eft d'une texture poreufe cellulaire, & qui n'eft point feuilletée comme le moufferon. On a dit que la morille approchait de la truffe par fes qualités ; mais je la confidère plutôt comme un ornement de mode propre à garnir nos plats, que comme une nourriture convenable.

DES MOUSSERONS.

Les Médecins ont beaucoup difputé fur les qualités de ceux-ci ; quelques-uns les confidèrent comme une fubftance riche en parties nutritives, & parfaitement innocente lorfqu'ils font choifis convenablement ; d'autres affurent qu'ils font extrêmement pernicieux. Certainement la plupart des mousserons ont des qualités nuisibles, & les mangeables sont très-rares, relativement à toutes leurs espèces. Les mousserons mangeables sont très-nourrissans, très-promptement alkalescens, & cela plus qu'aucun autre végétal, sans *acescence* intermédiaire. Conséquemment ils fournissent une nourriture abondante, & sont analogues à la nourriture animale : par cette raison les personnes fortes peuvent en beaucoup manger. Il faut, cependant, avoir la connaissance nécessaire à distinguer ceux qui sont mangeables; & fort peu de personnes, particulièrement les gens qui s'occupent à les cueillir, ont étudié *Clusius*, ou les autres Auteurs, qui ont été *eux-mêmes* embarrassés de les distinguer. Peut-être que nos mousserons mangeables acquièrent, en vieillissant, une acrimonie dangereuse ; c'est pourquoi, étant exposés à tous ces accidens, je crois qu'il est prudent d'éviter d'en employer la plus grande partie. Dans les climats plus chauds, on peut les admettre comme une espèce de nourriture légère; mais il serait ici déplacé de les manger avec des nourritures animales, puisqu'ils ne sont pas susceptibles de corriger leur tendence à l'alkalescence.

DES RACINES QUE L'ON PEUT MANGER.

Les *navets* & les *radis* appartiennent aux *siliquosæ*, dont nous avons fait mention en traitant du *cresson* & du *chou*, comme plantes de la classe âcre, qui ne deviennent jamais vénéneuses, & que l'on ordonne souvent en remèdes. Cette acrimonie a donné lieu à des opinions particulières ; quelques-uns ont assuré qu'ils étaient rafraîchissans, tandis que d'autres les considèrent comme alkalescens. Il semble, quoi qu'il en soit, que tous deux se trompent (67). Leur acrimonie est diurétique & diaphorétique, & est propre, par conséquent, à extraire de toutes les parties du sang, celles qui ont dégénéré en acrimonie alkaline. J'ai dit ailleurs, que toutes les plantes étaient *acescentes*, & je n'en excepte que les *champignons*. Peut-être, à la vérité, les *siliquosæ* se tournent-elles plus vîte à la putréfaction ; mais ceci ne diffère que par le degré, & non par la qualité. En voici assez sur les *siliquosæ* en général.

---

(67) Je les considère comme des stimulans simples, à cause que leur acrimonie volatille est susceptible d'être promptement annulée par l'action de la digestion ; ils doivent agir conséquemment, plutôt en stimulant l'estomac comme centre du système, qu'en portant dans le sang leur caractère d'acrimonie naturel.

DU RADIS.

Celui-ci est si âcre, qu'il n'est employé qu'en salade, ou comme assaisonnement (68) : il perd son âcreté lorsqu'il est bouilli ; & si ce n'était son état de petitesse quand il est jeune, la difficulté de le priver de sa peau âcre lorsqu'il est vieux, & sa dureté, on pourrait l'employer de cette manière dans la cuisine.

DU NAVET.

Il est aisé de dépouiller celui-ci de sa peau âcre ; il est aussi assez gros, cette raison fait qu'on le préfère dans nos alimens ; mais c'est une nourriture aqueuse, faible, très-venteuse, & laxative à cause de son acescence.

DU SCORSONAIRE SERSIFI.

Celui-ci appartient aux *semi-flosculosæ*. Ses racines sont presque exemptes de l'acrimonie que l'on trouve dans ces plantes, & on peut aisément, en les faisant bouillir, les dépouiller de l'acrimonie qu'ils ont ; ils sont plus doux que le navet, & conséquem-

---

(68) On en prépare en Angleterre une espèce de moutarde qui est assez recherchée.

ment moins acefcens, & moins flatulens ; mais ils le font plus que les trois racines fuivantes.

DE LA CAROTTE, DU PANAIS, ET DU CHERVIS.

Le chervis eft une plante remarquable, puifque c'eft celle, de toutes les racines, que *Margraaf* a effayé, dont il ait tiré le plus de cryftaux de fucre, à l'exception de la betterave rouge. La carotte donne une quantité confidérable de matière faccharine, en forme de fyrop. On n'extrait du panais, qu'une petite quantité de fucre en grain, une grande quantité de fyrop très - vifqueux, & un mucilage abondant. Ces racines font toutes très-nourriffantes à caufe de la matière muqueufe douce qu'elles contiennent. La partie nutritive eft moindre dans le chervis que dans le panais, par le différent mêlange des matières fucrées & muqueufes qu'il y a dans chacune de ces racines. Dans le chervis, la matière fucrée eft fermentable, eft prefque à découvert, & c'eft pourquoi celui-ci eft le plus acefcent & le plus venteux des trois. Toutes ces racines font prifes dans une claffe de plantes qui abondent en acrimonie mortelle : le panais eft le plus fufpect, par rapport à fa faveur & à fon odeur plus forte, & auffi celui qu'on emploie le moins. Je puis obferver ici, que les végétaux doux nourriffans font agréables à tout le monde ; mais qu'on a fouvent pour eux une répugnance , provenant d'idiofyncrafie , lorfqu'ils font d'une efpèce mêlée ou fufpecte. On dit que le panais devient très-âcre en vieilliffant , jufques au point de produire la manie , & d'autres effets redoutables. Les Anglais l'appellent , à caufe de cela , lorfqu'il eft vieux , *madnips* , parce qu'il produit l'extravagance. Ces effets proviennent , peut-être , de ce qu'on a pris par erreur de la ciguë , ou quelqu'autre plante de la claffe des *ombiliferes*.

LE POIREAU, L'OIGNON, ET L'AIL.

Ceux-ci appartiennent à l'efpèce des aulx , & font tous du même genre. Dans leur état récent , ils font âcres , mais n'ont aucun mauvais effet relatif au corps humain : lorfque cette acrimonie devient trop grande , foit à caufe du climat , ou de leur ancienneté , nous ne les employons pas comme nourriture. En Efpagne , où l'ail eft auffi doux que l'oignon , on l'emploie communément comme nourriture. On diffipe , par la préparation ufitée dans nos cuifines , leur acrimonie , & il refte une fubftance d'une douceur remarquable , laquelle annonce beaucoup de parties nutritives , & doit fûrement tourner au profit de ceux qui le peuvent digérer crud. Quoiqu'on évite quelquefois de les employer comme aliment, cependant on les emploie à caufe de cela en Médecine, parce qu'ils réuniffent les deux qualités des pectoraux, c'eft-à-dire, d'abord par la raifon qu'ils font expectorans à caufe de l'acrimonie qu'ils ont lorfqu'ils font récens; & en fecond lieu, parce que leur mucilage les rend adouciffans quand ils font bouillis, pourvu qu'on en prenne une fuffifante quantité. Dans ce pays, quelques perfonnes ont trouvé récemment une qualité fomnifère au poireau; mais ceci n'eft pas encore affez confirmé par des expériences.

Indépendamment des trois efpèces dont nous venons de parler, il y en a beaucoup d'autres qui appartiennent à la même claffe, & que nous employons comme affaifonnemens; mais l'oignon & le poireau font les feuls, que l'on emploie comme mets. L'oignon noûveau eft très-âcre, le poireau bouilli retient fon acrimonie avec la plus grande tenacité; à caufe de cela, & de quelques différences dans fa texture, l'oignon eft plus facile à digérer, & plus généralement employé que le poireau, parce qu'il fe réduit en pulpe plus aifément, & eft généralement plus agréable.

LA PATATE

Eft d'une fubftance intermédiaire, entre les racines que l'on peut manger, & les graines fari-

neufes ; elle eft maintenant beaucoup en ufage ;
parce qu'elle eft aifée à cultiver, & qu'elle rapporte
extrêmement. On a avancé qu'elle avait de mau-
vaifes qualités ; mais l'expérience eft contraire à cette
affertion. Comme acefcente, elle peut, à la vérité,
être flatulente ; mais elle l'eft moins, & eft plus nourriffante, qu'aucune des herbes potagères, ou des
racines que je connaiffe, parce qu'elle approche
davantage des femences farineufes. Nous en avons
beaucoup de preuves, puifqu'elle peut les remplacer ; car on en peut préparer l'amidon propre à faire
l'empois, des liqueurs vineufes, (69) &c. quoique
cette plante appartienne au genre des belles de nuit,
& que fa femence conferve une acrimonie de cette
nature : cependant la racine ne fe trouve pas avoir
ces qualités ; car elle eft, à mon avis, la nourriture
la plus innocente & la plus faine. Il paraîtrait, par-
là, que la règle qui attribue, aux plantes du même
genre, les mêmes propriétés, n'eft pas fi générale,
qu'on l'imagine ordinairement : ceci eft fi éloigné

---

(69) M. Cullen nous aurait rendu fervice de nous dire
le procédé qu'on employait pour les rendre propres à produire de l'efprit ardent. Nous ne doutons pas qu'on ait pu
l'avancer ; mais cela n'eft point encore prouvé, à moins
qu'on n'y foit parvenu dans quelques pays, où elles font naturellement fucrées, ou qu'on les ait fait germer pour en développer la partie mucofo-fucrée.

de la vérité, qu'on trouve fouvent des propriétés très-différentes entre les parties des mêmes plantes.

L E   S A L E P.

Eſt une préparation de la racine de l'*orchis*, qui vient abondamment en Turquie & en Perſe. L'*orchis* de ce pays femble beaucoup être de la même nature, quoiqu'il ne foit pas auſſi bon, parce qu'il ne parvient pas à la même groſſeur. Nous tenons de *Geoffroy* la méthode fuivante de préparer ces racines : on les jette d'abord dans l'eau, afin de leur ôter leur peau. Cet Auteur ne dit pas s'il faut de l'eau froide ou chaude ; à mon avis la dernière doit être préférable : on les fait, j'imagine, enfuite bouillir dans l'eau, juſqu'à ce qu'elles en foient parfaitement pénétrées. Alors on en fait égoutter l'eau, & on fufpend ces racines par des fils pour les laiſſer fécher, juſqu'à ce qu'elles aient acquis l'apparence gommo-réfineufes. On dit en Angleterre qu'on l'apporte fous cette forme; mais nous l'avons ici communément en poudre. Le falep fe réduit en mucilage par l'intermède de l'eau, & fa faveur flatteufe eſt un peu douce. Il eſt évidemment d'une nature farineufe, & eſt fufceptible des mêmes inconvéniens, c'eſt-à-dire, de la fermentation, & principalement d'acefcence. Il eſt très-utile pour avoir promptement une boiſſon mucilagineufe ;

mais c'eſt une nourriture trop faible, de la manière dont nous l'employons : c'eſt pourquoi je n'ai pas de foi à ſes vertus *aphrodiſiaques* ; il eſt cependant très-utile, lorſque l'acrimonie abonde dans les premières voies, comme dans les diſſenteries, ainſi que nous le confirme *Degner*, dans un traité qu'il a fait ſur ce ſujet (70).

On pourrait faire ici mention de bien d'autres racines de l'eſpèce farineuſe. Différentes racines de ce genre ſont, dans leur état, récent, d'une âcreté remarquable, comme la caſſada ou caſſave de Surinam déjà citée. Les Lapons emploient de même une plante qui poſsède de ſemblables qualités, laquelle donne, par les mêmes procédés, une matière farineuſe. L'*arum* ſemble être de la même nature dans ce pays ; car, dans ſa fraîcheur, il eſt très-âcre, & devient farineux ; il perd ſon âcreté lorſqu'il eſt ſéché ; & je ne doute pas qu'il ne puiſſe être employé, dans les alimens, comme ſubſtance farineuſe. Je ſais qu'il concourt au même but que les autres farineux, en ſervant de poudre pour appliquer ſur les cheveux.

---

(70) Je l'ai ſouvent employé en gelée avec *ſuccès* dans des maladies longues, où le malade ne devant & ne pouvant pas prendre de nourriture, faiſait appréhender qu'il ſuccomberait à la maladie, faute de forces.

LE SAGOU.

Est le produit d'une espèce de palmier oriental,
appellé *todapanna*, &c. nous connaiſſons cette ſubſtance depuis long-temps ; mais nous avons été beaucoup incertain de ſon origine. Nous ſommes maintenant aſſurés que c'eſt la moëlle de l'arbre que nous
venons de citer. Lorſque l'arbre eſt coupé, on en
ſépare la moëlle de ſa membrane filamenteuſe, &
on l'approprie davantage en la vannant ; on la réduit
en farine fine , & on la ſèche au ſoleil. On dit que
cette farine eſt enſuite miſe en pâte avec de l'eau ,
qu'on la fait un peu ſécher , & qu'enfin on la forme
en grains tels qu'on nous l'apporte. Ce ſentiment
me paraît devoir être acrédité : il ſeroit même
poſſible de ſe procurer de ſemblables ſubſtances ,
en les tirant de nos propres matières farineuſes. Le
ſagou ſemble être une ſubſtance pure , douce , ſans
âcreté , & farineuſe , dont l'huile & le ſucre ſont
intimément unis. On peut juger , par-là , que ſes
qualités ſont adouciſſantes , comme celles des autres
farines , &c. il ſe diſſout dans l'eau en un mucilage viſqueux , & c'eſt à cauſe de ſa viſcoſité qu'il
eſt moins aceſcent & venteux que les autres *farines* ;
il ſe garde plus long-temps qu'elles , & peut ſe conſerver vingt ans ; il eſt auſſi long-temps ſans s'altérer
dans ſon état mucilagineux , d'où on peut inférer

qu'il eſt très-nourriſſant, c'eſt ce que prouvent les expériences faites dans les Indes orientales.

LES SEMENCES FARINEUSES.

Font la nourriture principale que toutes les Nations tirent du règne végétal. On les diviſe en trois eſpèces. 1°. En *cerealia*. 2°. En *leguminoſa*. 3°. En *nuces oleoſæ*. La première eſpèce donne la *farine* la plus pure ; la ſeconde eſt plus huileuſe ; & la troiſième l'eſt d'autant plus, qu'on en peut extraire aiſément les huiles ; les *cerealia* ſont plus généralement en uſage ; l'orge, le riz, l'avoine, ſont les nourritures du nord ; dans les parties du ſud, comme l'Aſie, l'Afrique & l'Amérique, ce ſont le bled, le riz, & le mays ; dans les Indes orientales, ils tirent leur bled de l'Europe ; à ces graines, on peut ajouter le millet : toutes ces ſubſtances appartiennent à une famille de plantes, diſtinguées par le nom de *culmiferæ*, ou *graminoſæ*. Tous les *graminoſæ* ſont de la même nature, & fourniſſent la nourriture aux hommes & aux animaux domeſtiques. Nous pourrions employer tous ceux-ci à notre nourriture ; mais nous préférons ceux qui produiſent & viennent plus abondamment : toutes leurs propriétés leur ſont communes ; ils ſont tous aceſcens & ſucrés, ou ſuſceptibles d'être convertis, par la germination, en matière ſucrée. Ce ſont, par conséquent, des substances propres à la fer-mentation, d'où il s'en suit qu'ils sont acescens, quoique moins qu'aucun des végétaux dont nous ayons fait mention. Je puis observer ici, en passant, que mon dessein était de placer les substances, dans mon catalogue, suivant l'ordre de leurs acescences. En revenant à notre sujet, nous dirons donc que nous les rendons moins acescens, & plus faciles à assimiler par la fermentation préliminaire, que nous em-ployons à la préparation du pain. Ils ne sont pas aussi promptement solubles dans l'estomac que la plupart des végétaux dont nous avons fait mention, particulièrement lorsqu'ils sont réduits en pâte; mais, sous cette forme, ils ont un avantage; ils deviennent, non-seulement plus nourrissans pour l'homme robuste, mais encore, comme je l'observerai dans la suite, pour tous les autres. La première appa-rence de leur solution, est de donner un mucilage, ce qui les rend adoucissans. Quelques-uns les considè-rent comme astringens; mais il ne me semble pas que ce soit avec fondement; l'apparence de leur propriété astringeante n'étant due qu'à leur qualité adoucissante. En voilà assez de dit sur ces substances en général. Nous allons maintenant parler avec pré-cision de chacune en particulier.

L'ORGE

Eſt un grain plus doux que la plupart des autres ; ſon ſucre étant moins enveloppé d'huile , d'où il s'en ſuit que c'eſt la ſubſtance la plus ſouvent employée à la fermentation (71). Il eſt auſſi moins nourriſſant , non-ſeulement parce que ſa partie ſucrée eſt la plus à découvert , mais auſſi parce qu'il ſe réduit en une farine moins diviſée ; par cette raiſon il devient une nourriture peu ſolide , lorſqu'il eſt réduit en pâte , comme celle que l'on emploie pour les potages , &c. qui devient extrêmement légère , parce qu'elle a peu de corps. Quoi qu'il en ſoit , il eſt préférable pour les décoctions ; car il les rend moins viſqueuſes qu'aucune des ſubſtances farineuſes que je connaiſſe.

---

(71) On le fait germer auparavant en le mouillant , & l'étendant enſuite par couche. On arrête ſa germination par le moyen du feu ; dans cet état on peut le moudre , & on l'appelle alors malte , drèche, &c. Il faut être très-inſtruit pour parvenir à connaître parfaitement les états de la germination , & ne pas paſſer le point où il faut l'arrêter. Nous ſommes redevables à MM. Santerre, de la perfection qu'ils ont donnée en France à cet art de la braſſerie : auſſi ils n'ont épargné ni dépenſes ni ſoins pour atteindre à ce degré , ayant été obſerver en Angleterre les meilleurs maîtres ; & ils ne craignent point actuellement que l'on compare les liqueurs fermentées d'Angleterre avec les leurs , toutes les fois qu'on y voudra mettre le même prix.

LE

LE MILLET

Est, par sa douceur, évidemment de la même nature que l'orge, & si c'était un grain aussi gros, il serait employé aux mêmes usages. On l'emploie quelquefois dans nos *puddings* à cause qu'il est tendre & doux.

LE SEIGLE

Est un grain qui acquiert de la douceur par la préparation (72), & qui a des qualités particulières, ainsi que le millet ; mais comme il n'est pas fort soigneusement privé de la partie qui constitue le son, parce qu'il croît dans des pays où il ne sert de nourriture qu'au peuple, ce vice dans la préparation, & sa douceur, le rendent acescent : il est très-disposé à fermenter dans l'estomac, & à purger comme on l'éprouve communément, les premières fois qu'on en fait usage.

---

(72) On le prépare comme l'orge en le *maltant* (*Voyez note* 71 :) on le préfère, dans le nord, à l'orge, parce qu'il produit, plus abondamment, des eaux-de-vie de grain. Cela confirme que sa douceur se développe en plus grande quantité par les procédés du maltage.

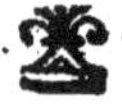

L'AVOINE

Est un grain qui donne une nourriture plus solide que celle que l'on tire de l'orge ; sa douceur est plus enveloppée, parce que son huile est plus intimément unie avec sa partie sucrée. Cela est évidemment démontré, parce qu'il nourrit davantage, à partie égale, que l'orge ou le seigle. Sa texture est plus ferme & plus compacte ; & comme il est moins soluble que le froment, il me semble que c'est par cette raison qu'il donne moins de nourriture. On a supposé que l'avoine échauffait, & produisait la gale, &c. mais il est absurde de supposer qu'aucun des *farineux* aient quelques qualités échauffantes (73). Le *soda*, produit par son usage, est cité comme un exemple de sa vertu échauffante ; mais cela n'est dû qu'à sa qualité acescente, qui lui est commune avec les autres *farineux*, pris sans être

---

(73) L'avoine, dit-on, échauffe les chevaux, & rafraîchit les hommes. Sur quoi peut être fondée cette action contraire ? Cela paraît provenir de ce que l'estomac des chevaux digère assez promptement pour que l'avoine n'ait pas le temps de devenir acide, & de ce que son enveloppe y met également obstacle, par sa propriété astringente : au lieu que toutes ces conditions ne se trouvant point ni dans l'homme, ni dans cet aliment, lorsqu'il en fait usage, le gruau d'avoine devient acide, & rafraîchissant par cette raison.

fermentés (74). Le froment même mis en galette avant d'être fermenté, comme cela se pratique ici, produit les mêmes effets.

LE FROMENT

Est le grain le plus parfait dont nous ayons encore parlé ; il donne particulièrement une farine plus fine que l'avoine ou l'orge ; car je crois qu'il est à peine possible de faire une étoffe de soie propre à tamiser, à travers laquelle elle ne puisse passer. C'est même le grain qui produit le plus dans ce pays-ci, & c'est aussi celui qui nourrit le plus, proportionnément à la quantité. Il est certainement le plus propre de tous à faire du pain : je n'entends parler ici que des grains que nous avons en Europe ; car j'imagine que le riz a davantage cette propriété.

---

(74) Les acides concentrés ont la propriété de faire éprouver un sentiment de chaleur à l'endroit où on les applique ; mais ce n'est que par cette tendance qu'ils ont, plus ou moins, à s'unir avec la terre animale, que l'on appelle *causticité*, qu'ils produisent cet effet ; aussi dès qu'on diminue cette tendance, en les alongeant avec de l'eau, ils deviennent rafraîchissans. L'acide vitriolique offre un exemple de cette espèce.

LE RIZ

Eſt, à raiſon de ſa multiplication, de la grande quantité de nourriture qu'il fournit, & de ſa bonté, le meilleur grain ; il donne une *farine* plus fine, & d'une texture plus moëlleuſe, comme on peut s'en convaincre en le faiſant macérer dans l'eau ; car puiſque le riz gonfle prodigieuſement, ſes parties ſont donc auſſi très - ſuſceptibles d'être diviſées. On dit que le riz affecte les yeux ; mais c'eſt un préjugé : on avance à ce ſujet qu'un certain peuple d'Aſie qui vit de ce grain eſt aveugle (75) ;

---

(75) La plupart des habitans des pays du ſud, où le riz ſert d'aliment, étant fort éclairé par le Soleil, ſont ſujets à ces maladies, à cauſe de la réverbération de ſes rayons ; & il eſt probable que les Maltais, qui ne font point un uſage habituel de riz comme les orientaux, perdraient également la vue, s'ils ne ſe ſervaient, même dans les rues, de lunettes vertes pour ne pas être éblouis par la blancheur des murailles, & la réverbération occaſionnée par les rochers qu'ils habitent. Les lampes connues, *à juſte titre*, ſous le nom de lampes *Quinquet* ; puiſqu'elles portent le nom de leur premier inventeur, ont eu cet inconvénient ; mais comme ce Chymiſte a appris du ſavant M. Baumé, de l'Académie des Sciences, dont il a été éleve, à ne laiſſer les choſes imparfaites, qu'autant qu'il y avait de l'impoſſibilité à faire mieux, il eſt parvenu à prévenir cet effet nuiſible par des moyens que lui a ſuſcité ſon génie, & qui lui ont acquis une réputation bien fondée.

mais fi le fol qu'il habite eft fabloneux, & privé d'herbes, cette affection peut être attribuée à la forte réflexion des rayons du Soleil, produite par ce fol fabloneux, parce que ce peuple s'occupe beaucoup de l'Agriculture ; & je fuis porté à admettre cette raifon, puifque ces effets n'ont pas lieu à la Caroline, où on l'emploie très-communément.

L E   M A Y S

Eft un grain qui provient de l'Amérique ; mais j'ai peu d'expérience fur ce grain, pour en parler avec affurance (76). Sa texture eft plus folide &

---

(76) C'eft avec ce bled que j'ai vu engraiffer les femmes barbarefques ; mais on ne le fait point lever comme le pain ; elles en font différens alimens qu'elles affaifonnent, avec du fyrop de dattes, du miel, ou du fucre, & de la graiffe de queues de mouton de ce pays, que l'on conferve, & qu'on emploie en place de beurre. Ce font ces femmes qui l'étalent au Soleil fur les terraffes, & qui s'occupent à l'égrainer, & à le moudre avec de petites meules à bras. Il y en a de jaune, de noir, & de rouge : il eft fort doux quelque temps avant fa maturité ; & je ne fuis point étonné, à caufe de cela, que les peuples du Pérou en aient fait une liqueur vineufe. Ils louaient, pour cela, nombre de femmes qui étaient occupées à le mâcher, & qui le rejettaient enfuite dans un tonneau, où ils avaient verfé une certaine quantité d'eau ; la chaleur du climat déterminait enfuite, & accompliffait la fermentation. Ils n'eft ni affez doux ni affez abon-

plus ferme que celle d'aucun autre grain : on peut cependant le réduire en farine très-fine ; elle devient très-gluante lorfqu'on la mêle avec de l'eau, & plus vifqueufe que celle d'aucune des graines *farineufes*, elle devrait être, conféquemment, bien développée par la fermentation, pour la rendre propre aux eftomacs faibles ; mais dans les temps de difette, où on en importait dans notre pays, nous n'avons jamais pu lui faire fubir une fermentation qui lui donnât la folubilité de nos grains.

Le bled Sarasin

Eft une femence farineufe, qui n'appartient pas à la même claffe que l'orge. Il eft actuellement très-rarement employé comme nourriture ; on s'en fert dans d'autres vues pour obtenir un mucilage épais propre à donner du corps à la laine lorfqu'on en veut faire une trame ; il remplit mieux ce but que l'avoine, l'orge, ou le froment. Les obfervations

---

dant dans nos pays pour produire de l'efprit ardent par la fermentation, fans l'avoir préparé auparavant. Le peuple, en Barbarie, en fait ufage, comme en Provence, on fait ufage des pois : on les prépare dans une poële rouge, qui occafionne une torréfaction fubite ; les grains éclatent, & s'épanouiffent en rofe. Il eft affez agréable préparé ainfi. Les Italiens en font un ragout qu'ils appellent *polenta*, & dont ils font prefque auffi friands que des macaroni.

que j'ai faites fur le mays lui font communes (77) ; car il eſt dur, viſqueux , enfin d'une ſubſtance moins ſoluble qu'aucun des autres grains. On ne peut le réduire en farine aſſez fine, & ſi l'on pouvait le développer par la fermentation , il pourrait devenir propre à la nourriture.

Après avoir ainſi traité des principales eſpèces de *farineux* , je vais m'occuper de leurs préparations ; la plus commune eſt le pain , & aucune nation ne vit , ſans quelque aliment , de cette eſpèce. Auſſi les Lapons, qui n'ont pas de ſemences farineuſes , font une ſorte de pain de leur poiſſons ſecs , & de l'écorce intérieure du pin , qu'ils ſemblent employer plutôt à le deſſécher , qu'à leur ſervir de nourriture. Ces peuples ſemblent avoir un appétit pour les choſes les plus communes ; car ils rejettent les nourritures douces, onctueuſes & mucilagineuſes. On ne s'occupe pas communément de cette particularité ; mais il ſemble que cela dépend de principes très-ſimples. La préparation de notre nourriture dépend du mêlange des fluides animaux, à chaque moment où ſe fait la digeſtion. La ſalive , entre autre , eſt néceſſaire , & on doit pour la pro-

---

(77) On emploie le mays en Breſſe pour engraiſſer les chapons, avec autant de ſuccès que le bled Saraſin en Normandie. Ce dernier ſemble donner, cependant, plus de fermeté aux chairs des volailles qu'on engraiſſe.

voquer employer une nourriture sèche. Comme les alimens dépourvus d'âcreté, & d'une fluidité visqueuse n'ont point assez d'action, & font un très-petit séjour dans la bouche pour produire cet effet, ou pour nécessiter une mastication assez longue, propre à rendre cette liqueur émulsive; il s'en suit que nous employons le pain sec avec des nourritures animales que l'on avalerait sans cela trop promptement : rien n'est si propre que le pain aidé d'une mastication préliminaire pour unir l'eau à la graisse, contenue dans nos alimens. Dans cette vue le pain est également nécessaire dans notre estomac, parce qu'il est bon d'y retenir long-temps quelques substances d'une consistance solide. J'ai déjà dit que les fluides animaux devaient être mêlés avec nos alimens, afin de changer l'acescence qu'ils subissent ; mais les nourritures liquides ne parviendraient pas à ce but, sans les alimens solides qui stimulent les glandes de l'estomac, & en absorbent les sucs. Le pain paraît donc très-convenable ; car il est volumineux sans être trop solide, & ferme sans être difficile à dissoudre. Quoique je ne parle ici que du pain fait de nos propres *farines*, cependant on en emploie d'autres dans différentes contrées, comme celui préparé avec le sagou, &c.

Le pain est de deux sortes, levé & non levé, c'est-à-dire, soumis à la fermentation, ou formé d'une pâte simple, faite avec de l'eau : le pain levé eſt de deux ſortes : le premier , eſt de farine détrempée & fermentée ſpontanément ; elle eſt enſuite employée comme ferment pour une autre pâte : le ſecond, eſt celui pour lequel nous employons un ferment tiré des liqueurs vineuſes : le premier procédé eſt une opération préliminaire incertaine par elle-même, & plus particulièrement lorſqu'on applique ce ferment à une nouvelle maſſe de pâte non-fermentée. C'eſt-là la méthode employée dans les contrées du nord de l'Europe. La levure, employée dans le ſecond, dont la méthode eſt préférable, eſt un ferment plus actif, & moins ſujet aux accidens que le levain, même quoiqu'il ſoit ſujet à être employé trop froid, &c. Nous trouvons par cette raiſon que le pain Anglais eſt mieux levé que le Français, & plus ſpongieux ; mais il a un déſavantage, particulièrement pour les étrangers, c'eſt l'amertume déſagréable du houblon, dont notre levure eſt trop chargée, & qui ſe trouve dans le pain ou entre ce levain. Les avantages du pain levé ſont d'exciter l'aſſimilation , & la ſolution des alimens.

Quant à l'aſſimilation, tous les alimens végétaux ſont ſujets naturellement à produire plus ou moins d'aceſcenſe, & c'eſt une propriété de cette aceſcence de produire une maladie (78), c'eſt-à-dire, lorſque

---

(78) M. Cullen veut dire le *ſodi* ou *hart burn* en Anglais. (*Voyez note* 74.)

la fermentation vineufe fe manifefte (79). Je conviens, à la vérité, que la maladie peut auffi quelquefois provenir de la quantité de l'acide produit. On peut prévenir la fermentation vineufe par ce moyen-ci ; il s'agit de communiquer à nos alimens un peu de tendance à la fermentation acéteufe (80), ou de prendre quelque chofe qui ait cet effet. Le pain non fermenté, ou trop peu fermenté, occafionne le *foda* ; lorfqu'il eft devenu trop acide par une fermentation trop grande, il purge. Ceci indique donc l'ufage du pain, & le degré néceffaire auquel il doit être levé, c'eft-à-dire, il faut qu'il ne le foit pas trop pour purger, mais affez pour arrêter la fermentation vineufe nuifible. Les grains les plus acefcens, font l'orge & le feigle, & font auffi plus particulièrement purgatifs ; les enveloppes de toutes les graines font un peu de cette nature, tandis que les farines pures le font moins. Par cette raifon le plus beau pain eft le moins purgatif, & le plus lourd l'eft davantage. En voici affez de dit fur l'affimilation : nous allons traiter de la folution.

---

(79) (*Voyez note* 31 *&* 74.) La fermentation fpiritueufe d'ailleurs eft toujours trop faible dans l'eftomac pour avoir des effets marqués, à moins qu'on ait trop mangé de fucreries.

(80) Cette tendance à la fermentation acéteufe ne pourrait fe donner qu'en accélérant la fermentation vineufe, puifqu'elle n'eft que fon fecond degré. Ne ferait-il pas alors nuifible de déterminer cette accélération par du levain ?

» Tous les corps contiennent une certaine quantité d'air, & rien ne détermine plus la solution que le dégagement de cet air, ce qui s'opère particulièrement par la fermentation : l'intermède de la chaleur, d'un menstrue, &c. aurait bien peu d'utilité, sans l'aide de la fermentation qui continue dans l'estomac, & que le pain facilite particulièrement : on l'emploie aussi, parce qu'indépendamment des avantages de la solidité, &c. il sert de ferment aux autres nourritures, ses propriétés étant déjà mises à nud. Le pain est nécessairement d'une forme solide & sèche, & est par cette raison moins soluble. C'est pour prévenir ceci, & en même temps conserver la forme solide qu'on le fait cuire. On emploie l'eau pour lui donner de la liaison, & il n'y a pas de plus grand art parmi les Boulangers que celui de l'emploi de sa juste proportion, qui, si elle est trop considérable, fait du tout une masse concrète, ferme & insoluble. Nous sommes sujets à nous tromper à cet égard ; car la farine étant comme l'argile, absorbe une quantité considérable d'eau, & garde encore sa forme de pâte. Ce mélange ne doit pas se faire en la maniant légérement, mais en la pétrissant exactement, afin d'employer peu d'eau ; car si on la pétrissait légérement, elle s'emparerait, comme l'argile que je viens de citer, d'une trop grande quantité d'eau avant d'être cohérente. Le mélange bien pétri, on procède à sa cuiſſon ; on doit la faire tout de ſuite ; car la cuiſſon *lente* donne à toutes les ſubſtances une forme *dure & compacte*, tandis que la cuiſſon *prompte* donne une texture *ſpongieuſe & poreuſe.* Ceci paraît évident dans la fabrication du papier : lorſqu'il ſèche lentement, il eſt d'une belle texture compacte, au lieu que ſi on l'ôte tout de ſuite de la forme, il eſt poreux & mol. Nous pouvons juger par-là quelles ſont les qualités du pain cuit convenablement ; car l'eau interpoſée, comme *gluten*, ſe diſſipe, & laiſſe le pain très-caſſant. C'eſt de la beauté de la farine que dépend auſſi cette friabilité, ainſi que de la qualité du levain qu'on emploie qui le rendent propre à manger, & à ſubir la ſolution dans l'eſtomac. La différence entre le pain raſſis & le pain tendre vient de-là : le premier, étant plus friable, & plus aiſé à diſſoudre, eſt préférable, pourvu qu'il n'ait fait aucun progrès vers la fermentation putride : quoi qu'il en ſoit, il peut être trop facile à diſſoudre & à digérer par les eſtomacs forts, c'eſt pourquoi l'autre eſt préférable dans cette circonſtance.

Quant au pain qui n'eſt pas levé, qu'on emploie ici & dans bien d'autres parties de l'Europe, on le forme néceſſairement en galettes fermes & tenaces, qui n'ont pas éprouvé les avantages de la fermentation, c'eſt-à-dire, le dégagement de l'air. A raiſon de leurs textures ſerrées, elles retiennent l'eau avec plus de tenacité : c'est pour cela qu'on donne à la pâte non levée des formes différentes qu'à celle qui l'est ; on les réduit en galettes minces pour en favoriser le desséchement, qui les rend d'autant plus solubles, friables & poreuses, qu'il est précipité, ainsi que nous l'avons dit ci-dessus, pourvu qu'on évite de les brûler. Ceux qui sont obligés de vivre de pain sans levain, se sont imaginés d'y ajouter du beurre, pour les rendre plus friables ; mais par cette raison même il est, peut-être, moins miscible avec les fluides aqueux, & à ceux de l'estomac ; il est aussi, comme nous l'avons dit, plus acescent, & plus disposé à produire le *soda*. Nous employons aussi quelquefois le pain très-levé, sous le nom de gâteaux sûrs. On les fait en ajoutant beaucoup d'eau pour leur donner de la viscosité, afin qu'on puisse les faire très-minces. Pour prévenir les effets de cette viscosité, on les rend plus sûrs qu'à l'ordinaire ; par cette raison, lorsqu'on en mange une grande quantité, ils deviennent purgatifs. C'en est assez sur cette matière.

Nous allons maintenant nous occuper des autres préparations *farineuses* : celles-ci se durcissent, & deviennent indissolubles lorsqu'on en fait une pâte avec de l'eau, & qu'on les expose à un degré de chaleur capable de coaguler nos fluides ; mais quand on les mêle à l'eau froide, & qu'ensuite on les expose à une chaleur graduée, on parvient à les diffoudre. La préparation d'une forte de bouillie appellée *hafty pudding*, ou *pudding tot fait* ; & celle de l'eau de gruau, nous offre la démonftration de ceci. La première préparation eft la plus commune, probablement parce que la pâte eft plus folide, & qu'elle eft retenue plus long-temps dans l'eftomac, pour fubir l'acefcence convenable, tandis que l'eau de gruau eft moins confidérée comme nourriture, que comme une boiffon, parce qu'elle paffe promp-tement. Tous les *pudding* fubiffent des préparations analogues à celle du *hafty pudding*. Les *farineux*, pré-parés par la coagulation, font de trois fortes, les *pudding*, les *crêpes*, & la pâte cuite ; il y a deux fortes de *pudding*, celui que l'on prépare avec de la fleur de farine ou du pain. Le premier fe coagule en une maffe ferme, que nous ne pourrions dif-foudre fans la mêler avec d'autres matières, comme la graiffe de bœuf : au contraire, celui qui eft pré-paré avec du pain eft encore aifé à diffoudre, lorf-qu'on l'a imbibé d'eau. Voilà les matières que l'on emploie communément à des *pudding*, quoiqu'on en faffe quelquefois de graines, comme celle de riz, de millet, &c. Lorfqu'on le prépare avec ces graines, on les fait d'abord bouillir, enfuite on les fait fécher jufqu'à ce qu'elles aient pris une con-fiftance convenable, & on y ajoute nombre d'autres fubftances ; mais dans toutes les préparations de cette façon, on emploie communément le lait de préférence à l'eau, parce qu'il donne une confiftance moins dure. On emploie auffi les œufs pour éviter l'acefcence, parce qu'ils font tirés du règne animal. On exige auffi que les crépes foient d'une texture ferme, & pour parvenir à ce but on les fait dans des affiettes plates, par la même raifon que nous avons donnés pour les galettes préparées fans levain. Il faut plus d'eau pour leur donner de la tenacité, & on ajoute du beurre pour prévenir leur fermentation. Enfin, on fait quelquefois la pâte avec du pain fermenté, mais communément avec la fleur de farine. Comme on lui fait prendre différentes formes, on la fait confidérablement tenace. On y parvient en y ajoutant une grande quantité d'eau, en la féchant lentement, & par d'autres moyens. Elle ferait conféquemment très - dure, fans l'addition du beurre; & malgré cela elle eft très-indigefte, & fujette à produire le *foda*, & à devenir acide. Peut-être le beurre brûlé eft-il fufceptible de la rendre plus nuifible, à caufe de la fenfibilité de l'eftomac, qu'occafionne le long féjour de toutes les huiles empireumatiques, d'où proviennent leur rancidité & leur acefcence.

L E S   L É G U M E S

Sont muqueux & huileux; leur huile eft intimément unie à la matière fucrée, de manière qu'ils donnent une nourriture solide & bonne ; cela est constaté par des expériences faites sur des animaux domestiques. On a aussi observé que les animaux, qui, *toutes choses égales*, vivaient sur des terreins bas, où les *légumes* venaient en grande abondance, & qui en faisaient leur principale nourriture, engraissaient prodigieusement, & que, lorsqu'on les transférait sur des terreins plus élevés, ils devenaient faibles & maigres, parce que la plupart du temps ils vivaient de *culmifères farineux*, & quelquefois même ils ne pouvaient se rétablir qu'en ayant recours à leur première nourriture. Les légumes ont été destinés pour la nourriture : en voici une raison intéressante. Les *culmifères* ont incontestablement cette même destination ; mais le même terrein ne peut les produire plus d'une ou deux années de suite sans en être épuisés ; au lieu que les *légumes* ne produisent pas cet effet, &, lorsqu'on les sème entre les culmifères, ils les font pousser avec plus d'activité : j'ai vu un champ, qui après avoir produit pendant vingt-quatre ans des récoltes alternatives de *culmifères* & de *légumes*, sans aucune culture particulière, était en état de produire une aussi abondante récolte de *culmifères* que la première fois. Cette façon de cultiver est fort ancienne, & c'est la raison pour laquelle on a droit de soupçonner que les *légumes* doivent avoir fait de très - bonne heure partie de la nourriture.

Les

2. Les *légumes* font d'une texture plus ferme &
moins foluble, c'eft pourquoi leur ufage devrait fe
borner à nourrir ceux qui font robuftes, & qui travaillent beaucoup. Ils font plus venteux que la plupart des végétaux, & moins que les *farineux*. Ceci
ne dépend pas feulement de la quantité de matière
fucrée, qui paraît être confidérable d'après la douceur réelle qu'on en extrait; puifque leurs mauvais
effets font prévenus par leur mêlange intime avec
leur huile, mais de la grande quantité d'air qu'il y
a de logé dans leur texture, & qui fe dégage abondamment, pendant leur fermentation; c'eft pourquoi ils ne font pas propres à nourrir ceux dont l'eftomac eft faible : on les emploie dans deux états
différens, non - feulement en pleine maturité, je
viens de décrire leurs effets dans ce cas-là, mais auffi
quand ils font très-tendres & verds, temps auquel
ils n'ont pas toute l'huile qu'ils acquièrent enfuite ;
ils approchent alors, par leurs qualités, des autres
herbes potagères, & font à peine plus venteux
qu'elles ; mais en compenfation de ces propriétés,
ils fourniffent moins de nourriture, toutes proportions gardées.

Je n'ai cité de *légumes* dans le catalogue, que les
pois, les aricots, & les aricots de France, quoique
j'en aurais pu ajouter beaucoup d'autres de la même
efpèce, comme les lentilles, &c. mais je les ai
omis à deffein, parce qu'ils ont tous les mêmes

qualités, & je n'ai fait mention que des trois qu'on emploie le plus communément.

Les *phaseoli*, ou aricots Français, sont peu connus dans leur état de maturité ; mais on les emploie avec leurs cosses comme des *herbes potagère* ; ils sont un peu plus fermes qu'elles, & plus nourrissans. La cosse des aricots est dans son état de maturité, d'une amertume désagréable ; les aricots, qui en sont dépouillés, sont plus tendres, plus solubles, & moins venteux que les autres légumes, même que les pois : on en apporte quelquefois, par cette raison, pour les amateurs qui les font employer dans des puddings, au lieu de pois.

Les pois cruds, & dans leur maturité, sont d'une texture plus tendre, & plus soluble que les aricots, ce qui fait que les gens du meilleur goût emploient rarement les aricots, & préfèrent les pois pour la cuisine, sur-tout pour faire les *puddings*, &c.

DES NUCES OLEOSÆ.

Ce terme n'est pas strictement reçu en Botanique ; mais il se trouve autorisé par le langage ordinaire. Toutes celles-ci sont des substances farineuses par elles-mêmes, dans lesquelles il entre une huile, qui n'est point unie comme dans les *légumes*, mais qui est presque séparée & aisée à obtenir par

la fimple expreffion. Quoique cette huile foit féparée, cependant, en la triturant avec de l'eau, on peut
unir l'une à l'autre par l'intermède de leur fubftance
farineufe, & en faire une émulfion homogène : la
plupart des préparations des *nuces oleofæ*, qui entrent dans les alimens, devraient être faites fur ce
principe. Elles font moins venteufes que les *légumes*, & même que les *farineux*, & plus nourriffantes, à raifon de l'abondance de leur huile ;
mais auffi plus difficiles à affimiler ; ces effets fe manifeftent par l'obftruction des poumons, fur-tout
chez ceux qui étaient affectés auparavant de quelque infirmité du genre de l'afthme.

Traitons maintenant en particulier des noix huileufes. Je les ai rangées dans le catalogue felon
leur ordre alphabétique ; mais on peut les claffer
ainfi à raifon de la proportion d'huile qu'elles contiennent.

La noisette, la chataigne, la noix, la
pistache, l'amande, et le cacao.

LA NOISETTE

Eft moins huileufe, & fon huile fe trouve moins
intimement unie avec fa fubftance farineufe que
dans les autres ; encore faut-il diftinguer les contrées qui les produifent, à caufe du climat & des faifons ; car dans tous les climats du midi, qui font

plus fecs & plus chauds, l'huile eft plus abondante & plus féparée : celles ci font plus aqueufes que les autres noix, avant de parvenir à leur maturité.

LA CHATAIGNE

Était, à mon avis, la nourriture des anciens, & non pas le gland, que l'on peut à peine rendre propre à alimenter. Les Botaniftes *modernes* ont rangé *très-juftement* le Chataigner dans le genre du *fagus* ; c'était, probablement, cette claffe d'arbre qui produifait les chataignes qu'on mangeait anciennement ; elles font encore, dans quelques contrées, la principale nourriture du peuple, comme dans les plaines fer-tiles de la Lombardie; elles font très-nourriffantes, & tiennent un peu de la nature des *légumes*, parce qu'elles ont, comme eux, leur huile intimement unie, & contiennent beaucoup d'air fixe ; elles font auffi les plus venteufes des *nuces oleofa*. Voyez note (30).

LES NOIX

Sont plus huileufes que les noifettes, & leur huile eft moins liée.

LES PISTACHES.

Celles-ci abondent encore davantage en huile ; & peuvent donner une nourriture plus copieufe ;

mais il eſt preſqu'impoſſible de leur enlever l'acrimonie thérébentineuſe naturelle à l'arbre.

L E S   A M A N D E S

Sont les plus agréables de cette claſſe ; mais elles
ne ſont nulle part aſſez abondantes pour ſervir de
nourriture. On les diviſe en amères & en douces, &
on prétend qu'on obtient de toutes deux une huile
également douce ; il ſemble , en effet, que les
amandes douces & amères ne ſont qu'une variété :
on a cependant douté , par cette raiſon , ſi on devait employer l'amande amère dans les alimens.
Leur farine & leur huile ſont exactement les mêmes;
mais ſon amertume l'a rendue ſuſpecte (81) ; car on
peut l'en extraire également comme celle du laurier amer (*laurel bitter*,) dont nous parlerons dans
la ſuite , lequel a la propriété d'empoiſonner bien
des animaux. Quelques perſonnes les mangent impunément ; mais je crois que ce n'eſt pas ſans danger.
Quoi qu'il en ſoit, on les prive , par la chaleur , de

---

(81) J'ai vu en effet une perſonne qui m'a aſſuré qu'elle ſe
trouvait incommodée de colique, toutes les fois qu'elle
mangeait de la tourte faite abſolument d'amandes, dans leſquelles les amères dominaient. Bien des gens ſont fondés par
leurs effets à les croire des poiſons. Je n'en puis mâcher une
ſeule crue ſans avoir des agitations étonnantes dans les
nerfs.

cette acrimonie, & c'eſt pour cela qu'on les fait cuire ; mais nous ne pouvons pas en conclure qu'il ſoit prudent d'en faire uſage lorſqu'elles ſont fraîches.

LE CACAO

Contient la plus grande proportion d'huile con-crète ; & c'eſt ce qui eſt cauſe qu'on l'emploie diffi-cilement ſans préparation ; c'eſt du mêlange de la partie huileuſe avec la farineuſe, & de la préciſion de ce mêlange, que dépend la quantité de nourri-ture qu'il donne, ainſi que la facilité de le digérer. Le chocolat fait en Portugal & en Eſpagne n'eſt pas à beaucoup près auſſi bien préparé que celui d'An-gleterre ; cela dépend, peut-être, de la machine qu'on emploie ici, c'eſt-à-dire, d'un double cylindre, qui ſemble être, on ne peut pas mieux, imaginé pour opérer une trituration exacte. S'il eſt préparé parfaitement, on n'apperçoit pas d'huile lorſqu'on le diſſout. Le chocolat de Londres ne donne pas d'huile comme le chocolat étranger, & cela peut auſſi dépendre, juſqu'à un certain point, de l'épaiſſiſſe-ment qu'on lui donne en le faiſant. Sa ſolution exige plus de ſoin qu'on ne l'imagine communément. Il faut le briſer, & le diſſoudre dans l'eau froide, en le remuant avec le mouſſoir. Si on emploie le feu, il faut que ce ſoit lentement ; car ſi on l'applique tout de ſuite, la chaleur le criſpe non - ſeulement, mais encore en fépare l'huile, & c'eft pourquoi une longue ébullition lui devient nuifible lorfqu'il eft diffout. Les perfonnes qui ont l'eftomac faible aiment fouvent le chocolat; mais ils le vomiffent auffi fouvent par rapport au défaut de préparation convenable. Lorfqu'il eft bien préparé, il eft aifé à digérer, & devient une excellente nourriture, lorfqu'on a befoin d'un aliment végétal & fluide; il eft moins venteux qu'aucun des farineux.

LES OLIVES.

On pourroit les placer dans le chapitre des affaifonnemens; car dans les pays mêmes où on les cueille, on ne les emploie que marinées (82), au moyen de quoi on corrige leur amertume défagréable. Je n'en fais ici mention, qu'à caufe de l'huile qu'elles contiennent abondamment.

J'ai autrefois propofé une queftion relativement à l'ufage de l'huile; favoir, fi l'huile était néceffaire pour nourrir, ou feulement pour fuppléer la grande quantité de graiffe dans le fyftême. Quoique la dernière queftion foit avouée, j'imagine, cepen-

---

(82) C'eft en les faifant macérer dans une lefcive de favonnier, jufqu'à ce quelles quittent le noyau, qu'on parvient à leur faire perdre leur amertume : on les conferve enfuite dans une faumure.

dant, que les huiles font auffi directement nourriffantes, lorfquelles font mêlées, abondantes, &
intimement unies aux autres parties de nos alimens, & qu'elles conftituent ainfi une partie du
propre fluide nutritif : elles font auffi néceffaires
pour l'affimilation ; car l'acefcence des fruits *acido-
dulces* ferait difficile à arrêter fans elles. C'eft auffi
là la caufe pour laquelle l'ufage de l'huile & du
beurre eft prefqu'auffi univerfel, & auffi néceffaire
que celui des *farineux* ; elles fourniffent l'aliment
qui approche le plus de celui qu'on obtient de la
nourriture animale ; elles produifent un fang élaftique plus denfe, & probablement auffi plus putrefcent (83) que celui produit par des végétaux.
Leur vifcofité fe conferve auffi, jufqu'à un certain
degré, dans les vaiffeaux fanguins : c'eft pourquoi
nous en parlerons dans la claffe des remèdes. **Le**
Docteur *Ruffel,* dans *fon Hiftoire-Naturelle d'ALEP,*
nous dit « que dans certaines faifons, lorfqu'on
» emploie une grande quantité d'huile, il régne
» une difpofition à la fièvre, avec un engorgement
» remarquable des poumons, fymptômes qui dif-

------

(83) Ce terme putrefcent exprime ma façon de penfer,
relativement à l'origine de la bile, que j'attribue à la dégénération journalière du fang : c'eft pourquoi lorfqu'on dit que
tel ou tel autre aliment occafionne de la bile, on doit comprendre qu'il eft propre à hâter cette dégénération que les
alimens doivent réparer habituellement.

[201]

« paraiſſent, quand on ſe prive de l'uſage de
« l'huile (84) ». Conſidérée comme aliment, elle
ſe diſſipe difficilement du corps par la tranſpiration :
nous en donnerons dans la ſuite la raiſon. Voilà en
général la propriété de nos nourritures huileuſes,
tirées de l'huile ou du beurre. Il s'élève ici une
queſtion, pour ſavoir leſquelles contrées du nord
ou du midi ſont pourvues de la ſubſtance la plus
agréable de cette eſpèce. Quant au beurre, il contient
toujours une quantité de mucilage, mêlé avec ſa
partie butireuſe (85), & c'eſt par cette raiſon qu'il
eſt plus aiſé à s'unir à l'eau ; mais quoique ce
mucilage lui donne une conſiſtance qui en facilite
le mélange avec l'eau, & qu'il ſoit par conſéquent
plus aiſé à digérer, cependant il rancit par cette
même cauſe plus facilement, & ne ſe conſerve pas
frais auſſi long-temps que les huiles, d'où on eſt
en droit de lui attribuer ſouvent des déſordres qui
ont lieu dans les *premières voies*. Les habitans des
contrées méridionales ont au contraire l'huile qui
ſe rancit difficilement, & c'eſt pourquoi elle n'eſt
pas ſi diſpoſée que le beurre à occaſionner les déran-

---

(84) (*Voyez* note 35.)

(85) Mais il ſe détruit par la coction lorſqu'on le fait
frire, rouſſir ou bouillir ; & c'eſt ce qui occaſionne un dé-
chet conſidérable lorſqu'on le fait écumer pour le conſerver.

gemens que produit la rancidité, d'autant plus qu'on peut l'employer très-récente. Ici nous n'avons pas le même avantage; car je n'en ai jamais vu dans ce pays, qui n'ait quelque degré de rancidité, & c'est pourquoi, nous ne devrions, dans aucun cas, préférer les huiles exotiques au bon beurre frais. Quoi qu'il en soit, comme l'huile nouvelle est préférable au beurre, & comme les amandes, dont l'huile est meilleure que celle des olives (86), n'en donne qu'en petite quantité, je pense que nous devrions tâcher de nous procurer de l'huile des femences que nous ayons, qui ne laissent pas d'en produire en assez grande quantité.

DE LA BOISSON.

L'usage général des boissons est de suppléer le fluide, faciliter la solution des alimens, & de précipiter, en conséquence, l'évacuation de l'estomac, en faisant avancer les alimens dans les intestins; car, par la contraction des fibres longitudinales de l'es-

---

(86) Elle est plus agréable; mais elle a le défaut de devenir rance d'un jour à l'autre dans les temps chauds; c'est pourquoi il y a des Marchands qui ne font occupés qu'à la préparer, & qui l'expriment à l'instant où on veut l'acheter. A mon avis l'huile d'olive est préférable, quoique celle d'amande soit plus flatteuse, parce que cette rancidité peut s'effectuer dans les estomacs paresseux.

tomac, le *pilore* eſt tiré en haut, & il ne peut rien paſſer que de fluide. Par ſon volume, elle avance promptement & progreſſivement à travers les inteſ- tins, & détermine par ce moyen une plus grande excrétion par les ſelles, d'où il réſulte qu'il y en a moins qui puiſſe être abſorbée par les veines lactées. De-là on a obſervé qu'une grande quan- tité d'eau commune eſt devenue purgative, &, *cæteris paribus*, que l'aliment qui eſt accompagné de la plus grande proportion de liquide, occaſionne les plus copieuſes évacuations par les ſelles. Nous mettons ici en queſtion, quel eſt l'endroit où la partie fécale des alimens commence à s'accumuler avec évidence ? On croit communément que c'eſt dans les gros boyaux ; mais ſans doute cela com- mence ſouvent dans la partie inférieure de l'*ileum*, particulièrement lorſque la boiſſon eſt en petite proportion, & que le progrès des alimens eſt lent ; car lorſque ce qui eſt contenu dans les boyaux eſt très- fluide, il eſt promptement pouſſé progreſſivement, & atteint les gros boyaux avant d'avoir pu dépoſer la matière fécale. Un autre effet de la boiſſon eſt de faciliter le mélange du chile avec la lymphe qui reflue de toutes les parties du ſyſtème. Dans les vaiſſeaux ſanguins, où tout doit être entretenu fluide, afin d'opérer le mélange convenable, la boiſſon augmente la fluidité, & occaſionne, par ſon volume, la tenſion, & par - là la force & le

mouvement ofcillatoire , fans occafionner d'acrimonie concomitante , ou une trop grande élafticité :
la boiffon contribue par cette raifon à la fanguifi-
cation ; car les alimens donnent quelquefois une
nourriture trop denfe pour que les folides puiffent
agir deffus ; par cette raifon auffi , nous pouvons expliquer comment la boiffon excite les fécrétions :
voilà les effets de la boiffon en général ; mais ce
que j'ai dit doit fe prendre avec des reftrictions ;
car plus les alimens font liquides , & plutôt ils font
évacués , & moins il en eft extrait de nourriture :
par cet effet la boiffon eft, en quelque façon, oppofée à la nourriture , & ainfi, *cæteris paribus* , ceux
qui boivent le moins font les plus nourris.

Tous les effets de la boiffon , cités ci-deffus , font
produits par l'eau fimple , & on peut dire , que les
autres liqueurs font propres à boire en proportion
de l'eau qu'elles contiennent. On imprégne fouvent
l'eau que l'on boit de fubftances végétales ou farineufes; mais comme boiffon , ces parties extractives
font de peu de conféquence; elles ajoutent, effectivement, un peu de parties nutritives, mais auxquelles
on ne doit pas faire attention en état de fanté. Nous
imprégnons quelquefois l'eau de fruits *acido-dulces* ,
& elle acquiert alors d'autres qualités d'une utilité
confidérable dans l'économie animale : quoi qu'il
en foit, toutes les boiffons peuvent fe réduire à
deux fortes principales : la première eft l'eau pure ,

à laquelle on n'a communiqué aucune vertu par des subſtances additionnelles : la ſeconde, embraſſe les liqueurs *fermentées*. Nous avons déjà parlé de la première, & les dernières ont, non-ſeulement les qualités de la première, mais auſſi des qualités qui leur ſont particulières.

Les liqueurs fermentées ſont plus ou moins piquantes au goût, & mieux combinées les unes que les autres pour appaiſer la ſoif.

La ſoif peut provenir de différentes cauſes ; d'abord, du défaut de fluides dans le ſyſtème, lequel eſt cauſe qu'il ſe fait de faibles excrétions dans la bouche, le pharynx & l'eſtomac ; la ſéchereſſe de la bouche, & celle du pharynx ſe trouvent augmentées auſſi, dans cette circonſtance, par leur expoſition continuelle a la ſortie, & à l'entrée de l'air néceſſaire à la reſpiration : ſecondement, la ſoif dépend d'une grande quantité de nourriture ſolide & viſqueuſe : troiſièmement, d'un aliment alkaleſcent, particulièrement s'il commence à parvenir à une fermentation putréfactive : quatrièmement, de la chaleur du ſyſtème ; mais celle-ci ſemble opérer de la même manière que la première cauſe, parce qu'elle occaſionne une ſéchereſſe par la diſſipation des fluides. Les liqueurs fermentées ſont particulièrement adoptées pour prévenir toutes ces cauſes, en ſtimulant la bouche, le pharynx & l'eſtomac, & pour exciter, par leurs parties irritantes, la *salive* & les liqueurs gaſtriques ; par leur acefcence elles ſont propres à détruire l'acrimonie alkaleſcente, & à appaiſer la ſoif qu'elle occaſionne ; par leur fluidité elles étendent les alimens viſqueux, quoique, dans cette circonſtance, elles ne rempliſſent pas mieux ce but que l'eau ſimple ; elles excitent de deux manières l'évacuation par les ſelles, & le progrès des alimens dans les inteſtins ; d'abord, par leur fluidité & leur volume : ſecondement, par leur acefcence, qui, par leur combinaiſon avec la bile, occaſionne le *ſtimulus* particulier, dont nous avons déjà fait mention (87). Parvenues dans les vaiſſeaux ſanguins, à raiſon de la nature ſaline qu'elles conſervent, elles ſtimulent les *excrétoires*, & excitent l'urine & la ſueur, en corrigeant ainſi l'alkaleſcence, non-ſeulement par leur mêlange, mais en évacuant nos fluides *dégénérés*.

Bien des Médecins n'ont parlé que de ces qualités en traitant des liqueurs fermentées ; ils ont nié leurs propriétés nutritives (88), auxquelles on

---

(87) Et que nous avons été forcé de commenter à cauſe de la théorie nouvelle qu'elle contient, & ſur laquelle les propriétés de la combinaiſon de la bile & des acides ſont fondées. Propriétés oppoſées à toutes celles que nous connaiſſons en général à cette combinaiſon, & que M. Cullen reconnaît lui-même dans nombre d'endroits, ſur-tout lorſqu'il dit que la combinaiſon des acides avec la bile adoucit celle-ci.

(88) Cependant perſonne n'ignore que les ivrognes ne

doit certainement faire attention, quoiqu'en excitant les évacuations par les selles; elles précipitent
les parties nutritives des alimens; & qu'en stimulant les excrétoires, elles s'opposent à leur séjour
dans le système. Les liqueurs fermentées sont suf-
ceptibles de produire tous les effets que nous venons de citer, & bien d'autres; car leur acescence
occasionne quelquefois des maladies, que l'on attribue à l'acide, en augmentant celle des végétaux, agissant comme du levain, & produisant,
par ce moyen, les vents, les déjections, la bile, &c.
de manière qu'avec les alimens végétaux, il faut
très-peu de boisson, & la plus innocente est l'eau
pure; ce n'est qu'avec la nourriture animale que
les liqueurs fermentées sont nécessaires. Il semblerait que dans les climats plus chauds les *liqueurs fermentées* devraient être nécessaires pour obvier à
l'alkalescence, & à la chaleur; mais il faut considérer que, quoique les liqueurs fermentées contiennent un acide, cependant elles abondent
aussi en esprit ardent, qui, quoique propre à
stimuler l'estomac, est cependant extrêmement

---

font pas de grands mangeurs; mais peut-être que la bière,
l'*aile*, ou le *porter*, font plus nourrissans que le vin, &
cela paraît naturel; car toutes ces liqueurs fermentées ont
infiniment plus de corps que nos vins, & contiennent, en
Angleterre, presque autant d'esprit ardent.

nuifible. Dans les climats les plus chauds, & par-tout où l'alkalefcence domine dans le fyftême, la nature a donné aux hommes un defir pour l'eau, imprégnée de fruits acides, comme par exemple, le *forbet* ; mais il faut les employer avec circonfpection, parce que dans ces pays ils font portés à éviter la nourriture animale, & font trop d'ufage des alimens végétaux, ce qui les expofe à des réfroidiffemens dangereux, au cholera, aux diarrhées, &c.

Je ne parlerai ici que des matières principales employées à la préparation des différentes liqueurs fermentées, d'où dépendent leurs variétés. Les liqueurs fermentées font dues, en premier lieu, à la qualité des fubftances, felon qu'elles font plus ou moins vifqueufes, par conféquent à la propriété qu'elles ont de fubir une fermentation vigoureufe, quoique, peut-être, les fubftances fermentées les plus vifqueufes font les plus nourriffantes, ce qui conftitue une différence entre les ailes & le vin : j'entends par les premières, les liqueurs fermentées, provenant des *farineux* : par les fecondes, les liqueurs, qui proviennent des fruits des plantes. Cela dépend, en fecond lieu, de l'acerbité, de l'acidité, de la nature, & de la maturité du fruit ; & en troifième lieu, leur variété dépend de la conduite de la fermentation. En général la fermentation eft progreffive; elle eft d'abord active & rapide, en dégageant de l'air fixe, ou du *gas fylveftre*, & acquérant en même

temps

[109]

temps plus d'acide qu'auparavant. Ces qualités
aérées & acides ont lieu pendant quelque temps ;
mais à mesure que la fermentation avance, la liqueur se perfectionne, il ne se dégage plus d'air,
& l'esprit ardent se produit de manière que les liqueurs fermentées varient selon les progrès de la
fermentation, & ont différens effets sur le système.
Quand la fermentation a été arrêtée, avant d'être parvenue à son point, malgré qu'elle y tende naturellement, on peut bien encore la renouveller, & lui
donner un mouvement intestin & confus par l'addition d'un nouveau levain.

LES ASSAISONNEMENS

Sont des substances que l'on met dans nos alimens, pour corriger leurs tendances nuisibles, ou
leur donner un goût qui les rend plus agréables à
l'estomac ; ils sont de différentes sortes.

LES AROMATES

Sont certaines substances âcres dont nous nous
servons pour donner plus de saveur à nos alimens ;
car quoique j'aie dit que nos alimens devaient être
sans acrimonie, cependant il faut qu'ils soient sapides
par rapport à l'économie animale. Nous obtenons ces
effets par les aromates ; strictement parlant, ce sont
des substances stimulantes qui sont douées d'un cer-

tain degré d'odeur , comme la canelle , le girofle ; la noix muscade , le macis , & le piment , &c. qui font produits dans les climats les plus chauds. Les plantes d'Europe , analogues à celles-ci , font les femences ombelliferes , l'anis , le carvi , la coriandre , & les *herbes douces* ; elles ftimulent toutes l'eftomac , excitent le mouvement périftaltique , & font anti-fpafmodiques , en faifant ceffer les fpafmes qui proviennent de l'air renfermé dans notre nourriture ; elles font anti-feptiques , & modèrent dans les inteftins la tendance de nos alimens à la putridité. Elles font par ces qualités très-propres à les affaifonner lorfqu'ils proviennent du règne végétal , parce qu'elles ftimulent l'eftomac , facilitent leur mêlange , déterminent fuffifamment l'affluence des fluides animaux , & préviennent les effets de la flatulence. Les aromates ne devraient décidément être employés que dans les pays où ils croiffent , parce qu'à caufe de la chaleur , le peuple y vit en grande partie de nourriture végétale. On les a introduits ici mal-à-propos , comme objet de fenfualité ; car quelques vertus anti-feptiques qu'ils puiffent avoir , elles feraient anéanties par leur *ftimulus* , &c.

Il y a certaines plantes âcres qui croiffent dans le nord , où on fe permet , fans danger , plus abondamment la nourriture animale , & dont on affaifonne fort à propos les alimens infipides.

L'efpèce des creffons , le radis , c'eft-à-dire , le raifort, la moutarde, la roquette, & même toutes les *filiquofæ*, donnent du goût aux alimens infipides, ftimulent l'eftomac , & augmentent le mouvement périftaltique ; ils n'ont pas une propriété anti fpaf-modique confidérable, mais ils font évidemment de puiffantes diurétiques & diaphorétiques ; ils font propres, en ftimulant les excrétoires, à évacuer les matières alkalefcentes. On les unit à caufe de cela fort à propos aux nourritures animales. La claffe des *aulx* a les mêmes propriétés ; elle ftimule l'efto-mac, eft diurétique & diaphorétique, & eft em-ployée dans nos nourritures animales comme affai-fonnement. Voilà ceux que nous tirons des végé-taux récens; il y en a d'autres auffi qui font le fel, le vinaigre & le fucre.

L E   S E L

Eft la fubftance la plus utile à donner de la faveur ; elle eft la plus univerfellement employée, & la moins fujette à dégoûter; mais à l'exception de cette qualité, je ne fais qu'en dire; car les Méde-cins n'ont pas encore bien mis au jour fes effets : on dit qu'il eft anti-feptique. Cependant cette qualité femble être contredite, quand on obferve qu'on l'em-ploie fouvent avec les végétaux, & qu'il eft un *poifon* pour les animaux carnivores, où fa qualité anti-feptique ferait la plus néceffaire, tandis que les granivores femblent en être avides, ainfi que le bétail auquel les fermiers en donnent souvent! Certainement il n'agit point ici par sa qualité anti-septique. Le Docteur *Pringle* dit, qu'une petite quantité de sel est septique, & qu'une grande est anti-septique ; mais je pense en cela que l'expérience n'a pas été exacte ; car le sel qu'il a employé était le sel commun de table, qui n'est pas à beaucoup près le sel marin pur. Il est aisé de concevoir comment ce sel impur a pu produire la putréfaction, c'est-à-dire, par l'alkali surabondant, ou la terre du sel qui a absorbé l'acide, lequel aurait prévenu la putréfaction, en quelque façon. Nous nous interdisons de rendre compte de ce phénomène, jusqu'à ce qu'il soit bien assuré que le sel commun pur est septique en petite quantité. Le sel commun stimule l'estomac, excite l'appétit, & provoque l'excrétion de la liqueur gastrique. On connaît peu la nature de ce sel, tel que nous nous en servons, pour assaisonner nos alimens ; mais comme on a trouvé qu'il était septique, toujours prêts à donner dans les extrêmes, nous en avons conclu qu'il produisait le scorbut par cette propriété. Quoique le scorbut soit sujet à être produit par les viandes salées, cependant l'expérience démontre que les mêmes effets résultent du seul usage continué, pendant long-temps, des nourritures animales, & on n'a pas encore vu le sel produire, lui seul, cette maladie.

LE VINAIGRE

Contient différentes fubftances , & entr'autre une partie nutritive ou faccharine , que nous pou-vons , quoi qu'il en foit , entièrement négliger dans le compte que nous allons rendre de fes effets ; nous ne le confidérons ici que comme affaiffonne-ment ; il donne un goût agréable aux alimens , fti-mule l'eftomac , & excite l'appétit : comme levain aceteux , il détermine la fermentation aceteufe dans les alimens , & par-là eft utile à un certain degré , même avec les végétaux.

On demande s'il eft nuifible comme acide , ou non , & fi ceux que les végétaux frais acefcens affectent doivent l'éviter? Pris en grande proportion il peut , comme les autres acides , avoir de mauvais effets , & en conféquence , ces perfonnes - là de-vraient éviter de le prendre à grande dofe. Il pro-duit ainfi des fpafmes , des vents , &c. comme les végétaux acefcens récens , parce que la fermentation acide n'eft jamais conduite avec le même foin que la fermentation vineufe , & il y a dans le vinaigre ordinairement une matière fucrée qui y eft reftée , & qui n'a pas encore fubi fa première fermentation , laquelle peut s'effectuer dans l'eftomac , & produire tous fes mauvais effets. Sa vertu anti-feptique eft dé-montrée par l'expérience , c'eft pourquoi on a raifon de l'employer avec les nourritures animales. Sa pro-

priété anti - septique, quoi qu'il en soit, n'est pas
très-puissante.

On emploie les autres acides comme assaisonnemens avec les alimens tirés du règne animal. Par
exemple, le jus de citron, qui, à cause de son acerbité, est moins sujet à la fermentation ; mais comme
son goût acerbe diffère beaucoup dans différens citrons, on trouve plus rarement que la même quantité de vinaigre ait de mauvais effets que le jus de
citron, que l'on préfère, cependant, plus généralement au vinaigre, auquel il arrive souvent, indépendamment de ses qualités dont nous avons
parlé, d'être visqueux, sale & désagréable ; mais,
à mon avis, si on fait une juste attention aux qualités du vinaigre, c'est un assaisonnement beaucoup
plus sain.

Glauber a proposé l'acide marin comme un assaisonnement utile, & a éprouvé son usage dans différens alimens ; il dit qu'il n'est point susceptible
de fermentation, & qu'il prévient l'acescence dans
les végétaux, aussi bien que la putridité dans les
alimens du règne animal. Quoi qu'il en soit, ceci
n'a pas été essayé ; & comme c'est une liqueur sur
laquelle nos organes assimilatoires n'ont aucune
action, il semble qu'on doit plutôt le considérer
comme remède, & ne jamais en user comme assaisonnement.

LE SUCRE

Eſt un des principaux ſels qu'on fait entrer dans l'aſſaiſonnement des alimens végétaux ; il donne une nourriture pure & abondante : on l'emploie auſſi fréquemment comme aſſaiſonnement ; mais on ne peut l'employer, ni en auſſi grande quantité, ni auſſi long-temps que le ſel marin ; car ſa ſaveur devient fade par l'uſage. On peut auſſi le conſidérer comme anti-ſeptique, & comme une ſubſtance végétale ; il eſt ſuſceptible de produire tous les effets des végétaux aceſcens. Uni aux végétaux, il augmente la quantité de nourriture qu'ils donnent ; mais je crois qu'il ne corrige pas leurs mauvais effets, & qu'il n'empêche pas la fermentation (89) ; il fermente moins vigoureuſement que les *acido-dulces*, ou *olera*, & il eſt plus fermenteſcible que les moûts tirés des fruits ſecs, comme des figues, &c. On devrait, donc, l'employer avec ménagement dans les végétaux, & en abondance avec la

---

(89) Le premier degré de fermentation vineuſe n'exiſte point ſans un principe ſaccharin. *Voyez notes*, 29, 47, 48 & 50 : c'eſt donc, *vraiſemblablement*, par erreur que M. *Cullen* a dit que le ſucre n'empêchait pas la fermentation ; car le ſucre en diſſolution dans de l'eau avec une ſubſtance muqueuſe mis en levain, forme, *ſans acides*, les liqueurs les plus vineuſes.

nourriture animale (90) : s'il n'était pas trop coû-
teux, on pourrait l'employer avec cette dernière
comme anti-feptique, étant plus muqueux, & moins
fujet à fe décompofer que le fel commun, par la
folution qui s'opère dans l'eftomac.

Depuis que l'emploi du fucre eft devenu commun, fa falubrité a été pour nous un fujet de dif-
pute. J'ai déjà établi la bafe de mon jugement à cet
égard ; on lui a prêté deux défauts injuftement ; il
pourrait, à la vérité, être nuifible par fon acefcence dans *les premières voies* ; mais il n'y a pas
d'expérience qui prouve fes mauvais effets dans les
vaiffeaux fanguins. On a dit qu'il gâtait les dents :
cet effet pourrait, effectivement, être réel dans
quelques circonftances, comme lorfqu'elles ont un
degré de fenfibilité plus remarquable qu'ordinairement ; ou, peut-être, arrive-t-il que des parties
du fucre, qui recouvrent les dents, les attaquent,
en devenant acide (91) ; mais on lui impute, plus

---

(90) Ce confeil eft utile aux peuples qui font voraces de
fubftances animales ; car en effet les alimens végétaux font
fufceptibles de modérer la putridité que ces nourritures peuvent engendrer, & d'*adoucir leur caractère féroce.*

(91) La propriété qu'ont toutes les fubftances, dont le
principe faccharin eft enveloppé ou développé de tourner à
l'acide dans l'eftomac, ferait fuppofer, avec fondement, que cet
acide eft celui qui conftitue l'acide phofphorique, & qui
fe combine avec la terre offeufe des animaux. L'effet

souvent qu'il ne mérite, des défauts de cette espèce; car les raisins sont plus acescens, & cependant toutes les nations les emploient impunément, & les désordres qu'on attribue en *Écoffe* aux espèces de sucreries, sont imputés à tort au sucre. Dans le temps que les Arts languissaient en Europe, les hommes ne vivaient en grande partie que de nourriture animale, & le scorbut était fréquent alors; mais à présent qu'on emploie plus de végétaux, c'est une maladie rare qu'on ne voit que dans les voyages de long cours, ou pendant les longs hivers, où on ne peut se procurer de nourritures végétales. Les fièvres putrides & épidémiques sont aussi moins fréquentes, comme on le voit par les observations de *Sydenham* & de *Pringle*; mais j'attribue cela à l'usage plus fréquent du sucre. Après avoir parlé du sucre en général, nous passons aux différens sucres en particulier.

Le plus brut est le plus acescent, le plus prompt à fermenter, & le plus actif dans la fer-

---

que le sucre a, de devenir lumineux lorsqu'on en frotte deux morceaux ensemble, appartient-il à une vertu phosphorique ou électrique ? Je pancherais pour la première. Ne ferais-ce pas aussi, par son affinité avec la terre animale, que son acide, démontré par *Bergman*, affecte effectivement les dents ? Il imprime d'ailleurs assez souvent une saveur acide dans la bouche un instant après qu'on en a mangé, pour croire qu'il y est bientôt décomposé.

mentation, à quoi sa viscosité (92) contribue ; &
les autres sucres ont d'autant moins ces qualités,
qu'ils sont plus beaux & plus purs. Le sucre le
plus brut, qui a par conséquent les qualités mentionnées ci dessus, est le plus laxatif, & celui qui
est le plus susceptible d'occasionner les désordres
auxquels donne lieu une fermentation active. Le
beau sucre ne devient jamais *dessicatif* ; il ne cesse
pas non plus d'être nourrissant, mais il est, quoi
qu'il en soit, toujours un peu acescent. La chaux
qu'on emploie n'entre jamais dans sa composition,
& ne fait que le rendre moins acescent, & moins
sujet à une fermentation active.

Ayant fait mention des assaisonnemens ou *con-
dimenta*, nous allons, maintenant, nous occuper
des alimens conservés par le moyen du sel commun,
&c. mais comme il n'y a communément que les
nourritures animales que l'on conserve par le sel
commun, je passerai d'abord à ceux-ci.

---

(92) *Voyez note* 29 , 47 , 48 , 49 , 50 , 91 ; la partie purement sucrée est celle qui produit l'esprit ardent, & la partie
visqueuse génère l'acide dont il participe ; mais ces deux produits ont lieu simultanément ; j'entends parler de l'acide
aérien, & non pas du second degré de la fermentation.

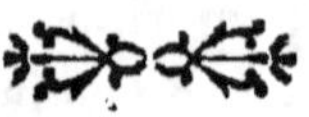

DES ALIMENS VÉGÉTAUX CONSERVÉS PAR LE SUCRE.

Cette préparation confiste à faire pénétrer les matières fucrées dans les fubftances végétales, & à les introduire dans leurs pores, de manière que les préparations de cette efpèce peuvent être confidérées entièrement comme du fucre, qui ne participe à aucune des qualités du végétal, excepté à celles de l'efpèce âcre, comme le gingembre. On peut en dire autant du

DU VINAIGRE POUR CONFIR.

Comme on fe fert du vinaigre pour conferver des fubftances infipides, foit en les faifant bouillir (93) ou tremper dans cette liqueur : on peut, d'après l'idée de cette préparation, confidérer les fubftances confites ainfi, comme autant d'éponges, qui ont abforbé du vinaigre, & qui peuvent en effet être employées à augmenter la faveur des mets ; dans cet état elles n'ont pas plus de propriété antifeptique que le vinaigre. Quant à la petite quantité d'*aromates* qu'on y joint, on en peut connaître leurs effets, parce que nous en avons déjà dit.

---

(93) Ceux qui veulent avoir des cornichons *très-verds* les préparent dans des chaudrons de *cuivre* ; cette pratique, quoique condamnable, eft employée également pour préparer les capres. Matiere médic. de Lieutaud. T. II, p. 412.

DÉS ALIMENS TIRÉS DU RÈGNE ANIMAL.

Autrefois nous diftinguions la nourriture animale de la végétale , & nous difions qu'elle n'exigeait pas d'affimilation , mais feulement la folution & le mêlange ; ceci n'eft pas auffi évident qu'on l'a communément imaginé. Ce qui fait naître dés doutes à ce fujet , c'eft que les animaux carnivores s'en nour- riffent fans aucun mêlange de végétaux , & même fans fel. Le fel eft même un *poifon* pour ceux qui en vi- vent long-temps fans *accumuler* de matières putrides ; & quoique cette nourriture puiffe ne produire que de légères affections de temps en temps , elle finit , cependant , par donner lieu à des fuites fâcheufes , pendant le cours de la vie. La nature a prévenu cet *amas* par des particularités dans leur économie , telles que des inteftins courts ; au lieu que dans les phytovores , on trouve de longs inteftins qui peu- vent engendrer la putridité. Les carnivores font auffi expofés aux affections putridites par leur irrégula- rité , dans l'habitude de fe nourrir , parce qu'ils boivent de l'eau en petite quantité , &c. On dit que leurs excrétions font promptes ; mais ceci eft con- tradictoire avec leur facilité à fupporter de longues abftinences ; car ils font fujets à fe raffafier un jour , pour fouffrir enfuite la faim pendant plufieurs fe- maines , ce qui dans les autres animaux ferait le plus sûr moyen d'occafionner la putridité au plus haut degré. D'après tout cela nous devons fupçonner quelque chofe dans les carnivores qui prévient la putréfaction.

Qu'il me foit permis de dire par conjecture, que la nourriture, dans l'eftomac des animaux carnivores, éprouve à quelque degré une décompofition, & devient acide. Ceci paraît probable, par le changement que fubiffent les fubftances animales, bouillies ou fricaffées. Ne voit-on pas les bouillons devenir acefcens avec le temps (94) ? On a dit, outre cela, qu'on trouve toujours un acide dans l'eftomac de ces animaux. Si cela eft effectivement ainfi, il ne peut y avoir d'autre caufe que la décompofition. Quoi qu'il en foit, en rendant compte des effets de la nourriture animale dans le corps humain, nous pouvons négliger ceux-ci, & confidérer les maladies qui en proviennent comme les effets de la putridité; car aucun homme ne peut, ainfi qu'on la prouvé par expérience, fupporter la nourriture animale feule, fans éprouver au bout de quelques jours des naufées. La putridité agit dans l'eftomac & dans les inteftins, en produifant d'abord

---

(94) Principalement lorfque le temps eft à l'orage, & qu'il tonne, c'eft un phénomène dont on n'a pu encore donner la raifon, non plus que des vins & des fauffes qui tournent exactement lorfque certaines perfonnes fe préfentent dans les cuifines, ou vont dans les caves, &c. en certains temps.

les naufées & la foif, ce qui arriverait bien plus souvent fans le fecours des acides végétaux que l'on prend : elle occafionne en fecond lieu, des évacuations douloureufes, le cholera & la dyffenterie par les émanations putrides des fubftances foumifes à cette décompofition.

Enfuite, quant à la folution de la nourriture animale. Quoiqu'elle ait en apparence une plus forte cohéfion que la nourriture végétale, elle eft cependant d'une folubilité plus facile que cette dernière. Je n'entends cependant pas par ceci qu'elle foit fufceptible d'une folution plus prompte, mais plus parfaite ; car les organes du corps humain extraient, & diffolvent les fubftances animales les plus fermes ; & des eftomacs *femblables* aux nôtres diffolvent auffi les matières les plus dures, en prenant pour exemple les os. Je fuis, malgré cela, convaincu que les végétaux qui ne font pas entièrement diffous, laiffent extraire bien plus *promptement* leurs fucs, que la nourriture animale, & qu'ils font en même temps *plutôt* abforbés ; car la facilité de la folubilité ne dépend pas autant de la denfité de la texture, que de la vifcofité des fucs. Ainfi, la nourriture tirée des animaux les plus jeunes, & les plus fucculens, eft moins foluble que celle que l'on tire des animaux plus âgés (95), le veau l'eft moins que le

---

(95) Mon expérience m'a appris, que ce que M. Cullen

bœuf, l'agneau moins que le mouton, &c. Le Docteur *Robinson* rapporte, qu'une personne qui était habituée à prendre un vomitif tous les soirs, rendait le veau tout entier, tandis qu'on ne découvrait aucun vestige du bœuf qu'il avait mangé. La nourriture animale excite davantage la fièvre dont nous avons parlé, comme de l'effet de la digestion ; elle stimule plus l'estomac & le système entier que la nourriture tirée des végétaux ; & la différence de la nourriture animale dépend de la putrescence & de la viscosité collectivement. Ainsi, la chair des animaux jeunes, étant plus visqueuse que celle des vieux, quoique moins putrescente, est, cependant, moins soluble. La nourriture animale diffère aussi par rapport à sa *transpirabilité*, ou à sa dissipation après la dernière coction. *Sanctorius* a trouvé que le mouton était le plus transpirable, & *Keil* dit, avec lui, que les huîtres le font le moins, aussi les nourritures animales différent par rapport à leur transpirabilité, selon que leurs qualités les rapprochent, ou les éloignent davantage de celles-ci.

---

avance est confirmé par bien des exemples ; car j'ai observé qu'en général on digérait mieux les viandes des animaux formés, que celles de ceux qui étaient encore très-jeunes, & par conséquent plus visqueux.

COMPARAISON ENTRE LA NOURRITURE ANIMALE ET LA VÉGÉTALE.

1°. *Par rapport à leurs différences dans l'eſtomac.* Ce que nous avons dit de la décompoſition & de l'acefcence de la nourriture animale, ne parvient jamais au degré de produire une maladie ; mais la maladie provient toujours de la putrefcence : ce degré a, cependant, lieu rarement, excepté lorſqu'on a ufé abondamment ou trop fréquemment des nourritures animales, ſoit par cauſe de néceſſité, ou pour avoir mené une vie trop gloutonne. L'acefcence des végétaux eſt, donc, plus fréquente, & on devrait y avoir plus d'égard qu'à l'alkalefcence des nourritures animales ; car les eſtomacs faibles éprouvent même très-rarement cette dernière, tandis que l'acefcence affecte beaucoup, & l'eſtomac, & le ſyſtême.

2°. *A l'égard de la différence de leur ſolution.* On éprouve rarement, lorſqu'on fait uſage de végétaux, un ſentiment que l'on déſigne ſous le nom de *peſanteur*, excepté lorſqu'on mange des pâtes farineuſes, tenaces, ou des ſubſtances extrêmement viſqueuſes, tandis que l'on s'apperçoit plus ſouvent de cette peſanteur, lorſqu'on fait uſage des nourritures animales, ſur-tout ſi l'on en uſe en quantité un peu conſidérable.

La difficulté de la solution dépend moins de la fermeté de la texture que de la viscosité, puisqu'un homme éprouve plus de gêne, dans le temps de la digestion, lorsqu'il a mangé du poisson (96), indifféremment de quel genre qu'il soit, que des substances plus fermes, & de-là vient qu'elle est plus fréquente lorsqu'on a fait usage de nourritures animales, & sur-tout des animaux les plus jeunes. Tout ceci démontre, évidemment, que la solution, & la sortie de la nourriture hors de l'estomac, dépendent plus de la viscosité, que de la fermeté des alimens.

3°. *Quant au mélange.* Nous n'en connaissons pas de difficile parmi les alimens tirés des végétaux, excepté toutes les huiles végétales, tandis que les nourritures animales, par leur viscosité & leurs parties huileuses, sur-tout les viandes grasses, s'y prêtent très-difficilement. Je ne sais si les différences des nourritures animales aux végétales, ne pourraient pas être rapportées à ce chapitre du mélange ; car la nourriture végétale demeure long - temps dans

---

(96) Il paraît que cet effet n'a lieu que relativement aux personnes qui mangent beaucoup de viande par *habitude*, comme les Anglais ; car l'expérience nous prouve que cet aliment, lorsqu'il est choisi, est très-sain, même pour les convalescens : je le crois cependant plus propre à ceux qui sont sujets aux crudités acides, parce que cette nourriture est très-putrescente.

l'eſtomac , parce qu'elle ne fournit qu'une très-
petite quantité de ſtimulant , & que le ſyſtême n'eſt
affecté que proportionnément à l'abondance de ce ſtimulant , qui eſt incomparablement plus grande dans
la nourriture viſqueuſe & huileuſe , tirée du règne
animal , que dans celle que l'on tire du règne végétal , dont la texture eſt plus ferme & plus abreuvée
de ſucs aqueux. Quoi qu'il en ſoit , j'obſerverai ici
qu'il y a certaines ſubſtances , qui , ſéjournant dans
l'eſtomac , ont la propriété de déterminer un friſſon
fébrile , ſans que les ſtimulans puiſſent la leur ôter ;
elles agiſſent uniquement par le refroidiſſement
qu'elles occaſionnent , & ceci eſt plus communément excité par les ſubſtances végétales. On
obſerve beaucoup de fièvres intermittentes dans
les pays chauds , leſquelles proviennent , plus ſouvent , d'un excès de nourritures végétales que de
l'excès des nourritures animales. Nous tirons notre
preuve , de ce qu'il n'y a rien qui ſoit plus ſujet à
occaſionner une rechûte , lorſqu'on vient d'être
guéri de la fièvre intermittente , que les alimens
froids , ſur-tout ſi on en a fait uſage les jours où les
accès revenaient habituellement , & principalement ſi
ce ſont des alimens tirés des végétaux aceſcens & fer-
menteſcibles , tels que la ſalade , les melons , les
concombres , & les *acido-dulces* , &c. leſquels occaſionnent , à mon avis , le plus ſouvent des épidémies.
En conſéquence , lorſqu'on veut éviter les fièvres

intermittentes, il faut se priver de nourritures végétales, & faire usage de la nourriture animale, quoique son *stimulus* soit plus considérable : ceci, entr'autre, est une preuve que la fièvre dépend beaucoup de l'accès du frisson (97). Si nous réfléchissons, sur-tout, à ces quatres principes de la digestion ; savoir, l'assimilation, la solution, le mêlange & le stimulant, nous ferons à portée de juger du choix des alimens, par rapport à l'estomac.

Relativement ensuite *aux intestins*. Lorsque la putridité de la nourriture animale est portée trop loin, elle produit, comme je l'ai dit, un stimulant actif qui occasionne la *diarrhée*, la *dyssenterie*, &c. mais ces effets sont rares ; au lieu que l'usage de la nourriture végétale, & l'acide qu'elle produit joint à la bile (98), donnent un stimulant assez puissant, pour occasionner plus souvent ces effets, qui sont, heureusement, de moindre conséquence ; si le froid n'est pas grand dans la saison de l'automne, lors-

______

(97) M. Cullen avance ceci à l'appui de son système, parce qu'il prétend que le frisson est de nature sédative, & que par conséquent les alimens végétaux sont aussi propres à le déterminer, par la faiblesse qu'ils occasionnent dans le système, que les alimens tirés du règne animal ont la puissance de l'éloigner par leur *stimulus*, & leur qualité échauffante & fortifiante.

(98) (*Voyez note* 35.)

qu'il y a une tendance à la dyſſenterie, & ſi on obſerve que cette maladie eſt occaſionnée par l'uſage des fruits, on doit l'attribuer plutôt à ce qu'ils refroidiſſent les inteſtins, qu'à ce qu'ils les ſtimulent.

Quant aux effets de la nourriture animale & végétale ſur les ſelles. Toutes les fois que ni la putréfaction, ni l'acidité n'ont été portées trop loin, je penſe que la nourriture animale entretient le ventre plus régulier, que la nourriture végétale donne une plus grande quantité de matière fécale, & que lorſqu'elle eſt épuiſée de ſes ſucs, par l'eſtomac & les inteſtins, elle eſt plus propre à ſéjourner, à rendre le ventre pareſſeux, & à produire la conſtipation, que la nourriture animale qui eſt ſtimulante, & qui auparavant de parvenir dans les gros boyaux, où s'accumulent les matières, a atteint une tendance à la putréfaction, qui fournit un ſtimulant utile ; d'où il eſt aiſé de prononcer que ceux qui ſont conſtipés par l'uſage des végétaux, ſe trouveront bien mieux à cet égard, d'un régime tiré de la nourriture animale.

4°. *Effets des nourritures, tirées des deux règnes, animal & végétal, dans les vaiſſeaux ſanguins.* Nous dirons qu'elles donnent toutes deux un ſang de la même eſpèce, mais de qualité différente. La nourriture animale en fournit une plus grande quantité, parce qu'elle eſt entièrement, ſelon l'expérience, convertible *in ſuccum & ſanguinem*, & d'une digeſtion

[229]

ifée, au lieu que le fang provenant des végétaux
eft plus aqueux, & contient une portion d'une ma-
ière faline, qui ne peut s'affimiler, & qui eft re-
ettée du corps par les excrétions. La nourriture
animale fournit un fang ftimulant plus élaftique, &
plus denfe que la nourriture végétale; elle roidit les
fibres, occafionne une plus grande réfiftance des
folides, & les excite auffi à réagir plus fortement.
On a fuppofé que l'acide, provenant de la nourriture
animale, était porté dans les vaiffeaux fanguins, &
qu'il y exerçait fes effets; mais la tendance des
fluides animaux eft fi portée à l'alkalefcence, que
je ne puis me perfuader qu'il ait jamais exifté dans
le fang une acrimonie de nature acide. La nourriture animale peut feule produire promptement
une acrimonie alkalefcente, & fi une perfonne fe
nourriffant entièrement de végétaux, ne prenait pas
d'alimens pendant quelques jours, l'acrimonie ferait alkalefcente chez lui.

Nous avons actuellement à examiner la quantité
de parties nutritives, que ces différentes nourritures produifent. L'aliment eft de deux efpèces; le
premier répare la perte qu'éprouvent les fibres folides, l'autre fupplée certains fluides : le principal
de ces fluides eft l'*huile* ; mais comme la nourriture
animale eft plus aifée à convertir, plus long-
temps retenue auffi dans le fyftême, & qu'elle contient une plus grande proportion d'huile, elle fournit

plus abondamment , que les végétaux, les deux espèces de nourriture. Une preuve que l'embonpoint est plus souvent produit par la nourriture animale, c'est, qu'en Angleterre il y a plus de personnes grasses, que dans aucune autre contrée du Monde, deux fois plus grande , & plus peuplée que cette Isle (99), où on consomme beaucoup de *viande*.

5°. Enfin, *quant aux différens degrés de transpirabilité de ces nourritures*. Iis ne sont pas encore déterminés comme il faut. *Sanctorius* parle constamment du mouton comme de la plus transpirable de toutes les nourritures, & des végétaux, comme arrêtant la transpiration. C'est une conséquence des différens stimulans que ces nourritures fournissent à l'estomac, de manière que les personnes qui vivent de végétaux ne sont pas sujettes à une transpiration aussi prompte. Dans le temps de la digestion, la transpiration est arrêtée de quelque nature que soient les alimens qu'on prend, mais, sur-tout, par les végétaux rafraîchissans. Une autre raison pour laquelle les végétaux sont moins transpirables, c'est, que leur sucs *aquoso-salins* les déterminent à passer

______

(99) Il est à présumer que les boissons théiformes dont on fait un usage habituel, les liqueurs spiritueuses & la bière, contribuent aussi beaucoup à produire ces hommes extraordinaires plus nombreux en Angleterre qu'en tout autre pays de l'Univers , où la viande est bien moins succulante.

par les urines, tandis que la nourriture animale, plus intimément mêlée, est plus également distribuée dans tout le système, & se dissipe aussi par la transpiration. On peut comprendre par-là les raisons de *Sanctorius* ; car les *alimens* végétaux ne sont pas retenus *plus long-temps* dans le corps, mais ils prennent plus souvent la route des reins. Ces deux espèces d'alimens sont également transpirables à cet égard, c'est-à-dire, qu'une personne qui vit de l'un & de l'autre aliment, revient chaque jour à son poids ordinaire ; mais si nous considérons le peu de nourriture que donnent les végétaux, & la grande tendance qu'a la nourriture animale à donner de l'embonpoint, nous conviendrons que les végétaux sont transpirés plus promptement, que les nourritures animales.

Je ne puis éviter ici la question si souvent agitée, c'est-à-dire, *l'homme est-il destiné à faire usage de la nourriture animale ou végétale ?* Cette question a été mal traitée ; car dans tous les autres animaux on s'en est tenu à observer, ce que l'animal préférait, & on dit, quant à nous, que la raison de l'homme l'égare. Je ne conçois pas ce raisonnement ; car si dans les pays où il n'y a pas de préjugés de *coutume* qui prévaillent, je vois que l'on vit indifféremment de l'une & de l'autre, j'en dois conclure que la nature les a formé pour faire usage de toutes les deux ; &, en effet, lorsque nous examinons la structure de l'homme, ſes dents, ſon eſtomac, & ſes inteſtins, nous trouvons que la nature l'a deſtiné à faire uſage d'une nourriture mixte ; il a des *dents incifives & canines* comme les carnivores, & une double rangée de dents *mâchelières* comme les granivores. Son eſtomac approche de celui des animaux carnivores, & ſes inteſtins tiennent le milieu entre les deux ; ils ne ſont pas auſſi longs que ceux des *phytovores*, ni auſſi courts que ceux des animaux carnivores. Je m'en rapporterais davantage à l'inſtinct qui produit notre habitude, abſtraction faite des opinions artificielles ; & dans ces cas nous trouverions que l'uſage des nourritures animales & végétales doit avoir lieu enſemble. Les *Pythagoriens*, & leurs imitateurs modernes, les *Brachmaines*, vivent de végétaux ſeulement par préjugé, & nous ne devons pas nous occuper de ces Mithologiſtes, qui nous diſent que l'homme ne vivait, d'abord, que de végétaux, parce que leurs raiſons ne ſont pas fondées ſur des faits : on leur oppoſe qu'il y a encore beaucoup de peuples dans un état d'abrutiſſement, & que le luxe n'a pas encore perverti, qui ſont ſi éloignés de ſe nourrir d'alimens végétaux, que le climat les oblige de vivre preſqu'entièrement de nourriture animale. L'induſtrie du Chaſſeur, & l'état de Berger ſont plus ſimples, & plus anciens, que l'état de Fermier ou de Jardinier.

Par rapport à l'effet de ces alimens ſur les hommes,

J'avancerai qu'il n'y a pas de perſonnes qui vivent entièrement de végétaux, que les Pythagoriens eux-mêmes ſe permettent le lait, & que ceux qui en font uſage en plus grande quantité, comme les Pithagoriens cités ci-deſſus, ſont faibles, maladifs, & maigres, qu'ils ont conſtamment la *diarrhée*, & différentes autres maladies. Aucun des peuples ro-buſtes & courageux ne vivent abſolument de végé-taux ; c'eſt principalement ceux qui tirent leur exiſtence du travail de leur eſprit, comme dans les Indes Orientales les Facteurs & les Courtiers ; & cette méthode de vivre eſt maintenant bornée aux climats chauds, où la nourriture végétale peut être portée à l'excès, ſans avoir beaucoup d'incon-véniens.

Quoiqu'on aſſure que l'homme ſoit deſtiné à vivre indiſtinctement de ces différentes eſpèces de nourri-tures, on devrait, encore, admettre en très-grande proportion la nourriture végétale. On dit que les Lapons vivent entièrement de nourriture animale ; mais les meilleures raiſons contrediſent ce fait ; car *Linnæus* dit, que quoiqu'ils faſſent uſage du lait devenu ſûr, pour prévenir les mauvais effets de la nourriture animale, ils emploient abondamment, auſſi, la *calla*, la *menyanthes*, & beaucoup d'autres plantes. Il n'y a, par conſéquent, point d'exemple de nations qui vivent entièrement de nourriture

animales ou végétales, quoique, cependant, il y
en ait qui vivent en plus grande partie de l'une ou
de l'autre. Dans les pays froids, par exemple, les
habitans vivent principalement de nourriture animale, à raison de la rigueur de la saison, de leur
moindre transpiration, & de leur peu de tendance
à la putréfaction.

La question suivante est plus importante que la
première. Savoir, *dans quelles quantités devraient
être mêlées les nourritures animales aux végétales ?*
J'observerai, d'abord, qu'en parlant de nourritures
végétales ou animales, j'entends parler ici de ces
nourritures données en grande proportion. Pour
continuer, je dirai donc que la nourriture animale
donne plus de force au système. C'est un aphorisme
de *Sanctorius*, que *pondus addit robur*, ce qu'on
peut expliquer par la réplétion des vaisseaux sanguins,
qui donne un degré de tension nécessaire à produire de fortes oscillations. La nourriture animale
a des propriétés plus étendues ; car elle supplée,
non-seulement nos fluides, mais donne aussi un
fluide plus dense & plus élastique. L'art de donner
la plus grande force au système est très-bien entendue par ceux qui élèvent des coqs pour le com-
bat. Ces gens portent ce coq à un certain poids,
qui doit être proportionné, relativement aux autres
parties du système, & qui, en même temps, est si

équilibré, que s'ils perdaient quelques onces de leurs poids, leur force se trouverait très - considérablement affaiblie.

Le Docteur *Robinson*, de Dublin, a observé que la force & le poids du système devraient être déterminés par l'ampleur du cœur, & sa proportion relativement au système ; car un cœur d'une grande capacité produit de gros vaisseaux sanguins, tandis qu'en même temps les viscères sont moindres, particulièrement le poumon, qui, étant un des derniers augmenté de capacité, reçoit une plus grande quantité de fluide dans sa texture cellulaire, & moins dans le système des vaisseaux sanguins.

Nous voyons, par - là, comment la nourriture animale donne de la force, en remplissant les vaisseaux sanguins. Les anciens fesaient garder aux *Athlètes* la même diète, à laquelle nous mettons à présent les coqs : c'est par une nourriture convenable qu'ils leur donnaient une force & une agilité très-grande : on dit que l'on nourrissait, d'abord, les hommes de figues, preuve de ce que nous avons déjà avancé sur leur qualité nutritive ; mais on trouva bientôt, qu'à cet égard, elles n'approchaient pas de la nourriture animale : nous voyons, aussi, que les hommes travaillent proportionnément, relativement à la qualité de leur nourriture. Les Anglais travaillent davantage que les Ecossais, & partout où les hommes sont exposés à de rudes travaux,

leur nourriture doit être animale. Quoique la nourriture animale donne de la vigueur, elle charge
cependant le corps ; & il y a long temps qu'Hyppocrate a obfervé que l'habitude athléthique était
fujette à de grands dangers, lorfquelle parvenait à une
petite augmentation. Cette nourriture eft donc
propre feulement pour ceux qui travaillent du
corps ; mais elle eft abfolument nuifible aux travaux de l'efprit ; car quiconque veut entretenir la
fubtilité de fon efprit, & être pénétrant, doit plutôt faire excès de nourriture végétale. On fe fent
oppreffé par les alimens tirés du règne animal : un
repas un peu copieux produit la trifteffe, la pareffe,
& l'affoupiffement ; auffi les joueurs, qui doivent
avoir conftamment l'efprit tendu à faifir l'avantage,
ont toujours foin de fe retrancher une grande partie
de leur nourriture animale.

Il y a plus, relativement à la force du corps, la
nourriture animale eft à peine néceffaire dans la
première période de la vie pour donner de la force ;
dans l'âge viril, lorfque nous fommes expofés à des
travaux pénibles, elle eft préférable ; & même dans
le déclin de la vie, il en faut une certaine proportion
pour entretenir la vigueur du corps. Il y a quelques
maladies qui viennent nous affaillir au déclin de
nos jours, ou du moins qui font aggravées à cette
époque, au nombre defquelles je compte la goutte.
Lorfque celle-ci eft dans le fyftême, & qu'elle ne

ſe manifeſte pas avec inflammation aux extrémités, elle a des effets pernicieux, elle attaque les poumons, l'eſtomac, la tête, &c. Pour la déterminer aux extrémités, il faut faire un uſage abondant de nourritures animales (100), & particulièrement parce que ces perſonnes ſont incapables de faire beaucoup d'exercice.

Quoique la nourriture animale donne de la force, elle eſt cependant très-ſuſceptible de produire des effets fâcheux quant au ſyſtême ; car elle produit la pléthôre & ſes ſuites dangereuſes. Comme ſtimulant de l'eſtomac, & de tout ſyſtême, elle excite la

---

(100) En ſuivant ce régime, la matière de la goutte eſt toujours élaborée, & la fièvre habituelle qui ſurvient tous les jours à la ſuite de chaque repas, devenant un peu plus active, l'attenue & l'empêche de s'accumuler & de ſe fixer. C'eſt ainſi que j'explique des guériſons obtenues par l'uſage de deux gouſſes d'ail, que l'on avale entières tous les mois, à des périodes déterminées. Cet ail ne ſe digère pas lorſqu'il eſt avalé en gouſſe, & ſéjourne long-tems dans les inteſtins. Son action ſtimulante ſe prolonge par cette cauſe, & donne origine à une fébricule qui prévient la ſtagnation, & l'accumulation de la matière de la goutte. D'ailleurs cette matière, à mon avis, paraît être le produit d'un acide uni à la terre animale. La terre calcaire, par exemple, peut être tenue en diſſolution dans un fluide tel que l'acide vitriolique : il réſulte cependant de leur union un ſel très-peu diſſoluble dans l'eau. La matière de la goutte peut ainſi ſe tenir en diſſolution, & ſe précipiter par certaines circonſtances.

fièvre ; accélère la circulation , & excite la transpiration ; mais, quoi qu'il en soit, le systême est bientôt usé par l'action répétée de ces *stimulans* ; & un homme qui a fait de bonne heure usage du régime des athletes, est ou bientôt enlevé par les maladies inflammatoires, ou, s'il fait un exercice suffisant pour rendre son régime salutaire, il se fait une si grande accumulation de fluides putrescens, qu'après un pareil régime, il se trouve assaillit de maladies chroniques , dont les racines sont extrêmement profondes. C'est donc encore une question de savoir si nous devons desirer ce grand degré de force de corps, sans avoir égard à tous ses inconvéniens & à tous ses dangers.

Il est évident que ceux qui s'occupent principalement des travaux d'esprit , & qui ne sont pas trop exposés au travail du corps, devraient éviter l'excès de nourriture animale. Il y a une maladie qui semble exiger la nourriture animale, c'est la maladie *histérique* ou *hypochondriaque* (101), qui me semble beaucoup être une espèce de *goutte*, qui se fixe sur le canal alimentaire. Toutes les personnes, affectées de cette maladie, sont très-disposées à produire

---

(101) C'est un régime bien opposé à celui que nous faisons observer à nos malades, sur lequel l'expérience seule a droit de prononcer ; mais j'ai quelques observations qui semblent confirmer ce que dit M. Cullen. (*Voyez note* 100.)

l'acescence, & j'ai vu cette difposition aller fi loin , qu'elles ne pouvaient manger d'autres végétaux que du pain, fans éprouver les plus mauvais effets. Nous fommes donc ici obligés de prefcrire un ré-gime animal, même à ceux qui ont les organes très-faibles ; car il prévient généralement ces fymp-tômes. Cependant, j'ai différens exemples de fcor-buts exceffifs, produits par l'ufage long - tems continué de ce régime, & qu'il eft toujours fâcheux d'ordonner ; lorfqu'on eft forcé de le prefcrire, on doit le joindre à la plus grande quantité poffible de végétaux : & dès que la guérifon a lieu, nous de-vons recourir de nouveau, & par gradation au, ré-gime des nourritures animales ; mais nous ferions heureux de pouvoir perfuader, ceux qui font dans l'âge qui les porte à l'incontinence, que cette ma-ladie eft fufceptible de fe diffiper, avec beaucoup moins de danger, par l'exercice, l'air nouveau, & en évitant les appartemens chauds, l'effufion des plaifirs de la génération, & les alimens vieux.

Confidérons à préfent le régime végétal. Le prin-cipal inconvénient de celui-ci eft la difficulté de l'affimilation, qui, cependant, eft rare chez les perfonnes vigoureufes & exercées. Dans les climats chauds l'affimilation des alimens végétaux eft plus facile, de manière qu'on peut l'y employer davan-tage, & quand elle eft favorifée par l'exercice, elle donne affez de force & de vigueur ; mais quoique la règle générale, pour donner de la force, soit favorable au régime *animal*, il y a cependant bien des exemples, où les végétaux la produifent à un degré remarquable. Le régime végétal a cet avantage, qu'il aiguife l'appétit, & qu'il n'incommode prefque pas pris dans la plus grande quantité. Je ne crois pas qu'il puiffe avoir de mauvais effets, fur-tout dans les vaiffeaux fanguins, fi ce n'eft les défordres qu'il peut occafionner dans les *premières voies*, & le moins de force qu'il procure ; car il n'y a pas d'exemple que fon acrimonie particulière ait été jamais chariée dans le fang, & affurément le régime végétal eft moins propre à produire la putridité que la nourriture animale ; il n'occafionne d'ailleurs généralement pas la pléthôre, ou aucune de fes fuites dangereufes, à moins que les perfonnes n'en aient fait un ufage trop abondant, & n'aient été exceffivement fédentaires ; de manière que nous devons conclure ici, que la nourriture *végéale*, prife en grande proportion, eft, en général, utile aux hommes.

Il n'y a pas d'erreur plus dangereufe, ou plus commune dans ce pays, que celle qui porte à méprifer le pain ; car c'eft le plus fain de tous les alimens végétaux, & le meilleur correctif de la nourriture animale ; j'ai prévenu fes mauvais effets dans les maladies hypochondriaques, en faifant ufer feulement d'une grande quantité de pain. Les Français ont en

apparence

apparence autant de nourritures animales fur leur table que les Anglais ; & par un plus grand ufage du pain, & des fruits acides, ils en préviennent cependant les mauvais effets. Les Anglais devraient donc, par conféquent, employer plus de pain avec leurs alimens, fur-tout parce qu'ils font très-voraces de nourriture animale.

La nourriture végétale eft non-feulement néceffaire à fortifier la fanté, mais à affurer une longue vie, &, comme nous avons dit, dans l'enfance & dans la jeuneffe nous devrions y être prefque reftraints, depuis l'âge viril jufqu'au commencement de la vieilleffe faire ufage de la nourriture animale, & vers la fin de nos jours, revenir aux alimens végétaux.

Il fe préfente encore une autre queftion qui a été fort agitée, c'eft pour favoir *quels font les effets de la variété dans la nourriture* ? Eft-elle néceffaire ? doit-elle être permife, ou eft-elle généralement nuifible ? La variété d'une certaine efpèce me femble néceffaire ; car les alimens végétaux & animaux ont entre eux leur avantage mutuel, en tendant à fe corriger l'un & l'autre. La feconde variété néceffaire, c'eft celle de la nourriture liquide & folide, qui devrait être ménagée de manière à fe tempérer réciproquement. J'ai déjà obfervé, que la nourriture liquide, particulièrement du règne végétal, était trop prompte à paffer avant d'être convenablement affimilée, tandis

que la nourriture folide y féjournait long-tems ; mais
ceci n'appartient pas directement à cette queftion ;
favoir, fi la variété de la même efpèce eft néceffaire
ou convenable, comme dans les nourritures animales, le bœuf, le poiffon, le poulet, &c. je n'ai
jamais, à la vérité, apperçu aucun inconvénient
qui pût provenir de ce mêlange, ou de la difficulté
de l'affimilation, pourvu qu'on n'en ait pris qu'une
quantité modérée ; lorfqu'il en provient quelque
inconvénient, il eft probablement dû à une des
fubftances particulières, qui entre dans le mêlange, &
qui, prife feule, aurait produit le *même effet* : il me
femble, affurément, que l'effet ne doit pas être
augmenté par le mêlange, mais au contraire il eft
probable qu'il doit le *prévenir.* Il y a peu d'exception
à ceci : fi quelqu'un, par exemple, prend une
grande quantité de fubftances acefcentes avec le lait,
un fentiment de froid, l'acidité, & la flatulence
peuvent avoir lieu, &c. & il eft auffi probable que
le coagulum, produit par l'acefcence des végétaux,
étant plus fortement rapproché, puiffe occafionner
un plus long féjour dans l'eftomac, & l'acidité à
un degré très-fenfible. Auffi le mêlange du poiffon
& du lait occafionne fouvent de mauvais effets.
Ceci offre une théorie difficile à admettre, quoique, d'après l'univerfalité des fentimens, elle doit
être certainement jufte. Pouvons-nous fuppofer que
le poiffon forme un coagulum fembla ble à celui que

produit la préfure ? Si cela eft, il peut caufer les mauvais effets cités ci-deffus : outre que le poiffon approche un peu des végétaux, en ce qu'il donne peu de ftimulant, on l'accufe encore de produire de mauvais effets, femblables à ceux-ci, c'eft-à-dire d'occafionner le friffon fébrile. (*Voyez note* 97.)

Voilà tout ce qu'on peut dire touchant la variété des alimens ; mais elle a auffi le défavantage d'exciter à la gloutonnerie. La variété des mets, & l'art de la cuifine, fait manger plus qu'on ne peut naturellement digérer ; & c'eft, peut-être, à caufe de cela que les Médecins ordonnent, avec raifon, prefque univerfellement un régime fimple ; car malgré les règles de l'art, la quantité des alimens, que l'homme doit prendre, ne peut fe mefurer que fur fon appétit, & la fatiété eft plutôt produite par un *feul* mets que par *plufieurs*; mais ceci eft fi éloigné d'être contraire à la variété, que c'eft un argument en fa faveur, puifque le feul moyen d'éviter de faire un excès de nourriture animale, & de prévenir fes mauvais effets, c'eft d'employer une quantité de végétaux. Un autre moyen de prévenir les mauvais effets de la nourriture animale, c'eft de faire ufage d'une grande quantité de liquides; & c'eft par cette raifon que nous n'en éprouvons pas tant les mauvais effets ici; car nous buvons beaucoup en même tems, & prenons des bouillons, qui font des correctifs excellens des effets de la nourriture animale;

d'ailleurs ils tempèrent l'appétit en allant au-devant
de l'intempérance.

Ayant maintenant fini tout ce que nous avons à
dire ſur la nourriture animale en général, & diſcuté
différentes queſtions & comparaiſons, qui ſe ſont élevées à ce ſujet, je vais traiter des ſubſtances particulières, dont j'ai fait mention dans le catalogue.

D U L A I T.

Je vais d'abord traiter du lait avant aucune des
autres nourritures animales, parcé que le lait
eſt une ſubſtance intermédiaire entre les alimens
animaux & les végétaux. Il ne paraît pas convenable
de l'analyſer chymiquement & ſcrupuleuſement
dans ce moment, particulièrement parce que vous
allez avoir inceſſamment une occaſion de trouver
ce ſujet traité plus complettement, que je ne puiſe
le faire ici (*). Le lait ſemble immédiatement ſéparé
du chyle; car ils ſont tous deux une liqueur blanche
de la même conſiſtance; il eſt plus abondant après
les repas, & ſa nature eſt très-aceſcente. Dans le
plus grand nombre des animaux qui vivent de végétaux, le lait eſt aceſcent, & il eſt incertain, quoique, juſqu'à préſent, aucune obſervation ne prouve

---

(*) L'Auteur renvoie ici à une thèſe très-bonne, ſoutenu
à-peu-près dans le même tems au ſujet du lait.

le contraire, s'il ne l'eſt pas auſſi dans les animaux
carnivores. Si l'on trouve qu'il le ſoit réellement,
cela réſoudra la queſtion ſur la décompoſition &
l'aceſcence de la nourriture, dans les *premières vôies*
de ces animaux dont nous avons parlé. Mais, quoi
qu'il en ſoit de ceci, il eſt certain que le lait de tous
les animaux, qui vivent de végétaux, eſt aceſcent.
Le lait tirant ſon origine du chyle, nous en concluons qu'il eſt de nature végétale ; car ceux qui
vivent indifféremment de nourritures végétales &
animales, ont plus de lait, & il eſt plus promptement préparé avec les alimens végétaux, qu'avec la
nourriture animale. Le lait, cependant, n'eſt pas
un fluide végétal pur, quoique nous ayons une liqueur végétale qui lui reſſemble par le goût, la
conſiſtance, la couleur lacteſcente, & la propriété
de laiſſer ſéparer ſa partie huileuſe : il s'agit des
émulſions des *nuces oleoſæ*, & des ſubſtances farineuſes ; mais elles n'ont pas la partie coagulable du
lait (102), qui ſemble être de nature animale, approchant de celle de la limphe coagulable du ſang.
Le lait ſemble, donc, d'une nature intermédiaire,

---

(102) On peut cependant coaguler les émulſions par le
moyen des acides ; elles ſe tournent d'elles-mêmes en paſſant
à l'acidité, ainſi que le lait ; c'eſt pourquoi on les conſerve à
un degré de froid, ſuſceptible de prévenir cet effet de ſa fermentation.

Q 3

entre le chyle tiré des inteſtins , & l'*albumen* , ou
fluide animal complettement élaboré.

Il contient trois parties différentes : une partie
huileuſe , d'abord , qui , quoiqu'on puiſſe dire , concernant l'origine des autres graiſſes dans le corps , eſt
certainement immédiatement tirée de l'huile des
végétaux que nous prenons , puiſqu'elle reſſemble
très-exactement par ſa nature à celle-ci , & deviendrait parfaitement ſemblable , ſi nous pouvions la ſéparer tout-à-fait de ſa partie coagulable : une autre
preuve de leur reſſemblance eſt la propriété de ſe
ſéparer , qui prouve que le mêlange eſt *récemment*
fait , mais pas encore entièrement achevé.

Secondement , je vous ai dit , qu'outre cette
partie huileuſe , il y a encore une partie coagulable
néceſſaire.

Et troiſièmement , qu'il y a beaucoup d'eau unie
à ces deux parties , laquelle contient une ſubſtance
ſaline , ſucréé , tenue en diſſolution.

On peut obtenir ces trois parties ſéparées en fromage , beurre & petit lait ; mais elles ne le ſont
jamais parfaitement ; il y a toujours une partie de
chacune unie à la troiſième.

Rien n'eſt plus commun , d'après ce qui a été
dit de ſa nature intermédiaire , que de ſuppoſer
qu'il n'a pas beſoin d'aſſimilation , & on a déduit
de-là , la raiſon pour laquelle il pénétrait le corps de
l'homme dans l'état le plus affaibli ; mais toutes les

fois que nous examinons le lait , nous obfervons
toujours qu'il fe coagule, qu'il éprouve une décompofition , & devient acefcent : auffi, les enfans,
qui vivent entièrement de lait , rendent toujours
par la bouche des matières , que tout le monde
obferve n'être pas de la même qualité que la nourriture qu'ils prennent , & c'eft pourquoi , j'avance,
que le lait , ainfi que toute autre nourriture , devient naturellement acefcent dans l'eftomac, & ne
repaffe comme chyle dans le fang , qu'après avoir
éprouvé une nouvelle récompofition.

Il approche , donc , de la nature de l'aliment
végétal ; mais il n'eft pas fufceptible d'une fermentation vineufe & nuifible (103) , & il a , par cette
propriété , un avantage fur lui à caufe de cette
qualité ; il n'échauffe pas l'eftomac comme la nourriture animale , & il n'occafionne pas la fièvre, quoiqu'il foit cependant plus nourriffant que les végétaux , à raifon de la quantité de matière coagulable
qu'il contient.

---

(103) Les Tartares & d'autres peuples préparent des liqueurs vineufes avec le lait de jument, par le moyen de la
fermentation ; cependant nous croyons que le petit lait eft préférable à caufe de la partie muqueufe qu'il contient encore ,
& du fucre qui s'y trouve dans une diffolution parfaite. D'ailleurs d'après mes expériences le gaz aérien coagule dans l'inftant le lait , ce qui confirme qu'il éprouve inconteftablement
ce changement dans l'eftomac avant d'être digéré.

Voilà les qualités générales du lait : considérons-les maintenant comme applicables à la nourriture. Le lait est la nourriture la plus généralement appropriée à tous les âges, & à tous les états du corps ; mais il semble qu'il est principalement désigné par la nature à être la nourriture des enfans. Les solides des animaux, dans l'état de fœtus, sont une gelée parfaite, incapables d'un pouvoir assimilant. La nature, dans cet état, a parfaitement préparé leur nourriture, comme le *blanc de l'œuf* dans les ovipares, laquelle dans les *animaux* vivipares tient certainement un peu de la même espèce, parce qu'il était nécessaire que les vaisseaux fussent remplis d'un fluide qui pût disposer à une assimilation ultérieure. Quand l'enfant a atteint un degré considérable de consistance, comme lorsqu'il abandonne le sein de sa mère, il lui reste alors un certain degré de faiblesse, qui rend encore un peu nécessaire l'indication du lait. Il est donc avantageux à l'enfant d'avoir une nourriture alkalescente récemment préparée, & dépourvue, en même tems, de sa tendance nuisible. Le lait se trouve donc alors alkalescent, & pourvu en même tems d'une quantité d'acide suffisante pour corriger cette alkalescence ; à mesure que le corps croît, & que la tendance à *développer* l'alkalescence est plus grande, l'animal est conduit à la prévenir, par l'usage des alimens végétaux, comme plus appropriés à sa force *assimilatrice*.

J'ai observé que le lait était propre presque à tous les tempéramens, & il l'est même, plus que les substances qui ont subi la fermentation vineuse, pour les estomacs qui sont disposés à l'acescence : il y a mieux, il guérit le *soda*, arrête la fermentation vineuse (104), & précipite la lie, lorsque le vin est troublé par une fermentation renouvellée. Il convient donc de l'allier à une grande partie des alimens végétaux, quoique son acescence soit quelquefois dangereuse, soit à raison de la quantité qu'on en a pris, ou de son propre degré d'acescence ; car par certaines circonstances, dont on ne peut rendre compte, il se forme dans l'estomac différens acides ; dans l'état de santé cet acide est faible ; mais dans les maladies hypocondriaques, par exemple, il s'en

---

(104) S'il arrête la fermentation vineuse, & même le *soda*, je crois que c'est en liant, & rapprochant par son coagulum les substances dans leur degré de fermentation, soit vineuse, soit acide ; car l'air fixe ou l'acide aérien dégagé dans l'estomac a une propriété très-grande de coaguler le lait. Le miel, par exemple, qui est une substance très-propre à la fermentation, ne fermente qu'autant que ses parties sont divisées, par une substance fluide, dans une certaine proportion, & il cesse de fermenter dès que cette proportion se rapproche de sa consistance naturelle. C'est ainsi que le lait précipite parfaitement la lie des vins blancs, & qu'il leur donne un velouté très-agréable, qui tient du petit lait, & du sucre qui le constituent. On emploie avec succès ce procédé dans les Pays-Bas, où on boit d'excellens vins blancs.

forme quelquefois d'aussi corrosifs que les acides minéraux (105).

Quand l'acidité du lait est portée à un très-haut degré, il peut devenir singulièrement rafraîchissant, occasionner des crudités froides, & le retour des fièvres intermittentes. Si vous adoptez le sentiment commun, qu'il passe dans le sang, sans être changé, il n'éprouve pas de solution ; mais si vous admettez avec moi le *coagulum* dans l'estomac, on peut bien le mettre, alors, au nombre des nourritures solubles ou insolubles, selon que son coagulum est plus ou moins tenace.

On croyait, autrefois, que la présure qui caille le lait devait être acide; mais, suivant les dernières observations, il semble que, si c'est un acide, il est

_____

(105) Je ne puis faire le moindre usage du lait sans éprouver les symptômes les plus graves. Au bout d'un ou deux jours, lorsque j'en ai fait usage, il se fait une éruption d'ampoules sur toute la surface de mon corps, accompagnée de coliques, d'anxiétés, & des sueurs froides, de vomissemens, & de déjections blanches, &c. qui ne se terminent que lorsque j'ai évacué, par le moyen des purgatifs, les parties caseuses qui séjournent encore dans le canal alimentaire ; mais je pense qu'il n'a ces effets sur moi, que parce qu'ayant un estomac sujet aux crudités acides, son coagulum y devient tenace, & ne peut subir la dissolution, d'où il acquiert un degré d'âcreté, qui porte le trouble dans toute mon économie animale.

fort différent des autres, & que le *coagulum* qu'il produit eſt plus rapproché & tenace que celui oc-caſionné par les acides (106). On a imaginé qu'il devrait exiſter de la préſure dans l'eſtomac de tous les animaux dont la propriété était de coaguler le lait ; mais cette coagulation me ſemble être due à un acide faible retenu dans l'eſtomac ; car le réſidu de notre nourriture végétale cauſe, chez les per-ſonnes en ſanté, un *coagulum* faible & ſoluble ; ceci peut être cependant fort différent relativement aux diſpoſitions variées des eſtomacs ; car dans les uns il devient une nourriture lourde, moins ſoluble, & quelquefois même évacuée, par haut & par bas, dans un état de coagulation indiſſoluble. Comme le lait eſt aceſcent, il peut quelquefois devenir pur-gatif en ſe mêlant (107) à la bile, & j'ai pluſieurs

(106) Je me ſuis aſſuré, par des expériences, que le coagu-lum du lait, produit par la préſure, eſt abſolument, par ſa ténacité, comparable à celui que produit l'acide aérien ou l'air fixe, d'où je ſuis en droit de conclure que la préſure con-tient infiniment de cet acide combiné, par le dégagement duquel la digeſtion s'effectue parmi les hommes comme parmi les animaux ; car du lait caillé dans l'eſtomac des enfans m'a produit les mêmes effets que la préſure tirée de l'eſtomac des veaux.

(107) Je ne puis me rendre au ſentiment de M. Cullen, parce que ma propre expérience eſt en *cela* diamétralement oppoſée à la ſienne, & que d'ailleurs pour ſe mêler à la

exemples de ce fait : cependant il eſt mis plus communément au nombre des alimens qui produiſent la conſtipation.

Hoffmann a trouvé, dans ſes expériences ſur le lait, que toutes les eſpèces contenaient beaucoup d'eau ; & en les faiſant évaporer, il a obſervé que les réſidus différaient beaucoup par leur ſolubilité ; mais nous n'en devons pas conclure qu'il offre la même inſolubilité à nos eſtomacs ; car les extraits des végétaux préparés avec de l'eau, ſont ſouvent des ſubſtances très-inſolubles & difficiles à diviſer par l'eau même : ainſi, Hoffmann aurait pu trouver quelque choſe de ſemblable dans les extraits de lait, ſi je puis les appeller ainſi, & les ſubſtances qui dans leur état habituel ſont très-ſolubles, pourraient

bile, il faudrait qu'il en déterminât un plus grand écoulement dans les inteſtins, ce qu'il ne peut faire que par une qualité ſtimulante, comme celle qu'acquièrent toutes les ſubſtances qui occaſionnent des indigeſtions ; mais dans ce cas ſi la propriété ſtimulante ſe trouve développée, l'action purgative doit indiſpenſablement avoir lieu, indépendamment de l'écoulement plus abondant de la bile qui en eſt l'effet ſeulement, mais non pas la cauſe ; car il n'eſt pas à ſuppoſer que cette ſubſtance aceſcente conſerve dans le ſyſtême la qualité qu'elle a acquiſe dans le canal alimentaire, & qu'elle puiſſe enſuite provoquer par ſon mélange avec la bile dans les vaiſſeaux hépatiques, les évacuations que M. Cullen attribue au mélange de la bile avec les acides. (*Voyez note* 35.)

fort bien paraître insolubles. Il faut, cependant, convenir que le lait est toujours de façon ou d'autre insoluble dans les intestins, parce qu'il est de nature à se sécher, comme le fromage, &c. & très-propre à constiper. Cet effet démontre, je crois, que le lait est toujours coagulé dans l'estomac (108); car s'il restait fluide, il ne produirait pas de *féces*, au lieu qu'il en produit quelquefois de très-dures. On peut le considérer comme nourrissant par sa nature animale (109), lorsqu'il est parvenu dans les vaisseaux sanguins; mais lorsque nous observons ce

---

(108) (*Voyez note* 104 & 105.) Il ne reste plus de doute actuellement sur ce fait. Aussi permet - on librement l'usage du lait & des fruits en même tems. Je crois même que les acides végétaux rendent le lait plus facile à digérer, attendu qu'ils accélèrent la coagulation qu'il doit subir avant d'être absorbé dans les vaisseaux lactées, & que plutôt cette coagulation a lieu, & plutôt le fluide qui s'en sépare est prompt à pénétrer le systême; mais il faut observer que si les fruits sont trop acides, ou que le lait soit trop privé de sa partie butireuse, il en résulte une masse insoluble très-nuisible, que l'on peut comparer à celle qui reste, après la préparation du petit lait par la présure, & qui est d'une nature coriace, semblable à de la gomme élastique, dont les parties buti-reuses interposées diminuent la tenacité.

(109) Sa partie saccharine doit aussi y contribuer beau-coup; car toutes les espèces de lait en contiennent plus ou moins, selon l'animal dont il en provient, les paturages dont il s'alimente, le climat qu'il habite, &c.

qu'il contient de végétal, & son acescence dans les *premières voies*, nous trouvons qu'il n'occasionne pas, comme la nourriture animale, un degré de fièvre dans l'instant de la digestion, & que, par son acescence, il résiste à la putréfaction. C'est donc là-dessus qu'on se fonde pour l'employer dans les fièvres hectiques, qui, quoi qu'il en soit de leurs causes, semblent n'être que des *exacerbations* de paroxysmes fébriles naturels, qui arrivent ordinairement deux fois chaque jour après les repas, & vers le soir. Pour prévenir donc cela, nous ordonnons les alimens qui produisent la moindre exacerbation de ces fièvres, tels que le lait, à cause de sa nature acescente végétale.

Le lait a aussi cela de particulier, qu'il exige bien peu d'effort de la part des organes pour son assimilation ; & outre qu'il est propre au régime qu'on doit prescrire particulièrement dans les maladies de phthisie dans lesquelles il fournit une nourriture douce & huileuse, qui approche de la nature animale, il est aussi en général propre aux convalescens, & à ceux dont le tempérament est inflammatoire. Il y a une maladie dont le symptôme, qui fait espérer le retour de la santé, est l'inflammation, je veux parler de la *goutte*. La seule méthode de la guérir, ou pour mieux dire de la prévenir, est d'éviter cette tendance inflammatoire par un régime convenable. Le symptôme d'inflammation, que j'ai dit être salutaire, est aussi accompagné d'une faiblesse de nerfs, de manière que lorsqu'on cherche à la prévenir, il ne faut pas trop affaiblir le système, comme on y parviendrait par le régime végétal, c'est pourquoi on peut employer le lait avec avantage. Cependant, c'est encore une question de savoir jusqu'à quel point, & dans quel cas, nous devrions même prévenir la goutte ; car elle est souvent une maladie de la constitution, qui a pris profondément racine dans le système, & qui, si on la *prévient* sous l'aspect inflammatoire qu'elle offre, dans l'origine de ses accès, est susceptible de revenir plus souvent par rapport au trop grand affaiblissement, & de paraître, à cause de cela, sous d'autres formes plus dangereuses ; mais il ne peut y avoir d'inconvéniens à essayer de le faire par la diète lactée : cependant on ne devrait l'entreprendre que dans un âge très-jeune, & si on l'emploie avec modération, en y joignant un exercice convenable, & en évitant la jouissance qu'on partage avec les femmes, on doit en attendre des succès ; car vers le déclin de la vie, lorsqu'on a été accoutumé à mener une vie libre, ce régime opposé est souvent suivi de conséquences fâcheuses. Contentons-nous de ce que nous avons dit en général à l'égard du lait. Nous allons actuellement parler des espèces particulières mentionnées dans le catalogue, & qu'on emploie com-

munément. Je les ai rangées dans l'ordre de la proportion des parties solides qu'ils contiennent.

Les trois premiers se ressemblent beaucoup par
leurs qualités ; ils sont extrêmement liquides, ils contiennent peu de matières solides, & sont, conséquemment, très-solubles ; mais lorsqu'ils sont évapo-
rés jusqu'à siccité, ils donnent beaucoup de parties su-
crées très-portées à devenir acescentes, & lorsqu'ils
sont coagulés, leur *coagulum* n'est point coriace, &
est très-aisé à diviser. D'après ces propriétés, vous
voyez aisément qu'ils ont moins de beurre & de matière coagulable que les autres.

Les trois derniers possèdent des qualités opposées
aux trois, dont nous venons de parler ; mais dans
ceux-ci il y a plus de gradation. Le lait de vache
approche le plus des premiers ; celui de chevre est
moins fluide, moins doux, & moins flatulent ; il
laisse, après être coagulé, une plus grande proportion de parties insolubles, &, conséquemment, une
plus grande quantité de partie coagulable : ses parties
huileuses & coagulables ne se séparent pas spontanément, & ne laissent jamais monter la crême, ou le
beurre qu'elles fournissent ne peut s'extraire que
très - lentement : ceci dénote assez les vertus de
ces différens laits ; ils sont plus nourrissans, quoiqu'ils soient en même tems moins aisément dissous
dans les estomacs faibles, que les trois premiers,

moins

moins acefcens que ceux-ci, & ainfi plus rarement laxatifs, & particulièrement convenables pour la nourriture des convalefcens qui n'ont point de fièvres. Les trois premiers font auffi moins nourrif-fans, plus folubles, plus laxatifs, & même plus acefcens, & propres aux convalefcens avec fièvre.

Ces qualités, dans les laits particuliers, font confidérablement variées par différentes circonftances. D'abord, les animaux différens, qui vivent des mêmes nourritures, donnent chacun du lait très-peu reffemblant ; car il femble qu'il y a quelque chofe dans la conftitution, abftraction faite de l'aliment, qui conftitue la grande différence que l'on obferve dans les laits, non-feulement dans la même efpèce d'animaux, mais auffi dans le même animal, à différens âges, & à différentes diftances du tems où il a mis bas : on doit aifément voir que ceci s'applique au choix des nourrices. Secondement, le lait participe à la nature de l'aliment plus que tout autre fluide du corps humain ; car il eft plus ou moins fluide ou folide, & nourriffant, à proportion que l'aliment participe plus ou moins de ces qualités. (a) La nature de l'aliment diffère de qualité felon le tems de fa croiffance. Par exemple, les vieux pâturages font toujours plus nourriffans que les jeunes. (b) L'aliment varie toujours auffi, felon que la faifon eft chaude, sèche, humide, ou froide.

Tome I.   R

Le lait de chaque espèce d'animal est plus propre
aux usages particuliers, quand l'animal se nourrit
d'un pâturage convenable. La vache profite lorsqu'elle paît dans les herbages succulens des valées ;
si l'on y laisse paître les brebis, elles abondent certainement en lait ; mais elles s'engraissent & se plai-
sent sur les endroits les plus élevés & les plus secs des
montagnes, tandis que la chèvre ne s'arrête jamais
dans les fonds, & monte aux sommets les plus
escarpés : certainement le lait de ces animaux est
toujours meilleur, lorsqu'ils paissent sur des terreins qui leur sont propres, & par conséquent le
lait de la chèvre est meilleur dans les pays montagneux. Nous avons, dans une dissertation de *Linnæus*, plusieurs observations concernant la diversité
des plantes, que chaque animal préfère pour sa
nourriture. Toutes les plantes Suédoises, que l'on
a peu réunir, ont été alternativement données à des
animaux domestiques, & il a semblé que la chèvre
vivait du plus grand nombre de ces plantes, &
même de plusieurs qui empoisonnaient les autres ;
que la vache préférait les succulens rejettons des
plantes, tandis que la chèvre choisissait les productions qui leur succédaient, dont la vache était peu
avide. On peut déduire, de-là, des règles concernant
les pâturages des différens animaux. Par exemple, les
Fermiers ont trouvé que dans un pâturage, qui
n'était propre à nourrir qu'un certain nombre de

moutons , on pouvait y introduire un nombre égal de chèvres , fans que les moutons puffent fe moins nourrir qu'auparavant.

RÉGLES POUR LA COCTION DU LAIT.

Il n'eft pas aifé d'indiquer la différence qu'il y a entre le lait nouvellement trait , & celui qu'on a tenu expofé à l'air libre pendant quelque tems ; mais il y en a une matérielle certainement , car la nature n'aurait pas porté les enfans à tetter. Il femble , en effet , convenir plus que l'autre à la digeftion , & à nourrir. Les Médecins ont fuppofé que cela dépendait de l'évaporation de quelque ef- prit recteur ; mais je ne conçois pas qu'il puiffe fe faire une pareille évaporation , excepté celle de l'eau feulement; &, outre cela, les parties volatiles peuvent à peine devenir nutritives. Une raifon beaucoup plus naturelle , eft celle que l'on tire du mélange. Le lait nouvellement trait a été récem- ment mêlé , & fe trouve cependant expofé à une féparation fpontanée , circonftance défavantageufe à la digeftion ; mais aucune de fes parties n'étant pas , d'elles-mêmes , auffi aifément affimilées , que lorf- qu'elles font prifes toutes enfemble , il en réfulte que le lait nouvellement trait , étant donc plus intimement combiné , eft conféquemment plus propre aux enfans & aux perfonnes faibles.

Une autre différence dans l'ufage du lait , expofé

depuis quelque tems à l'air , est celle de le prendre
bouilli ou non ; les Médecins l'ont généralement
recommandé dans le premier état , mais, il n'est
pas aisé d'en assigner la raison : peut-être est-ce celle-
ci. Le lait gardé pendant quelque tems , exposé à
l'air , fait des progrès vers sa séparation spontanée,
au lieu que la chaleur combine entièrement ses
parties, & fait que leur décomposition alors n'est
plus si facile dans l'estomac : le lait bouilli est
donc plus constipant que le lait crud , & donne
plus de *fæces* ; aussi , lorsque le lait est bon , il
s'en dégage une quantité considérable d'air , comme
on le voit par la mousse qui s'élève à sa surface ,
& l'air est le principal moteur de la fermentation
dans le corps ; de manière qu'après cette préparation , il est moins sujet à l'acescence : par ces raisons , il est propre aux personnes robustes & vigoureuses.

Il y a une autre différence relative au lait ,
selon qu'il est fluide ou caillé. Le lait caillé est de
deux espèces, ou par la présure , ou par l'acescence
naturelle du lait. La première préparation rend le
lait plus ferme & plus difficile à dissoudre, quoique, quand on le prend , avec son petit lait, il est
d'une solution moins difficile , mais il l'est toujours
plus qu'aucun caillé préparé par d'autres procédés.
Bien des peuples emploient la dernière préparation,
qui le rend plus soluble , mais très-acescent : il

devrait conséquemment , par rapport à sa solution ; être ordonné aux personnes vigoureuses , & par rapport à l'acescence à ceux qui vivent de nourriture alkalescente ; par cette dernière raison , les Lapons l'emploient acescent , pour leur principal assaisonnement : d'après ces considérations , il est aussi plus rafraîchissant , & produit les autres effets de tous les végétaux acescens.

Nous allons examiner maintenant la partie de laquelle se sépare le fluide laiteux , & par conséquent.

LA PARTIE COAGULABLE.

Nous employons cette partie dans tous les tems , depuis celui de sa plus nouvelle préparation , jusqu'au moment , où elle est devenue le fromage le plus vieux. Toute cette partie est principalement animale ; aussi est-ce la partie la plus nourissante , & celle qui est la plus insoluble ; c'est par cette raison , qu'elle donne plus de *faces* , & c'est aussi pourquoi , l'idée ordinaire dans laquelle on est , que le fromage a la propriété de constiper , est juste ; c'en est assez relativement au fromage en général.

Le fromage diffère par la proportion de la quantité de ses parties grasses naturelles , ou par l'augmentation de sa partie coagulable. Plus le fromage est riche en parties grasses , plus il est nourrissant & soluble. Le fromage maigre est au nombre des ali-

mens les plus infolubles ; il eft fujet à la rancidité
& à la putréfaction, & nous devons, à caufe de
cela, le confidérer comme ayant tous les effets de
la nourriture animale la plus avancée dans la décompofition putride : il ceffe alors d'être nourriffant,
& on ne doit plus le confidérer que comme un affaifonnement propre à feconder la nourriture végétale ; en général, le fromage ne convient, comme
aliment, qu'aux gens laborieux & robuftes.

LA PARTIE GRASSE.

Nous l'employons, en profitant de fa féparation
fpontanée & immédiate, dans l'état de crême ; elle
eft fujette à l'acidité & à la rancidité, qui la rendent
toutes les deux, dans l'eftomac, d'un mêlange & d'une
digeftion difficile ; & je ne connais que la crême,
à laquelle on puiffe imputer tous les mauvais effets
du lait : elle eft compofée d'un quart de partie
graffe, impure, & les trois autres quarts font des
fubftances coagulables & falines. L'huile eft beaucoup plus pure que le beurre : on peut donc l'employer avantageufement dans les alimens. J'en ai
fait mention comme d'une nourriture fubftantielle,
propre à affaifonnner la nourriture végétale, principalement les farineux les moins huileux, afin de
leur donner, en quelque façon, les qualités riches
des *nuces oleofa*. Le beurre eft plus porté à la ran-

cidité que l'huile d'olive ; mais comme on ne peut se la procurer ici nouvelle ou pure, nous employons notre propre beurre avec plus d'avantage.

LA PARTIE AQUOSO-SALINO-SACCHARINE.

Cette partie est différente, selon que le lait a été coagulé par la présure, ou par sa propre acescence. Sa partie coagulable est plus purement séparée par la présure, & le petit lait alors contient une des parties butireuses ; mais quand le lait est coagulé par son acidité spontanée, la partie aqueuse est un acide presque pur, que l'on emploie rarement. Le petit lait contient beaucoup de parties saccharines, & est, par cette raison plus acescent que le lait pur, on a même dit qu'il était susceptible d'une fermentation vineuse (*Voyez note* 103) ; il en approche certainement plus que le lait, & est plus propre à produire une acescence nuisible ; par conséquent, il est plus purgatif & venteux que le lait. Le petit lait s'empare d'une grande portion de toutes les substances qui constituent le lait ; il devient nourrissant par cette raison, quoiqu'au premier coup-d'œil, comme on le suppose séparé de ces parties nutritives, il pourrait paraître n'avoir pas cette qualité. Les petits laits sont différens, selon les laits d'où on les extrait. Le petit lait de vache s'empare du beurre du lait dans la plus grande proportion ; celui de brebis en eſt moins ſuſceptible, & celui de chèvre point du tout. Le petit lait participe, en quelque façon, à la nature du lait : celui de chèvre eſt le moins nourriſſant ; on peut ſubſtituer ſon lait à ceux de femme, de jument & d'âneſſe, dans les phtiſies ; mais le petit lait de chèvre eſt un remède fort employé (110) dans bien des cas ; ſes propriétés ſont peut-être augmentées par la ſituation des pays montueux, où on eſt obligé d'aller pour le prendre efficacement, non-ſeulement parce qu'on l'y trouve plus parfait, mais auſſi à cauſe du changement que l'on éprouve en paſſant de l'air des villes, toujours inquiné de fu-

------

(110) Nous n'employons point communément ce petit lait à Paris ni dans les environs, à cauſe que les chèvres y ſont rares. D'ailleurs le lait de chèvre eſt ſujet à n'avoir pas toujours les mêmes qualités, ni les mêmes vertus, parce que la nourriture variée que prend cet animal, contribue infiniment à occaſionner des différences dans leurs propriétés ; le lentiſque, l'écorce de chêne qu'il mange, le rendent aſtringent. Il eſt au contraire purgatif lorſqu'il a brouté le garou, la clématite, les tithymales, &c. Il peut prévenir la dégénéreſcence du ſang lorſqu'il a mangé de l'écorce de quinquina, & devient anti-vénérien, ſi, à ces alimens, on ajoute quelques préparations mercurielles. Il eſt donc eſſentiel que le Médecin indique l'aliment qu'il veut que cet animal prenne, afin que l'effet du lait correſponde par ſes propriétés à l'effet qu'il a deſſein d'obtenir.

mée (111), dans un air falutaire & léger. En ufant de fes fubftances, fous la forme de petit lait, on humecte l'habitude du corps d'une nourriture douce & aifée à affimiler, qui paffe aifément par les organes fécrétoires, & change bientôt l'état des fluides. L'état de l'eftomac eft caufe que l'on n'a pas plus fouvent recours aux nourritures liquides, qui font fouvent utiles ; car , dans bien des circonftances , l'augmentation de fluidité contribue à la nourriture ; auffi un veau eft effectivement mieux nourri, en allongeant le lait qu'il prend avec une égale quantité d'eau , que s'il le prenait tout pur. *La nourriture* que l'on prend , fous la forme de petit lait , eft tout-à-fait analogue à ce mêlange, fur-tout lorfqu'on le prépare avec le meilleur lait.

---

(111) M. Cullen prétend parler ici des pays qui font toujours couverts de brouillards , où on ne brûle que du charbon de terre. Il s'accorde en cela avec le fentiment public ; mais je crois que le charbon qui produit abondamment le goudron, eft exempt de ces inconvéniens , à moins qu'il ne contienne beaucoup de parties fulphureufes ; car on n'a point encore oublié jufqu'à quel point on a porté à Paris l'enthoufiafme pour l'eau de goudron , que l'on regardait comme un remède univerfel.

LE LAIT DE BEURRE.

Dans celui-ci, le petit lait & la partie coagulable, font plus entièrement féparés de la partie butireufe; mais dans ce lait de beurre, la partie coagulable eft atténuée, réfoute, & d'une facile digeftion : comme elle eft fort faccharine, elle eft fort nourriffante, elle contient même de l'acidité, & c'eft pourquoi elle eft plus rafraîchiffante pour tout le fyftême, & plus propre aux diathéfes inflammatoires & alkalefcentes, que le lait ; mais, par la même raifon, elle eft nuifible, ou il ne faut pas rafraîchir.

Le lait étant fujet à l'acefcence , devient rafraîchiffant dans des circonftances particulières; lorfqu'on l'emploie comme affaifonnement , & quand on craint cet effet, on peut l'aromatifer, ainfi que la crême & le petit lait ; par ce moyen, ils deviennent fouvent utiles. Le fucre fert auffi d'affaifonnement; il fembleroit même qu'il devroit augmenter l'acefcence du lait , puifqu'il y eft fujet de lui même, &, en effet, il agit ainfi dans les eftomacs qui y font difpofés : mais le fucre a un autre effet, c'eft de prévenir la féparation fpontanée des fubftances qui conftituent le lait (112); il donne,

---

(112) C'eft même un moyen que l'on emploie pour empê-

conféquemment, au lait ancien les mêmes avantages qu'a le lait récemment trait : il eſt donc à propos de mêler du ſucre avec le lait (113) pour les convaleſcens. On emploie ſouvent la conſerve de roſe, mais elle n'agit que par ſon ſucre, puiſqu'il entre deux tiers de ſucre dans ſa préparation, & le miel même eſt ſouvent employé avec avantage, quoiqu'il ſoit le plus aceſcent de tous les corps ſucrés.

Ayant maintenant achevé ce que nous avions

---

cher le beurre de ſe former, lorſqu'on veut s'amuſer à faire un tour aux Laitières. Il paraît qu'il agit alors comme lorſqu'on veut tenir en diſſolution des huiles eſſentielles dans de l'eau : ce qu'on appelle préparer un *oleo ſaccharum.*

(113) (*Voyez note* 108.) Pluſieurs obſervations m'ont prouvé que le lait était ſouvent nuiſible par deux cauſes oppoſées. 1°. Lorſque ſon coagulum était trop rapproché, comme celui qu'occaſionne une grande quantité de préſure, aidée d'une forte chaleur. 2°. Lorſqu'il n'était pas aſſez promptement coagulé, ſoit par ſon aceſcence ſpontanée, ſoit par l'air fixe, principe coagulant qui exiſte dans nos eſtomacs ; mais le ſucre peut très-bien agir ici, en s'oppoſant à cette acidité rapide & ſpontanée ; car il a la propriété d'exciter une fermentation vineuſe plus active, ſuſceptible de ralentir le paſſage du lait à l'acidité, parce que la propriété des ſubſtances ſucrées eſt de produire de l'eſprit ardent. Auſſi il y a beaucoup de perſonnes qui ſe trouvent très-bien de mêler de l'eau-de-vie au lait : c'eſt peut-être ce qui a donné origine au proverbe trivial : *vin ſur lait rend le cœur guai* ; car il y a peu de proverbes qui ne ſoient fondés ſur quelques obſervations générales.

à dire à l'égard du lait, que nous regardons comme une substance intermédiaire entre les végétaux & les animaux, nous allons passer à

LA NOURRITURE ANIMALE STRICTEMENT DITTE.

La première différence de la nourriture animale regarde sa solubilité ; elle dépend de la texture lâche ou ferme des différentes espèces qu'elle nous offre : cette solubilité de la nourriture animale semble mériter moins d'attention qu'on ne l'imagine communément ; car j'ai connu des personnes dont l'estomac faible était incapable d'atténuer la texture des végétaux, ou même de dissoudre du *pudding* léger, & qui mangeaient avec plaisir du bœuf fumé, ou un morceau de jambon, qu'ils digéraient aisément. Il me semble que nous n'avons aucune théorie sur la solution de la nourriture animale dans nos estomacs, qui soit susceptible d'expliquer cet effet d'une manière satisfaisante. Il y a long-tems qu'on a rejetté la supposition d'un menstrue actif & corrosif, ainsi que la doctrine sur la trituration intérieure des alimens, pour laquelle, en effet, nous ne connaissons aucun méchanisme qui y soit propre dans le corps humain ; & nous sommes maintenant d'accord avec *Boerhaave*, qui suppose qu'il ne faut rien de plus qu'un menstrue aqueux , une chaleur modérée , & une *agitation* fréquente (114). Ceci servira à nous rendre compte de la solution dans biens des cas , mais non pas dans tous. Essayons d'imiter cette opération hors du corps avec les mêmes moyens , & en employant dix fois autant de tems qu'il en faut pour que la dissolution s'achève dans l'estomac , nous ne serons pas capables d'opérer les mêmes changemens. Prenez le blanc d'un œuf cuit , que presque tout le monde digère aisément , vous ne viendrez pas à

---

(114) L'agitation est , à mon avis , plus nuisible que nécessaire à la digestion ; car il paraît que la nature a porté presque tous les hommes , ainsi que les animaux , au repos , & même au sommeil après leurs repas , principalement dans les climats chauds , où la digestion est plus lente , à cause du relâchement des solides occasionné par la raréfaction. Tous les climats chauds nous offrent des preuves de cette assertion. J'ai vu en Afrique , en Italie , en Espagne , même en *Provence* , &c. faire communément la *sieste* toutes les après-dînées. On peut aisément remarquer que toutes les fois que l'estomac est surchargé d'alimens , le sommeil vient aider la digestion & la coction : un quart-d'heure d'abandon , pendant lequel on perd connaissance , fait plus de bien que tous les stimulans stomachiques. D'ailleurs en admettant , comme M. Cullen , que la digestion se fasse par fermentation , l'agitation serait un moyen de l'interrompre ; car il n'y aurait point de fermentation , si on agitait continuellement les substances qu'on voudrait soumettre à cette décomposition naturelle des corps.

bout de le diſſoudre par aucun moyen. Cette expérience nous conduit donc à chercher une autre cauſe de la ſolution , c'eſt-à-dire , la fermentation ; ce moyen a été , à la vérité , autrefois admis , mais enſuite rejetté *adroitement* , lorſqu'on a introduit la phyſique méchanique , ainſi que toutes les autres ſuppoſitions , qui lui ont ſuccédées dans les traités ſur l'œconomie animale.

Pluſieurs des anciens ont imaginé que cette fermentation était putréfactive ; mais nous le nions , puiſqu'elle produit un acide , quoique cela (115) puiſſe donner lieu à la croire vineuſe , & que celle-ci , ainſi que je l'ai prouvé , ſoit morbifique (116).

---

(115) Cette preuve peut , tout au plus , être conſidérée comme une probabilité.

(116) (*Voyez notes* 31 , 47 , 49 , 50 , 91.) La fermentation eſt un mouvement de la nature , qui tend par une marche uniforme à ramener toutes les ſubſtances à un ſeul & même principe , en paſſant par trois différens degrés ; de ſorte que la fermentation ſpiritueuſe eſt le premier degré de cette action ; le ſecond s'appelle fermentation acide , & le troiſième putreſcente ; mais le troiſième degré n'a ſûrement lieu que dans des eſtomacs faibles & relâchés. Il paraît même que l'odeur que produit l'haleine de certaines perſonnes , ne provient que d'une dilatation paſſagère des deux orifices de l'eſtomac , qui permettent , lorſque ce viſcère eſt vuide , à l'air contenu dans les inteſtins , de refluer vers les parties ſupérieures , & de tranſmettre l'odeur des matières contenues

La fermentation n'eft pas non plus purement acide, car elle eft modifiée par des matières putrefcentes. *Pringle* a obfervé que les matières animales fubiffaient, & même accéléraient la fermentation acéteufe : la fermentation eft donc dans l'eftomac d'une nature mixte, tenant de l'acéteufe & de la putréfactive, en fe modifiant mutuellement ; quoiqu'à la vérité, la fermentation putréfactive femble, en quelque façon, s'établir dans les inteftins, comme on peut l'obferver par l'état dénaturé des *fæces*, & par le peu de difpofition que certains alimens ont à la putréfaction, comme les parties les plus fermes des végétaux, &c. En confidérant ainfi la folution, elle femble extrêmement facile, & les fubftances les plus fujettes à la putréfaction font celles qui font les plus aifées à divifer.

Mais la folution dépend auffi d'autres circonftances, & exige par-là une confidération plus particulière.

1°. Il y a une différence de folubilité relative à la maftication de la nourriture animale, & à laquelle le pain eft extrêmement néceffaire, pour entretenir plus de lubricité entre les parties que l'on mâche, jufqu'à ce qu'elles foient atténuées &

___

dans les inteftins. Les aftringens pris dans la claffe des acides pourraient convenir dans cette circonftance.

réduites à la confiſtance qui les rend propres à être avalées. J'ai connu beaucoup de perſonnes, qui, pour ne pas aſſez mâcher les alimens, étaient ſujettes à avoir des renvois. Cela arrive plus fréquemment quand on fait uſage des nourritures végétales, qui ſont fermes, que pendant l'uſage des alimens du règne animal ; les pommes, les amandes, &c. nous en produiſent des exemples, quoiqu'en effet, ceci ſe rencontre quelquefois auſſi en faiſant uſage de nourritures animales, lorſqu'elles ſont fort tendineuſes, ou avalées ſans être mâchées. La ſolution dépend ſi fort de la maſtication, que quelques-uns de ceux qui ne mâchent pas comme il faut, ſont obligés de faire revenir de l'arrière-bouche leur aliment, & de les remâcher avant d'avaler, pour que l'eſtomac puiſſe les diſſoudre, ou en extraire la nourriture néceſſaire. Une autre preuve de ceci, c'eſt que nous excluons de notre nourriture les alimens les plus durs, tirés du règne animal, ainſi que le taureau, & généralement les animaux carnivores.

2°. Je conſidère les effets relatifs à la ſolubilité, comme le fondement du choix que nous devons faire entre les alimens *gras* ou *maigres*, & entre les viandes d'animaux, *jeunes* ou *vieux*. Quoi qu'une fibre ſéparée puiſſe ſe trouver ſuffiſamment tendre parmi les viandes *maigres* ; cependant, lorſque les fibres ſont raſſemblées en *faiſceaux*, elles

ſont

font très-fermes , compactes , & d'une solution difficile ; au lieu que , dans celles qui sont *grasses* , il y a un plus grand nombre de vaisseaux , une plus grande quantité de sucs , plus de substances cellulaires interposées , & , conséquemment , leur solubilité devient plus facile ; aussi , à mon avis , il y a le même nombre de fibres dans les jeunes animaux que dans les plus vieux ; mais les fibres des jeunes sont plus liées , au lieu que dans les moins jeunes , la croissance dépendant de leur séparation , & de l'augmentation des vaisseaux & du tissu cellulaire , leur texture est moins ferme & plus soluble ; qualités , qui , par rapport à l'estomac , sont , alors , trop augmentées par l'alkalescence que l'animal acquiert selon l'âge. C'est aussi à ceci qu'on peut rapporter notre choix des animaux châtrés , c'est-à-dire , à cause de leur disposition à engraisser après l'opération qu'on leur fait subir.

3°. C'est dans la vue d'obtenir plus de solubilité , que nous choisissons & préférons les viandes mortifiées , à celles des animaux récemment tués. Aussitôt que la viande est morte , elle tend à entrer en putréfaction , & nous la laissons communément mortifier ; car ce moyen est le plus propre à diviser les substances animales , & le plus susceptible de faciliter la solution. Le tems qu'on doit garder les viandes doit être proportionné à la tendance qu'elles ont à subir

la fermentation putride, & au degré de circonftances qui favorifent cette même fermentation :
auffi fous la zone torride, où on ne peut garder
les viandes plus de quatre ou cinq heures, on
l'emploie beaucoup plus récente que dans nos
climats.

4°. La coction par l'*ébullition* ou à *feu nud* influe
différemment fur la folution ; par l'ébullition nous
extrayons les fucs interpofés entre les fibres, nous
les rapprochons davantage les unes des autres, &
les rendons d'une folubilité plus difficile, laquelle
fe trouve encore augmentée par l'extraction des
fucs, dont la nature eft plus alkalefcente que les
fibres ; mais lorfque nous voulons éviter le ftimulus
des nourritures alkalefcentes, & obtenir une folution prompte, comme dans certain cas de maladie,
on ne doit pas choifir la viande rôtie. On peut
demander quelles font les plus convenables parmi
les viandes rôties, celles qui le font le plus, ou
celles qui le font le moins : celle qui l'eft le moins
eft certainement la plus foluble ; les viandes crues
même font plus folubles que celles qui font préparées ; j'ai eu occafion de m'en affurer par une
perfonne qui fut obligée, par néceffité, d'en manger pendant quelque tems : mais en même tems
que les viandes peu cuites font très-folubles, elles
font auffi très-alkalefcentes ; de manière que, toutes les fois que nous voudrons éviter l'alkalefcence

dans les *premières voies*, il faut préférer les viandes
les plus rôties. Ceux qui dédaignent les bouillons
de viandes ont grand tort ; car, en outre qu'ils
suppléent un fluide, (comme je l'ai déjà observé) ils
augmentent encore la solubilité de la viande, à
raison de leur plus grande alkalefcence. Nous obferverons ici que le fang pur a été jugé infoluble ;
fans doute il eft très-nourriffant, &, quoique hors
du corps, il paroiffe auffi infoluble que le blanc
d'œuf ; il eft, malgré cela, communément auffi aifé
à digérer que cette fubftance. Moyfe le défendit aux
Ifraëlites très-à-propos, parce que, dans les pays
chauds, il eft difpofé à une plus grande alkalefcence ; dans ce pays-ci même, lorfqu'on l'employoit
en grande quantité, le fcorbut étoit plus fréquent ;
mais cet inconvénient n'a pas lieu dans nos climats,
lorfqu'on en ufe avec modération.

5°. La folubilité varie par une autre caufe, favoir, par la vifcofité du fuc des alimens : les jeunes
animaux paraiffent donc plus folubles que les vieux,
non-feulement à caufe de leur denfité & de la fermeté de leur texture, mais auffi à raifon de la plus
grande vifcofité de leur fuc. (*Voyez le Docteur
Brian Robinfon, de Dublin, à ce fujet*). Rien n'eft
plus commun, ainfi que nous l'avons obfervé, que
d'éprouver une digeftion plus longue & plus fafti-
dieufe à la fuite d'un repas, où l'on a mangé beaucoup de veau, qu'à la fuite d'un autre, où l'on a

mangé une même quantité de bœuf; & (117) l[es]
parties tendineuses & ligamenteuses des anima[ux]
font plus long-tems retenues dans l'estomac, q[ue]
celles qui font fimplement mufculaires, tant à cau[fe]
de la plus grande vifcofité de leur jus, qu'à raif[on]
de la fermeté de leur texture. Les poiffons même[s]
dont les parties mufculaires font exceffiveme[nt]
tendres, éprouvent, à raifon de leur vifcofité, u[ne]
folution plus tardive dans l'estomac. Les œufs, q[ui]
font auffi exceffivement nourriffans, ont les mêm[es]
effets, & on ne peut en faire un grand ufage; c[ar]
l'estomac eft particulièrement fenfible aux fubftanc[es]
gélatineufes, & c'eft, peut-être, par ce moyen,
que la nature nous a averti, comme par inftinc[t]
à être tempérant dans l'ufage de pareilles fubftance[s]
auffi nourriffantes.

---

(117) C'eft une remarque très-effentielle à faire que le[s]
animaux font d'autant moins aifés à digérer, qu'ils fo[nt]
plus près ou plus éloignés de leur jeune âge; de forte qu'o[n]
doit les choifir dans l'âge intermédiaire entre les premie[rs]
inftans de leur naiffance, & les derniers de leur vie. D'ai[l]
leurs les alimens vifqueux font toujours ceux qui réfifte[nt]
davantage à leur folution & au mélange, par la raifon q[ue]
la fermentation eft moins active dans les fubftances très-vi[f]
queufes, que dans celles qui approchent moins de cet excè[s]
& que l'air qui doit s'en dégager, pour que la fermentati[on]
puiffe être achevée, a infiniment plus de peine à s'élever d[es]
parties très-vifqueufes, que de celles qui n'ont qu'une co[n]
fiftance fluide moyenne.

6°. Il faut aussi, relativement à la solution, user des graisses animales ; car, lorsqu'elles sont passablement pures, ces parties sont les moins putrescentes des animaux, & rendent plus solubles les viandes, en diminuant la cohésion des fibres. C'est par cette dernière raison, que les parties maigres des viandes des animaux gras, sont plus aisées à dissoudre que celles des animaux maigres ; mais quand la viande subit une trop grande chaleur, cette graisse se sépare, les parties solubles perdent quelques degrés de cette propriété, & la graisse acquiert une odeur empireumatique, devient rance & d'un mélange difficile dans l'estomac. Par cette raison, les viandes frites, & celles qui sont cuites au four, sont des préparations qui diminuent la solubilité des alimens, ainsi que la pâtisserie, à cause de la tenacité qu'ils acquièrent. Par ce que nous venons de dire sur la préparation des alimens, nous concluons, qu'en choisissant la viande grasse, & en la gardant quelque tems après qu'elle a été tuée, on peut augmenter les moyens de solubilité de la nourriture animale, ce qui, je l'avoue, peut avoir l'inconvénient d'exciter à devenir gourmand.

La seconde différence de la nourriture animale est relative à

L'ALKALESCENCE.

Nous ne nous en sommes que très-peu occupés dans le premier article de la solubilité.

1°. A cause de la trop grande alkalescence, nous ne sacrifions point communément à notre faim les animaux carnivores, & les bêtes *féroces*, nous préférons les granivores. Nous mangeons, cependant, quelques oiseaux qui vivent d'insectes ; mais personne ne vit long-tems en ne mangeant que de ces animaux, ni même pendant un tems quelconque, sans éprouver des *naufées*. Les poissons qui vivent presqu'entièrement les uns des autres, font exception à cette règle ; mais dans ceux-ci l'alkalescence ne va pas aussi loin : je ne prétends pas déterminer, si c'est à cause de la viscosité de leurs sucs, de leur défaut de chaleur, ou de quelque particularité dans leur œconomie.

2°. L'alkalescence est déterminée par la différence de l'âge ; les animaux les plus vieux font toujours plus alkalescens que les jeunes, à cause de leur progrès continuel vers la putréfaction. Peut-être ceci dépend-il de la nourriture des plus jeunes animaux, du lait, des végétaux, &c. *Homberg*, a toujours trouvé, dans ses expériences sur l'extraction de l'acide du sang humain, qu'on en tirait davantage des animaux jeunes que des vieux.

3°. Une circonstance qui varie l'alkalescence de la nourriture, est souvent que l'animal est privé ou sauvage : ceci semble dépendre donc de son exercice. J'ai connu un gentilhomme qui *mangeait les chats* avec passion ; mais il avait toujours coutume de les nourrir d'alimens végétaux, & de les empêcher de faire le moindre exercice ; c'est de cette manière que les *Romains élevaient les rats*, lorsqu'ils les destinaient à leur nourriture : la chair des perdrix & des poules semble être de même nature, & ne différer seulement que par l'alkalescence dont la perdrix est susceptible, à raison de l'exercice qu'elle prend, étant plus légère. On emploie, communément aussi, les animaux privés sans leur sang, au lieu que les bêtes sauvages sont ordinairement tuées de manière à conserver presque tout le leur, &, par cette raison, ainsi qu'à cause de leur exercice plus actif, ils sont plus alkalescens.

4°. L'alkalescence des alimens peut être déterminée d'après la quantité de sel volatil qu'ils contiennent : la proportion la plus grande de sel volatil, que l'on puisse extraire des viandes, est toujours relative au plus grand âge de l'animal.

5°. L'alkalescence de l'animal peut être aussi, en quelque façon, déterminée par sa couleur, les plus jeunes animaux étant plus blancs & moins alkalescens. Nous en jugeons aussi par la couleur du jus que les viandes donnent ; car la plus grande alkalefcence eft proportionnée à la plus grande intenfité de rougeur du jus des nourritures animales.

Enfin, on trouve que le goût de la viande dépend beaucoup de fon alkalefcence, auffi bien que le *ftimulus* qu'elle donne & la fièvre qu'elle produit dans le fyftême. Ces effets font auffi combinés avec la vifcofité de la nourriture, au moyen de laquelle elle eft plus long-tems retenue dans l'eftomac, ce qui fupplée au défaut de l'alkalefcence.

Ayant fait mention de la nourriture animale, relativement à ces différences de folubilité & à fon alkalefcence, qui fe trouvent fouvent enfemble dans le même fujet, nous paffons à la troifième différence, c'eft-à-dire, à

LA QUANTITÉ DE NOURRITURE

Elle eft abfolue ou relative ; abfolue, par rapport à la quantité que l'aliment en contient effectivement, le pouvoir de l'extraire étant donné ; relative, par rapport à la puiffance *affimilatrice* de ceux qui emploient la nourriture. La nourriture abfolue eft affez conféquente, mais la relative peut être négligée, fans qu'il en réfulte de grands inconvéniens, par rapport aux perfonnes en fanté & robuftes, excepté dans des cas de faibleffe extraordinaire. La quantité eft relative dans un autre cas, c'eft-àtire, eu égard à la *transpirabilité* ; car si la nourriture se dissipe promptement par les excrétions, c'est la même chose que si elle contenait une moindre proportion de nourriture ; car en donnant plus de fluide, celui qui reste le plus long-tems donne le plus de nourriture, & la *retention* des alimens est aussi avantageuse pour la réparation des solides : or les substances gélatineuses sont long-tems retenues ; &, en outre, qu'elles sont elles-mêmes des substances animales, elles se dissolvent de manière qu'elles sont, absolument & relativement, nourrissantes. Les œufs, les poissons à écailles, &c. sont de cette espèce. Quoique, dans les adultes, ce soit une question de savoir si leurs fluides ont besoin d'être réparés (*Voyez notes*, 34, 42, 63 & 83). Cependant à cette période de la vie, les fluides sont nécessaires jusques à un certain degré ; les nourritures alkalescentes, à cet égard, sont les plus propres, parce qu'elles sont plus faciles à dissoudre, elles sont, en même tems, les plus transpirables ; d'un côté, l'alkalescence conduit à la maladie, tandis que de l'autre, la transpirabilité s'y oppose : en conséquence, les adultes, ainsi que différens Auteurs l'observent avec raison, se nourrissent, avec plus de fondement, d'alimens alkalescens, de même que les jeunes gens, & ceux qui croissent se nourrissent d'alimens gélatineux. Tout ceci nous conduit à la comparaison des viandes jeunes &

vieilles, les premières étant plus gélatineuses, &
les secondes plus alkalescentes ; mais cela n'est cependant pas encore assez confirmé par l'expérience.
Geoffroy est la seule personne que je connaisse,
qui ait fait l'analyse des alimens. (*Voyez les Mémoires de l'Académie*, années 1731 & 32). Son en-
treprise a été certainement louable, &, à quelques
égards, exécutée d'une manière utile ; mais, en général, il n'a pas suffisamment répété ses expériences,
& elles ne font même pas assez exactes Je ne puis
croire qu'il ait exactement analysé le bœuf & le
veau ; car il n'a pas prévu les différentes circonstances qui contribuaient à varier les qualités des
viandes. La vache est un animal qui aime les pâturages humides & abondans en sucs, qui ne profite
point dans les climats chauds ; tandis que la brebis
est avide d'un pâturage sec, qui, en effet, est pour
elle, celui dont elle tire davantage de nourriture.
Il y a aussi quelques-unes de ses expériences qui
paraissent contradictoires : il dit que le veau est
plus facile à digérer que le bœuf, tandis que l'agneau
l'est moins que le mouton, ce qui, à mon avis,
me paraît très-douteux. S'ils avaient, *Sanctorius &
lui*, analysé le bœuf d'Angleterre, le résultat aurait probablement été différent, par rapport à la
propriété qu'il a d'être transpirable ; & M. *Geoffroy*,
en outre, n'a analysé le bœuf & le veau que cruds,
& n'a fait aucune comparaison appropriée & rela-

rive aux circonſtances , entre les quadrupèdes & les oiſeaux. Il a examiné ceux-ci ſans les déſoſſer , comme il aurait dû faire , & ſi on faiſait une ſuite d'expériences de cette eſpèce avec ſoin & avec attention , elle pourrait devenir d'une grande utilité ; mais , ſi nous voulons porter un jugemen à préſent ſur ce ſujet , il faut avoir recours à notre alkaleſcence , à la ſolubilité , &c.

La quatrième différence entre les nourritures animales dépend de

LA NATURE DES FLUIDES QU'ELLES PRODUISENT.

Ce qu'on a dit ſur l'alkaleſcence ſuffira , je crois , pour bien faire comprendre ce ſujet ; car le fluide, extrait des nourritures animales , eſt plus ou moins denſe & ſtimulant , à proportion que l'alkaleſcence domine.

La cinquième différence des nourritures animales eſt relative à leur

TRANSPIRABILITÉ.

Tout ce que j'ai à dire à ce ſujet ſe réduit à ceci, que toute nourriture qui occaſionne une accumulation de fluides dans nos vaiſſeaux , diſpoſe à la pléthôre , eſt la moins tranſpirable , & donne communément le plus de force ; & que les plus alkalefcentes nourritures font les plus tranfpirables, quoique celles qui font vifqueufes & moins alkalefcentes puiffent avoir les mêmes propriétés, parce qu'elles font long-tems retenues dans le fyftême. Les Auteurs, qui ont traité de la tranfpirabilité, ont déterminé auffi *imparfaitement* cette évacuation, que *Geoffroy* l'a fait à l'égard de la folubilité, dans le peu qu'il en a dit. Nous ne devons pas admettre ce que *Sanctorius* a avancé relativement à la tranfpirabilité du mouton, parce qu'il n'a pas examiné, de la même manière, les autres viandes dans leur état de perfection, encore moins ce que dit *Keil* des huîtres, puifqu'il était valétudinaire lui-même ; par conféquent, un fujet trèspeu propre à de femblables expériences, & probablement même d'un tempérament particulier.

Ayant fini l'examen général des nourritures animales, nous allons confidérer les animaux en particulier : on doit bien imaginer que nous n'en parlerons que légèrement, après avoir donné des principes généraux auffi étendus.

Les animaux font divifés en fix claffes, les *quadrupèdes*, les *oifeaux*, les *amphibies*, les *poiffons*, les *infectes* & les *vers*. J'ai retranché entièrement de mon catalogue les *amphibies* ; mais je les mettrai à la place qui leur convient. Tous ceux qui ont lu le premier volume du grand *fyftême de la Nature de Linnæus*, connaîtront les avantages de cette di-

vifion. On ne doit pas s'étonner s'il contredit fouvent le langage ordinaire, puifque cela provient de ce
qu'il a vu fuperficiellement les chofes. *Linnæus*, au
lieu du mot *quadrupedia*, emploie celui de *mammalia*, parce que, la première dénomination exclud les
poiffons cétacés, qui, quoiqu'ils n'ayent pas quatre
pieds, ont cependant les autres qualités diftinctives
des *quadrupèdes*, comme le cœur, avec deux oreil-
lettes & deux ventricules, les poumons qui leur fervent à refpirer, le *penis intrans*, & qui, indépendamment de cela, font vivipares & lactifères, &c.

Cette claffe eft fubdivifée en différens ordres,
& il femble douteux que tous ne puiffent pas être
employés à nous nourrir, puifqu'il n'eft aucune
efpèce d'animaux *mangeables*, fi je puis employer
cette façon de parler, qu'on ne mange dans différentes contrées.

Les *pecora* renferment les efpèces que nous employons principalement ici, & on les diftingue par
leurs pieds garnis de cornes; ce font les animaux
ruminans, domeftiques, privés, les *Phytovores*,
& en général les bêtes à cornes. Celles-ci qui vivent
de végétaux, nous fourniffent, peut-être, la nourriture qui nous convient le plus, parce qu'elles font
privées & domeftiques. Celles que l'on préfère tirer
des *pecora* ou des troupeaux, pour l'ufage le plus
commun, font la vache, la brebis, la chèvre, enfuite la bête fauve ou le cerf. On en peut employer

d'autres dans des contrées différentes, comme le chameau en Afrique, &, si l'on comprend la bête fauve musquée, *Musc-Deer*, nous aurons alors toutes les espèces.

DE LA VACHE, DU BŒUF ET DU VEAU.

Nous employons ceux-ci comme les autres, de deux manières, *jeunes & vieux*. Le bœuf, comparé au mouton, est d'une texture plus ferme & moins soluble ; mais je suis persuadé qu'il est également alkalescent, transpirable & nourrissant : si dans les contrées du sud il n'est pas si estimé, c'est à cause qu'il n'y est pas aussi bon, ainsi que je l'ai déjà observé. Quand aux nourritures jeunes & vieilles, nous en avons déjà beaucoup parlé : je confirmerai ici ce que j'en ai dit, par une observation sur l'usage que nous faisons du *veau*. Si nous considérons purement *la tendreté* de la texture, les plus jeunes animaux sont assurément préférables ; mais vous observerez que nous employons le veau à un certain âge, & peut-être est-ce par la raison suivante : quand un animal est très-jeune, quoique ses fibres soient plus tendres séparément, elles sont moins solubles cependant, à raison du grand *nexus* qu'elles ont entre elles & de leur enlacement, tandis que dans l'espace d'un ou de deux mois, au moyen d'une nourriture convenable, les fibres se réparent de plus en plus , il s'interpose une plus grande quantité de subſtance cellulaire, & elles deviennent plus ſolubles & plus nourriſſantes. Après cette eſpace de tems , peut-être même après le troiſième mois, la nature de l'animal tend à devenir plus robuſte , plus ferme & plus roide , & devient encore plus fibreuſe & d'une diſſolution encore plus difficile. Lorſque l'animal eſt trop jeune, nous en avons ordinairement averſion ; ſon enſemble eſt alors une maſſe à demi fluide dont nous répugnons de nous nourrir en ſuffiſante quantité, & qui, par ſa conſiſtance aqueuſe , doit être peu nourriſſante.

DE LA BREBIS, DU MOUTON ET DE L'AGNEAU.

On préfère ordinairement le mouton à toutes les viandes provenant des quadrupèdes ; & en effet, en outre qu'il eſt plus parfait, il a l'avantage ſur elles de convenir plus généralement aux différens climats ; tandis que le bœuf, par exemple, exige un climat intermédiaire, difficile à trouver, dont il ſemble principalement jouir en Angleterre ; car , quoique, par nos ſoins , nous ſuppléions à la maigreur de ces animaux, que l'on regarde comme le meilleur bétail , ce ſont les riches pâturages qui achèvent de les engraiſſer. L'engrais des brebis peut être porté à préfent à une perfection prefqu'auffi grande dans les froides contrées du Nord, que dans les agréables contrées du Midi. A l'égard de la différence entre les jeunes & les vieux animaux de cette efpèce, on peut avoir recours aux obfervations ci-deffus. L'agneau femble être une viande plus fibreufe, & moins foluble que le veau , par cette raifon. Le mouton que l'on ne fait point parquer dans ce pays, ne s'élève jamais bien.

DE LA VIANDE DE LA CHEVRE ET DU CHEVREAU,

La chèvre , naturellement & par fon exercice néceffaire à trouver fa pâture , eft d'une texture ferme & fibreufe , & d'une folution très-difficile malgré l'amélioration qu'on peut lui donner artificiellement ; c'eft pour cela qu'on ne l'emploie pas dans les pays où on s'attache à des nourritures délicates. Le chevreau , à caufe de fa dureté naturelle & du peu de foin qu'on apporte à fa nourriture , réunit , à l'excès , tous les inconvéniens qu'offre l'ufage des viandes des jeunes animaux.

DE LA BICHE ET DU CERF COMME GIBIERS.

Le *Cervus dama*, ou la bête fauve , eft celle que nous connaiffons & employons le plus fous le nom de venaifon. L'œconomie de fa nature , fon état fauvage

…age & exercé , le rendent alkalefcent , & il l'eſt
d'autant plus qu'il eſt tué ſans perdre ſon ſang : il
donne un aliment alkalefcent & ſapide , que l'on
trouve très - délicat , & malgré le grand exercice
qu'il prend , ſa chair eſt d'une facile digeſtion ;
elle approche de celle de la brebis , quoique ſans
doute elle ſoit plus ſavoureuſe & plus alkalefcente.

Le cerf de cinq ans ou *red deer* , eſt un autre animal
de la même eſpèce , que l'on emploie quelquefois
pour aliment ; c'eſt un animal plus indomptable , plus
robuſte & plus exercé que l'autre , & conféquemment plus infoluble. Peut-être y en a-t-il d'autres
de l'eſpèce du *cerf* qu'on emploie pour aliment ;
mais je ne les connais pas encore aſſez.

On trouve , après les *pecora* , & un intervalle
placé dans le catalogue , le mot *lepus* ; cet animal
eſt d'un des genres des *mammalia glires* de *Linnæus* ,
leſquels comprennent le lièvre & le lapin , qui différent eſſentiellement lorſqu'on les confidère comme
nourriture , quoique leurs différences ſoient petites quant à l'eſpèce.

LE LIÈVRE.

Cet animal eſt fort exercé , & ſes fibres acquièrent , par cette cauſe , une dureté confidérable ;
quoiqu'il ſoit aſſez alkalefcent , & tué ſans
perdre ſon ſang , il eſt cependant d'une ſolubilité
difficile. Comme la *tendreté* des viandes dépend de

Tome I. T

la quantité de fucs dont font abreuvées les parties mufculaires , le lièvre eft plus ferme lorfqu'il a été chaffé long-tems avant d'être tué, fur-tout lorfqu'il y a eu intérieurement beaucoup de graiffe de re-forbée , & il eft plus dur que quand il eft tué au gîte.

LE LAPIN.

Cet animal fait peu d'exercice , eft modérément alkalefcent , & eft une des viandes blanches qui ne foit pas vifqueufe. Je ne fais fi c'eft par cette raifon, ou à caufe de quelques particularités dues à fon éco-nomie ; mais j'ai toujours trouvé qu'il était une des viandes les plus folubles & la plus légère.

Le mot *fus* , cochon , fe trouve placé dans le catalogue après le mot *lepus*.

LE COCHON.

Cet animal eft d'une ftructure fingulière, & il eft difficile de le claffer dans une des efpèces par-ticulières ; quoi qu'il en foit , il eft placé parmi les *mammalia beftiæ* de *Linnæus*. C'eft le feul animal domeftique que je connaiffe qui ne foit, de fon vivant , d'aucune utilité à l'homme : il femble être principalement deftiné , par cette raifon , à lui fervir de nourriture ; il eft non-feulement défagréable, mais laid à voir : on le tue fans répugnance. Je ne fais fi c'eft par raifon de fanté ou par compaffion , que les *Pythagoriens* défendoient généralement cette nourriture : on dit cependant que *Pythagoras* se réservoit l'usage de la chair de cet animal. Les Juifs, les Egyptiens, &c. & d'autres Peuples dans les contrées du midi, même à présent tous les Mahométans, ne font point usage de la viande de cochon : il est difficile d'en trouver la raison, peut-être provient-elle du précepte qui a été donné à quelqu'un d'eux ; quoiqu'ordinairement on n'adopte pas de pareils préceptes sans une raison particulière. Les Grecs avaient mis en grande réputation cette nourriture, & *Galien*, quoiqu'on soupçonne que ce soit parce qu'il l'aimoit beaucoup, en parle par-tout. Les Romains le considéraient comme un de leurs mets recherchés ; & si quelques habitans du nord l'ont pris en aversion, cela est venu de l'état inculte de leur pays, qui ne permettait pas de les élever. Le porc est d'une nature très tendre, que l'on peut augmenter par une particularité de son économie, c'est-à-dire, qu'il s'engraisse beaucoup plus promptement que tout autre animal. Le cochon est une viande blanche même dans son état adulte, & alors il donne de la gelée en très-grande quantité ; à cause de son peu de transpirabilité & de sa *tendreté* il est très-nourrissant, c'est pour cela qu'on le donnait aux *athlètes* : on n'a point encore fait d'expérience convenable, par rapport à son alkalescence ; mais comme il est d'une

T 2

nature gélatineufe & fucculente , il eft probablement moins alkalefcent que bien d'autres alimens.
Il me paraît , à moi qui ne fuis pas prévenu en
fa faveur , que c'eft un aliment très-bon ; & je ne
comprend pas effectivement pourquoi il a été dé-
fendu dans quelques contrées. On dit que cet animal
eft très fujet à être malade ; mais pourquoi ne lui
trouvait-on pas ces inconvéniens en Grèce ? On a
allégué auffi que , comme on ne voulait pas élever
ces animaux en Paleftine , & que les Juifs avaient
pris l'habitude d'en manger en Egypte , il était
néceffaire qu'ils euffent un précepte pour le pro-
hiber ; mais les Egyptiens eux-mêmes n'employaient
pas cette viande , & ce précepte de religion , à la
vérité , ainfi que bien d'autres, femblent avoir été
pris chez eux. Comme le cochon n'eft pas fort
tranfpirable , il eft poffible qu'il ait contribué à
augmenter la lèpre , qu'on difait être épidémique
en Paleftine ; mais cela n'eft pas affuré, & quoique,
comme je l'ai déjà dit , on fe propofe des chofes
utiles par des préceptes généraux de cette efpèce ,
cependant ils prennent fouvent leur fource dans le
préjugé , ou le caprice particulier des Légiflateurs.

On emploie plufieurs autres animaux de la claffe
des *mammalia* ou quadrupèdes, dans différens pays,
& on ne peut affirmativement citer lefquels des
quadrupèdes peuvent être exceptés de cette règle.
Les Tartares mangent des chameaux , les Romains

mangeaient des ânes, des chiens, des rats, &c. ;
mais, comme notre expérience ne s'étend pas juf-
ques-là, nous avons très-peu de chofes à en dire,
quoiqu'on puiffe propablement connaître leurs qualités par les principes que nous avons déjà établi.

Nous allons maintenant confidérer la claffe des
oifeaux, qui eft divifée en fix ordres ; *accipitres,
pica, anferes, grulla, gallina & pafferes*. Les *accipitres* & *pica* font des oifeaux carnivores, dont
nous ne faifons pas ufage pour aliment, & qui
ne font pas beaucoup employés par aucune nation ;
les quatre autres font ceux qu'on emploie principalement. Nous avons commencé par les *gallina*,
parce qu'elles tiennent le premier rang parmi nos
oifeaux domeftiques ; & le premier de ceux-ci,
c'eft-à-dire, *le gallus gallinaceus*, eft compris par
Linnæus, fous le nom général de *phafianus*.

LE COQ, LA POULE, LE POULET ET LE CHAPON

Sont abfolument des animaux domeftiques, parce
qu'il n'y a pas de pays à ma connoiffance où ils foient
fauvages ; ils prennent peu d'exercice ; vivent, en
grande partie, de végétaux, & quoique quelquefois, à la vérité, ils fe nouriffent d'infectes,
ils préfèrent cependant les grains à tout : c'eft cela
qui les rend tendres, d'une folution aifée, peu
alkalefcens, & comme viande blanche, gélati-

neufe ; leur viande eſt très-viſqueuſe quand ils ſont
jeunes ; mais lorſqu'ils ſont vieux , ils ſont durs
& fibreux ; c'eſt pour cela que le temps propre à
en faire uſage , eſt de les manger quand ils ſont
parvenus à un état moyen entre ces deux extrémités , c'eſt-à-dire, lorſqu'ils ont environ une
année.

Il s'élève ici une queſtion relative à la nourriture
des animaux ; c'eſt de ſavoir laquelle doit être pré-
férée , de la volaille engraiſſée , ou de celle qui
vit dans les granges : l'art nouveau d'engraiſſer les
volailles leur donne , non-ſeulement plus de ſuc-
culence & de *tendreté* , mais augmente encore leur
alkaleſcence : lorſqu'elles donnent beaucoup de ſucs,
elles ſont ſaines, & elles ont une qualité contraire ,
lorſqu'elles fourniſſent de l'alkaleſcence , quoiqu'en
même temps elle facilite leur ſolution. L'exercice cependant eſt néceſſaire à donner la perfection
aux nourritures animales ; car la graiſſe de l'animal
eſt réſorbée , par ces moyens , dans les parties muſculaires, & ſe diſperſe également ; au lieu que lorſqu'on engraiſſe promptement l'animal , la graiſſe
s'accumule dans une ſeule partie, comme dans le
tiſſu cellulaire , ſtrictement parlant ; de ſorte qu'un
animal exercé & de même poids qu'un autre, *cæ-*
teris paribus , eſt préférable à un animal engraiſſé
qui n'a pas pris d'exercice. L'oiſeau qui eſt placé
enſuite ſur le catalogue, eſt

LE DINDON, MELEAGRIS GALLOPAVO.

Cet animal eſt une autre eſpèce de *poule* , ſous le nom générique de *meleagris*. Le dindon eſt, relativement à ſes qualités alimentaires , le même que le précédent. Il eſt également tendre , ſoluble & alkaleſcent. Celui qui ſuit eſt

LE PAON, PAVO CRISTATUS.

Il a une chair un peu blanche , mais ferme ; & dure ; 1°. en partie par la diſpoſition de ſa texture, & 2°. à cauſe qu'il n'eſt pas prolifique ; on en fait, avec raiſon , actuellement peu d'uſage. Les Romains employaient autrefois nos paons comme alimens, mais, probablement, par faſte ſeulement. On a remarqué que le paon bouilli ſe gardait très-long-tems ; mais il n'y a rien d'extraordinaire à ceci , comme on l'a imaginé ; car la partie la plus putreſcente de la nourriture eſt la partie fluide , & lorſqu'elle en eſt extraite par l'ébullition , il ne reſte plus que les fibres ſolides. Si ce qu'on appelle le *jerking* du bœuf dans les Indes Occidentales , ou *hand-roaſting* , préparation par leſquelles on boucane les viandes , & on n'extrait pas les ſucs avec tant de préciſion, ont l'effet de conſerver les viandes pendant un tems conſidérable , ne doit-on pas attendre, à plus forte raiſon , un plus grand effet de

la texture rigide du paon, lorfqu'on l'a privé de
tous fes fucs par l'ébullition ?

LE PHAISAN.

On l'aurait placé après le paon, à caufe qu'il eft
le premier parmi les oifeaux fauvages; mais on l'a
omis, parce que *Linnæus* a donné le *phafianus*
comme le nom générique du *gallus gallinaceus*, &c.
quoi qu'il en foit, on en fera ici mention, comme
occupant la place qui lui eft propre. Le phaifan
étant fauvage, eft plus exercé, & à caufe de cela,
ainfi que parce qu'il vit de végétaux les plus fecs, &
d'infectes, il eft moins fucculent, & plus alkalefcent que le poulet domeftique, & il eft auffi plus
foluble, parce qu'il eft fufceptible d'engraiffer. Les
cinq fuivans appartiennent tous à un feul genre,
au *tetrao* de *Linnæus*. Les deux premiers,

LA PERDRIX ET LA CAILLE, TETRAO PERDIX ET COTURNIX

Approchent par leur nature de l'oifeau privé; mais
ils ont plus de faveur; ils font plus tendres & alkalefcens : la principale caufe de leur différence confifte
dans l'alkalefcence ; les trois derniers, c'eft-à-dire,

LA PERDRIX BLANCHE, LAGOPUS, *LE COQ DES BOIS*, UROGALLUS, *ET LE TETRAX*

Sont plus alkalefcens que les deux premiers, & beaucoup plus que les oifeaux privés, parce qu'ils vivent davantage d'infectes. Pour fuivre *Linnæus* je n'ai point parlé de

LA PERDRIX ROUGE

Que j'avais cependant deffein de comprendre fous le nom de *lagopus*, quoique *Linnæus* ne femble pas l'avoir connue, la perdrix rouge eft cependant le *lagopus* des autres Naturaliftes, & le *lagopus altera Plinii*. Leurs qualités fe rapportent également aux autres : c'eft, je l'imagine, à caufe de fa forme, plutôt que par une différence réelle, qu'on croit la perdrix blanche plus ferme, quoique, peut-être, comme elle vit fur de très-hautes montagnes, on l'a très-rarement jeune. J'ai dit que la viande des jeunes animaux était vifqueufe & gélatineufe ; mais celles dont nous allons parler ne le font pas, ce qui fait une exception à la règle générale, & je l'attribue à la plus grande alkalefcence de l'efpèce.

LES ANSERES

Sont placés enfuite fuivant l'ordre de *Linnæus*, &

font des oifeaux qu'on peut regarder comme aquatiques.

Les oifeaux aquatiques font naturellement très-
exercés, & parce qu'ils font généralement carnivores, ils font plus alkalefcens que les oifeaux privés. Le font ils plus que les oifeaux fauvages ? C'eft
ce qui n'eft pas encore déterminé. Il eft cependant
certain que, foit à caufe de leur moindre alkalefcence, ou de leur nature particulière, ils font
moins folubles que ceux-ci, de manière que, fi
nous craignons leur plus grande alkalefcence, il
nous faut fuppofer, pour la modérer, une plus
grande vifcofité ; c'eft en effet une des propriétés
qu'ils pofsèdent en général plus que les oifeaux
fauvages.

Linnæus fe fervant d'*anferes* pour le mot générique, emploie *anas* pour l'oie, auffi-bien que pour
le canard ; mais, de crainte de vous embarraffer,
j'ai évité les termes fcientifiques.

LE CANARD PRIVÉ, ANAS DOMESTICA.

Les Naturaliftes ont confidéré, communément,
ces animaux privé & fauvage comme les mêmes,
quoiqu'ils diffèrent dans leur manière de vivre ;
mais en admettant que cela foit, quant à l'Hiftoire
Naturelle, nous devons établir une différence dans
leurs qualités alimentaires. Le canard fauvage eft

plus alkalefcent, plus tendre, & plus aifé à diffoudre que le canard privé ; & en général on trouve
cette différence entre tous les animaux privés & fauvages, lorfqu'on en fait ufage à un âge, & dans
une faifon convenables. Les vieux animaux font
en général plus alkalefcens & plus faciles à diffoudre
que les jeunes. Plufieurs animaux, cependant, ne
font pas vifqueux quand ils font jeunes, de manière que cette circonftance fait une exception à la
règle. Tous les animaux fauvages diffèrent auffi
felon la faifon, felon le tems de leur mue, ou felon
la quantité de nourriture qu'ils trouvent : alors
l'oifeau dont on parle après celui-ci, eft.

LE CANARD DE MOSCOVIE, L'ANAS MOSCHATA.

Il femble avoir les mêmes qualités que le premier ; il a la texture un peu plus ferme & moins
tendre. On l'éleva ici d'abord avec grand foin lorfqu'on le connut ; mais il eft à préfent ordinairement
très-négligé. Nous avons fait mention en parlant
du *canard privé*, du *bofchus major*, ou canard
fauvage ; c'eft pourquoi nous paffons aux autres
oifeaux de cette efpèce cités dans le catalogue.

LA CERCELLE, QUERQUEDULA

Tient beaucoup de la nature du canard fauvage,

& fournit la nourriture la plus tendre, la moins visqueuse, la plus alkalescente, & la plus sapide de cette espèce.

L'OIE PRIVÉE, ANSER DOMESTICUS

N'est pas moins alkalescente que le canard ; elle est évidemment moins visqueuse, mais d'une texture plus ferme : sa solution, cependant, n'est pas aussi constante, parce qu'elle dépend davantage de la différence des estomacs.

LE CIGNE, CIGNUS

Est employé très - rarement actuellement en aliment ; il a la fibre beaucoup plus dure qu'aucun oiseau de cette classe : il est difficile à mâcher, & d'une solution d'autant plus laborieuse dans l'estomac, que sa texture est susceptible d'y opposer une résistance considérable.

J'aurais pu faire mention ici d'une plus grande quantité d'oiseaux de la classe des *oiseaux aquatiques* ; mais je ne les connais pas assez pour indiquer leurs différences : ils sont tous sauvages, & nous pouvons juger de leurs qualités par leur économie, ou par leur nourriture. Comme ils vivent de poissons, ils sont visqueux & alkalescens. J'en ai cité deux, le *pelicanus bassanus*, ou l'oie *solan* & l'*alcatorda*, le *murret*, ou le bec tranchant, *razor bill* en Anglais ; qui peuvent fervir pour les autres.

L'OIE SOLAN

Eſt une des plus alkaleſcentes nourritures que nous employions ici. Ce n'eſt pas un animal fort exercé, lorſqu'il eſt vieux, il eſt inſoluble, & il eſt, au contraire, d'une ſolution très-facile dans ſa jeuneſſe ; tant qu'il ne répugne point à l'eſtomac, il peut être pris en grande quantité, même par les perſonnes qui ont l'eſtomac faible, comme je l'ai éprouvé moi-même ; & quoiqu'alkaleſcent, il pro-duit peu de mauvais effets à cet égard. Communé-ment on le cite comme propre à aiguiſer l'appétit ; mais il ne faut pas prendre cela au pied de la lettre, quoique, effectivement, il ſoit d'une ſolution remar-quable à cauſe de ſa facilité. Tout ceci éclaircit ce qui a été dit de la ſolubilité de la nourriture, qui dé-pend de ſon alkaleſcence ; & on peut ſe faire, d'après cela, une idée, en quelque façon, des qualités des autres oiſeaux qu'on emploie comme aliment.

LES GRALLÆ,

Dont je vais parler, forment une claſſe infini-ment liée avec les premiers, parce qu'ils ſont des oiſeaux aquatiques, quoiqu'ils ne ſoient pas tou-jours nageurs ou plongeurs ; ils vivent ſouvent, dans

les terrains marécageux, de poissons, d'insectes,
&c. Ils ont été appellés *limosugæ*, ou *suce limon*,
mais improprement ; car ils ne prennent de la terre
que quand elle contient des insectes, où ils ne l'agi-
tent avec leurs becs que pour prendre des vers. Ils
sont montés sur de longues jambes pour marcher
dans les marécages, d'où ils ont emprunté leur
dénomination générale de *grallæ*, à cause de la
ressemblance de leurs jambes avec des échasses, qui
tirent aussi leur origine de *gradus*, *grallatorius*. J'en
ai décrit un nombre de différens *genres*. *Ardea*, le
héron & le *butor* ; *scolopax*, la becasse, la becassine & le courlieu ; *tringa*, le vaineau, en Ecosse,
le *teachat* & le *peasewep*, ou le pluvier gris ; *charadrius* (118), le pluvier verd ; *hæmantopus*, la pie
de mer ; *fulcia*, la poule d'eau ; *rallus*, le râle ; en
Ecosse, le *corncraig* ; *otis*, l'outarde. Par rapport
à leurs qualités nourrissantes, d'abord je commencerai par

---

(118) Le mot *charadrius* signifie *plongeon huppé* dans
nos Livres d'Histoire Naturelle. Je ne sais par quelle raison
les Editeurs de M. Cullen le considèrent comme pluvier verd,
green plover, en Anglais. Il est à présumer qu'on a voulu
parler décidément du pluvier verd, & non pas du plongeon.
Cette note peut servir aussi pour le titre suivant, où le *charadrius* est aussi désigné comme le pluvier verd.

L'OUTARDE

Doit-elle être rangée avec les autres *grallæ* ? J'en doute, parce que c'est un animal qui habite la terre, & qui vit de graine : je crois qu'elle aurait pu être plutôt comprise dans la classe des *gallinæ* ; sa chair approche de celle de la perdrix, & ses qualités ressemblent beaucoup à celle des oiseaux sauvages, de la classe des *gallinæ*.

Je considère le *râle aquatique* comme appartenant aussi à la classe des *gallinæ*, quoique en effet, une de ces espèces, *rallus aquaticus*, appartienne plus évidemment aux *grallæ*. On le considère comme caille dans beaucoup de pays ; & on l'appelle en Italie roi de cailles, *il re di qualli*. Tout le reste peut être compris dans le même ordre, à l'exception de ces deux ; mais ils sont, par certaines circonstances, de différentes qualités, c'est-à-dire, suivant qu'ils vivent éloignés de la mer ou non, &c.

On peut mettre au nombre de l'espèce qui vit dans les terres, & qui appartient aux *scolopaces*,

LA BECASSE ET LA BECASSINE,

Qui, quoique insectivores, semblent être moins alkalescentes, & d'une nature tendre, approchant des viandes blanches du genre des *gallinacées*.

On peut démontrer ici ce que nous avons dit de

l'exercice qui produit la fermeté. La becaffe eft obligée de voler beaucoup, tandis que la perdrix marche davantage, & vole moins. On obferve, d'après cela, que l'aîle de la becaffe eft toujours très-dure, tandis que celle de la perdrix eft toujours très-tendre; &, au contraire, la cuiffe de la be-caffe, eft toujours très-tendre, tandis que celle de la perdrix eft très-dure. C'eft de-là que le proverbe fuivant à pris origine : donnez à la becaffe les aîles de la perdrix, elle fera le plus délicat des oifeaux.

LE COURLIS

Appartient auffi aux *fcolopaces*; mais il eft très-alkalefcent, & approche de la qualité de l'oie *folan*, à caufe qu'il vit à la mer, & de poiffons.

LE TRINGA

Eft plus alkalefcent que la becaffe; mais il l'eft moins que les *fcolopaces*, qui vivent de poiffons, parce que c'eft un oifeau qui vit dans les terres. Il y a une différence dans les efpèces, le vaineau qui fe fert beaucoup de fes aîles, eft d'une texture plus ferme, tandis que le pluvier, qui prend moins d'exercice, eft plus foluble.

❧

LE PLUVIER VERD, GREEN PLOVER OU CHARADRIUS,

(*Voyez note* 118,) est beaucoup plus alkalescent que la becasse ou la becassine. Les oiseaux qui sont placés après sont.

LE HÉRON, ARDEA, ET LE BUTOR.

Leur texture est plus ferme que celle de ceux dont nous avons parlé ; ils sont peu en usage, lorsqu'ils sont vieux, & sont ordinairement assez gras dans leur jeunesse, passablement solubles, alkalescens, & d'un goût exquis. Il serait avantageux d'examiner avec soin les qualités du héron & du butor, car nous saurions alors quelle différence il y a entre les animaux du même genre, qui vivent de poissons ou d'insectes.

Les autres *gralla* sont tous des oiseaux de mer ; *hæmantopus*, ou la pie de mer, *fulcia*, ou la poule d'eau, & le courlis, dont nous avons déjà fait mention dans la classe des *scolopaces*, sont plus alkalescens que les autres *gralla*, parce qu'ils approchent par leur nature de l'oie *solah*.

Nous passons actuellement aux *aves passeres* de *Linnæus*, dont il y a une très-grande variété. Je n'en ai décrit que quatre des différens *genres*, qui me semblent être les principaux. Il est difficile de dire s'ils ont des qualités communes ; mais cette recherche nous indiquerait probablement quelques différences , entre ceux qui font granivores ou infectivores.

LES ESPÈCES DE PIGEONS, COLUMBA

Sont chaudes & alkalefcentes , à raifon de leur grand exercice , & peut-être plus qu'aucune de celles qui vivent de grains. Elles font tendres, & d'une folution facile , lorfqu'elles font jeunes.

Quant aux plus petits oifeaux, *alauda, turdus & emberiza* : l'alouette, la grive & le marreau jaune. Je les connais peu ; de même que beaucoup d'autres qui font compris fous cette dénomination générique. Il y a probablement une différence felon leur exercice , & leur nourriture ; je dirai feulement que lorfqu'on les mange à un âge convenable , ils font tendres ; fucculens & alkalefcens.

J'ai dit ailleurs que je paffais fous filence les *amphibies* ; il eft néceffaire d'y fuppléer ici, parce qu'ils font d'une nature intermédiaire entre les oifeaux & les poiffons : la fignification de ce mot eft douteufe ; on l'applique communément aux animaux qui vivent dans l'eau & fur la terre ; & elle renferme ainfi les oifeaux & les bêtes. Voici la diftinction de *Linnæus* : les bêtes ont un cœur avec deux oreillettes & deux ventricules , un fang chaud &&

des poumons qui respirent alternativement ; au lieu que les *amphibies* ont un cœur avec une seule oreillette & un seul ventricule, un sang froid & des poumons qui respirent à leur volonté. On les divise en trois ordres ;

LES SERPENTES, REPTILES, ET NANTES.

Il y a trois *genres* de *reptiles* qu'on emploie pour aliment ; *testudo*, la tortue, *lacerta*, le lézard, & *rana*, la grenouille.

LA TORTUE, TESTUDO

Nous offre différentes espèces que l'on emploie en alimens. La tortue verte, est actuellement recherchée comme un mets très-délicat. Elle est d'une nature particulière ; sa graisse est d'une couleur verte, & d'une odeur remarquable, qui affecte les urines & la sueur, dont elle altère aussi la couleur : c'est ce qui lui a fait supposer des qualités particulières. Son odeur, &c. pourrait la rendre propre à la médecine ; mais, employée comme aliment, on ne s'apperçoit point qu'elle influe sur ces qualités nutritives : quelques particularités dans son économie animale, le peu de mouvement qu'elle se donne, & des végétaux qu'elle emploie pour se nourrir, font qu'elle est moins alkalescente qu'aucun autre de son espèce ; elle est d'une nature fort gélatineuse & fort nourrissante.

Parmi les *lésards*, dont l'espèce est nombreuse, il y en a peu d'employés à notre nourriture ; & la mémoire ne m'offre que le *guana* des Indes occidentales qui y soit employé ; il y passe pour un mets très-délicat, & est d'une texture tendre ; mais, par une antipathie particulière, relative à cet animal, je ne pourrais en examiner les qualités si on le trouvait dans ce pays.

Quant à la *grenouille*, on emploie une de ses espèces en France, c'est la *rana æsculenta* : j'ignore ses qualités faute d'expérience particulière ; mais autant qu'il est possible de compter sur *Geoffroi*, cet animal ne semble pas fort alkalescent, parce qu'il donne peu de sel volatil, & suivant d'autres expériences de *Geoffroi*, il est très-gélatineux ; mais en considérant la classe à laquelle il appartient, & d'après quelques examens que j'en ai fait en passant, il semblerait approcher, par sa nature, de la tortue & du lésard, appellé *guana*.

LA VIPÈRE.

Est la seule espèce de serpent amphibie que je sache qui soit employée en aliment ; il est même encore incertain si on doit considérer la vipère comme nourriture ou comme remède : on en a beaucoup parlé dans cette dernière vue, quoiqu'à mon avis, elle ait bien peu de pouvoir en cette qualité ; car les remèdes font des corps qui changent *tout de suite* le fyftême, fans qu'il foit au pouvoir du fyftême de les *dompter*. Les vipères font actuellement employées affez communément en bouillons, & font très-nutritives lorfqu'on en continue *long-tems* l'ufage. Leur fel volatil, qu'on a tant recommandé & confidéré comme un remède excellent, ne différe pas affurément de celui tiré des autres animaux. Toutes ces raifons me portent à conclure que fes vertus, comme *remède*, n'exiftent que relativement à fa qualité nourriffante. D'après les expériences de *Geoffroi*, je vois que, comme nourriture, elle eft affez foluble, & qu'elle approche par-là, & par la quantité de jus qu'elle fournit, des quadrupèdes, & des poiffons par la nature *gélatineufe* de fon jus : comme tous les *amphibies*, elle eft d'une nature intermédiaire entre les quadrupèdes & les poiffons, quoiqu'elle approche plus des dernièrs par fes qualités.

Je vous ai dit que, faute d'autres principes, j'ai déterminé l'alkalefcence des fubftances animales par la quantité de fel volatil qu'elles fourniffent. La vipère, en donnant moins que les quadrupèdes & les oifeaux, je conclus qu'elle eft moins alkalefcente qu'eux.

Comme nous obfervons dans l'Hiftoire Naturelle

V 3

qu'une espèce passe dans l'autre par des degrés in-
sensibles , de même les *amphibies* réunissent ici les
quadrupèdes & les poissons ; les *reptiles* , d'un côté ,
approchent des quadrupèdes , tandis que les *serpens* ,
d'un autre côté , approchent davantage des poiss-
sons. Il y a encore un autre ordre d'*amphibies* ,
savoir , les *nantes* , c'est le même que nous avons
cité auparavant , sous le nom de poissons cartilagineux. J'en ai remarqué trois de ceux-ci à la fin
des poissons , savoir ; *petromyzon* ou la lamproie ;
raya batis ou la raye épineuse ; en Écosse le
scate ; & *accipenser sturio* ou le sturgeon : il y en a
deux ou trois *genres* de plus qui appartiennent à
cet ordre, comme l'*espèce de goulu* ou *squalus* , qui
est employé quelquefois en aliment. J'ai dit qu'ils
étaient autrefois classés parmi les poissons ; mais
Linnæus , ayant considéré qu'ils approchaient des
amphibies par leurs peaux , leurs poumons , leurs
organes de la génération , leur nature vivipare , &c.
les a rangé , très-à-propos , dans cette classe ; ils
diffèrent cependant peu des poissons , relativement
leurs qualités nutritives , quoiqu'en effet, je sois porté
à croire qu'ils approchent des autres *amphibies* ; ils
donnent une nourriture plus gélatineuse qu'aucun
des quadrupèdes ou *amphibies* , & sont probablement plus nourrissans. Quant à leur alkalescence
déterminée par la quantité de sel volatil qu'ils fournissent , je conclus qu'ils sont moins alkalescens que

les animaux cités ci-deſſus, & plus que les poiſſons.

D E S P O I S S O N S.

Après avoir dit quelque choſe des *quadrupèdes*, des *oiſeaux* & des *amphibies*, je paſſe à l'eſpèce des *poiſſons* ; je ne décris que ceux qu'on mange communément, quoiqu'on en emploie peut-être davantage en Angleterre. Celui de ceux-ci qui occupe la première place dans le catalogue eſt le ſaumon blanc, *canus*, dont il y a ſix eſpèces ; *ſalmo ſolar*, le ſaumon commun ; *ſalmo truta*, ou la truite de rivière, en Écoſſe, la truite de torrent ; *ſalmo hucho*, ou la truite *bull* dans le nord de l'Angleterre, en Écoſſe, la truite *locheleven* ; *ſalmo eperlanus*, l'éperlan, en Écoſſe le *ſperling* ; *ſalmo thymallus*, le *crayling*, ou l'ombre, qui n'eſt pas connu ici ; *ſalmo alpinus*, ou le *charr*, lequel vit dans l'eau la plus froide & dans laquelle aucun animal ne peut vivre. On trouve après ceux-ci, dans le catalogue, un autre genre de poiſſon, *cyprinus*, la carpe, dont nous en citons huit ſortes ; *cyprinus barbus*, le barbeau ; *carpio*, la carpe ; *gobio*, le goujon ; *tinca*, la tenche ; *cœphalus*, le muge ; *rutilus*, le rouget ; *alburnus*, l'able ; *brama*, la brême : le genre de la perche eſt placé à la ſuite de ceux-ci, dans lequel on trouve la perche de rivière, ou la perche commune ; nous citons enſuite celui du *gadus*, dont nous avons rapporté six sortes; *aglefinus*, la merluche; *merlangus*, le merlan; *morhua*, la morue; *molva*, la morue sèche; *virens*, en Ecosse, la morue verte; *callarias*, en Ecosse, la petite morue, ou *redware* : je ne suis cependant pas sûr de celle-ci. Nous avons ensuite placé après ces poissons-ci, *cyclopterus lumpus*, en Anglais, le *lump fisch*, ou la chouette de mer; en Ecosse, le *cock paddle*. Ceux qui viennent ensuite par ordre sont *scomber scombrus*, le maquereau; *scomber thynnus*, le ton, ou le maquereau Espagnol; *trigla cuculus*, en Anglais, le *red gurnard*; *mugil*, le mulet; & *esox lucius*, le brochet. Après ceux-ci, nous avons placé *clupea*, dont j'en ai décrit quatre espèces; *clupea harengus*, le hareng. Je ne sais si la pélamyde est de la même espèce; *sprattus*, la melette, en Ecosse, le *garrey*; *encraficolus*, l'anchois; *alofa*, l'alose. Après ceux-ci sont rangés les *pleuronectes*, dont nous en rapporterons cinq; *flefus*, le carrelet commun; *folea*, la sole; *platessa*, la plie; *maximus*, le turbot; *hypogloffus*, le fletan. Ce qu'on appelle en Angleterre fletan, est en Ecosse le turbot, & *è contrario*.

Avant de passer aux *amphibies nantes*, que nous avons placés ici, parce qu'ils ont été autrefois rangés parmi les poissons cartilagineux, nous avons cité les anguilles de sable, *ammodytes*; *murana anguilla*, l'anguille commune; *murana conger*, l'anguille de mer ; & , par erreur , *anarrhichas* , le loup de mer , parce que nous l'avons supposé servir d'aliment.

DES QUALITÉS DES POISSONS EN GÉNÉRAL.

Leur *texture* est généralement plus tendre que celle de la viande , & n'a rien de fibreux. Quant à leur *solution* , ce point ne paraît pas déterminé ; car , d'après les expériences analytiques de *Geoffroi* , il semble qu'ils fournissent moins de matière soluble que la chair. Il est cependant fort probable que le *pouvoir* de nos estomacs , & la fermentation qui y a lieu , surpasse infiniment tous les agens auxquels on pourrait les soumettre , pour les analyser hors du corps ; mais , autant que nous en puissions juger , ils font d'une solution plus facile que les viandes. Les bouillons de poissons ne peuvent , cependant , se réduire en gelée , quoiqu'ils aient quelque chose de gluant & de visqueux , qui , comme les viandes jeunes , occasionne un séjour long dans l'estomac ; mais , cependant , je ne trouve pas que , même dans le cas où ils font long - tems retenus dans l'estomac , par leur transpirabilité difficile , ils occasionnent des rapports aussi souvent que les autres alimens , lorsque des hommes *ruminans* , si je puis les appeller ainsi , en ont mangé.

L'alkalefcence des poiſſons ſemble *moindre* que celle des viandes, leur putréfaction étant *plus* lente, & donnant moins d'alkali volatil qu'elles. Il y a, dans la ſolution de cette nourriture quelque choſe de particulier, ſur quoi on n'a pas encore fait des recherches convenables. Nous employons l'huile ou le beurre quelquefois avec nos alimens végétaux ; nous les employons plus ſouvent avec les viandes, mais plus fréquemment encore, & en plus grande quantité avec les poiſſons. Ceci jetterait, certaine- ment, quelques éclairciſſemens ſur la ſolution de cet aliment, ſi on l'examinait bien ; car il ſemble que ce ſoit une règle adoptée d'après quelque inſti- gation de l'inſtinct, plutôt qu'un précepte de raiſon. J'ai déjà parlé du *ſtimulus* donné à l'eſtomac par l'alkalefcence des viandes, lequel ſtimulus, ainſi que je vous l'ai dit, pouvait, en même tems, être produit par leur viſcoſité, & par leur long ſéjour dans l'eſtomac ; mais cela eſt plus remarquable dans l'eſpèce des poiſſons ; car ils reſtent très - peu de temps dans l'eſtomac ſans produire la chaleur, la fièvre, la ſoif, & quelquefois des éruptions ſur toute la ſurface du corps.

Vous verrez aiſément, par la difficulté qu'il y a à déterminer les qualités générales des poiſſons, combien nous avons peu de choſes à en dire en trai- tant de leurs qualités particulières.

Pour faire comprendre les qualités des poiſſons,

je les ai différencié en poiſſons de rivière ou de mer ,
ſaxatiles ou *limoſæ*, c'eſt-à-dire, en poiſſons, qui
vivent ſur des fonds de cailloux, ou bien, qui,
comme la *lamproie*, reſtent au fond dans la vaſe ;
mais aucune de ces diviſions ne nous donne un principe certain, & propre à déterminer la différence
des poiſſons comme alimens. Le Docteur *Cheyne*
aimait extrêmement la diſtinction tirée des couleurs, la blanche étant moins ſtimulante, par ſuppoſition que la rouge. On pourrait admettre effectivement ceci, relativement aux oiſeaux & aux quadrupèdes ; mais, à l'exception du ſaumon, il y a
peu de poiſſons qui ne ſoient blancs ; de ſorte que
cette diſtinction ferait très-bornée. Comme nous
trouvons une différence dans les autres alimens
par celle de la nourriture, il ſemblerait de même
qu'on devrait adopter ici cette diſtinction pour les
poiſſons, la plus grande partie étant preſque *carnivore* ; & la différence qu'il y a dans l'eſpèce des
animaux qu'ils mangent, ſemble n'en occaſionner
aucune dans leur qualité. Les perches, par exemple ,
qui mangent avec voracité indifféremment des vers,
des poiſſons, des inſectes, &, indépendamment
de cela, des *oiſeaux aquatiques*, &c. ne ſont pas plus
alkaleſcentes que ceux qui ne vivent que d'inſectes,
& elles ne peuvent être parfaitement diſtinguées de
leurs différens *genres*, quoique cette diſtinction
ſoit celle de toutes celle qui paraiſſe approcher le

plus de la vérité. Nous allons maintenant traiter des *genres* particuliers.

LE SAUMON.

La plus grande partie de ce genre est *fluviatilis* ou *lacuftris*, d'une nature tendre, moyennement fucculente & nourriffante. Tous les faumons font auffi alkalefcens & échauffans, & ils occafionnent, auffi fréquemment que tout autre poiffon, des éruptions cutanées, &c. L'efpèce rouge a plus de faveur & plus d'alkalefcence ; la blanche eft plus fade & gélatineufe. Je puis obferver ici, que *Linnæus* femble avoir oublié celle que nous appellons truite faumonée, qui eft fans doute plus ftimulante & alkalefcente, & moins gélatineufe que celles de l'efpèce blanche.

LA CARPE, CYPRINUS.

Ce genre eft plus varié que le premier, moins tendineux, plus fec, moins fapide, & moins échauffant, & d'une nature moins gélatineufe que les autres poiffons.

La perche approche par fa nature de celui-ci ; elle eft d'une texture ferme, mais d'une confiftance tendre, aifée à diffoudre ; elle eft échauffante, & remarquablement ftimulante fans être glutineufe.

LE GADUS

Est une espèce de poisson de mer, & celle que nous connoissons le mieux; elle renferme le merlan, la morue, & la merluche. Ceux-ci offrent au système différens degrés de *tendreté*, de *viscosité*, & de *stimulus* ; la morue est le poisson le plus ferme, le plus visqueux, & le plus échauffant des trois.

On distingue souvent les poissons comme étant plus ou moins écailleux. Tous ceux dont nous avons parlé sont de l'espèce écailleuse. Les *amphibies* & l'espèce des anguilles n'ont pas d'écailles. Le carlet est intermédiaire entre ces deux. L'espèce écailleuse est universellement moins glutineuse que celle qui n'a point d'écaille ; elle est aussi plus aisément miscible dans l'estomac, quoique moins nourrissante. Je place avant les poissons écailleux

LE CYCLOPTERUS LUMPUS.

Ce poisson est très-glutineux, sans écailles ; par ses qualités, il approche de l'anguille, & nourrit beaucoup ceux qui en font usage. Le *maquereau* est plus sec & moins nourrissant ; le thon est cité en passant, parce qu'il n'est connu que dans la méditerranée. On dit qu'il est plus succulent & plus nourrissant que le maquereau ordinaire.

LA ROSETTE, TRIGLA CUCULUS

Est un poisson très sapide de l'espèce *blanche*. On dit qu'il est extrêmement nourrissant, & fort estimé dans les endroits où on le trouve.

LE MULET, MUGIL.

Je suis incertain si notre mulet est le *mugil* des Romains ; mais nous ne lui trouvons certainement pas le goût exquis qui le leur faisait tant estimer, & il me semble occuper l'état moyen entre la carpe & la merluche ; il est plus sec que l'un, & plus succulent que l'autre ; il est d'une nature assez soluble & nourrissante.

LE BROCHET, ESOX LUCIUS.

Celui-ci, quoique vorace & carnivore, est cependant une nourriture sèche, peu huileuse, & peu alkalescente, & une des moins échauffantes dont nous fassions usage. Nous devons donc supposer, en considérant les qualités de ce poisson, qu'il y a quelque particularité dans son économie propre à produire ces qualités.

[319]

L' *ALOSE*, CLUPEA.

Tout ce genre, qui comprend les harengs, &c. eſt d'une nature huileuſe, ſucculente, nourriſſante ; il tient après le ſaumon le premier rang par ſes qualités échauffantes ; il augmente la vîteſſe du pouls à un degré conſidérable.

L'*ESPÈCE DES CARRELETS*, PLEURONECTES.

Ce genre de poiſſon en embraſſe différentes eſpèces ; elles ſont toutes d'une nature tendre, huileuſe, ſucculente, plus gélatineuſe que le précédent, mais moins que le ſuivant. Elles ſont placées ſelon leurs qualités ; le carrelet & la ſole ſont plus tendre, le turbeau & le flétan plus viſqueux.

DE L'*ESPÈCE DES ANGUILLES*.

Quelques-unes ſont ici ſans *écailles* ; beaucoup ont les mêmes qualités que la vipère ; elles ſont viſqueuſes, nourriſſantes, & d'une *tranſpirabilité* difficile ; elles ſont échauffantes & lourdes à cauſe de leur long ſéjour dans l'eſtomac. Quant aux variétés des eſpèces, je ne ſuis pas à portée de déterminer leurs différences.

LES INSECTES.

Cette claſſe d'animaux eſt peu conſidérée comme aliment. Dans quelques pays on emploie les ſauterelles de différentes eſpèces comme nourriture. Je ne puis cependant en rien dire (119), ſi ce n'eſt qu'elles approchent de la nature de la chevrette. Toutes les eſpèces de crabes, quoique différentes dans leur claſſe, approchent des poiſſons par leur qualité, en ce qu'elles ne ſont pas aiſément diſſolubles par ébullition, des *amphibies*, en ce qu'elles donnent un bouillon gélatineux ; & approchent encore des poiſſons, en ce qu'elles ſtimulent le ſyſtême ; elles donnent peu d'alkali volatil, ſont, pour quelques-uns, un *ſtimulant* particulier, produiſent la chaleur, l'anxiété & la fièvre. Les trois dont nous avons fait mention dans le catalogue

---

(119) J'ai vu manger des ſauterelles en Afrique dans des jours où elles formaient des nuages qui obſcurciſſaient le Soleil ; mais ce n'était que le peuple qui en faiſait uſage ; j'en ai moi-même goûté. Les Afriquains les font griller dans des poëles, & ils les mangent lorſqu'elles ſont devenues croquantes ; elles acquièrent, par cette préparation, le goût de la peau du manche du gigot lorſqu'il eſt cuit au four, & qu'il eſt un peu trop grillé. D'ailleurs elles ſont très-sèches dans cet état, & ſont fort échauffantes, ainſi que tout ce *que le feu a rapproché par un commencement de combuſtion.*

[321]

font la crabe, *cancer pagurus*; *cancer gammarus*, la chevrette; *cancer squilla*, le houmar.

L E S   V E R S.

On les confondait autrefois avec les poissons. *Voyez le systema naturæ Linnæi*, *vol.* 1 , pour ce qui concerne leurs classes particulières. Ils sont divisés en cinq espèces, dont deux sont seulement employées comme aliment, celle des *mollusca* & des *testacea*; la première espèce de *mollusca*, contenue dans le catalogue, est le calmar, *sepia loligo*; en Ecosse, le *stocking fisch*; en Angleterre, le *ink-fisch*. Quant à ses qualités, il n'a que celles qui lui sont communes avec le reste des *vermes*.

Les seuls testacées que j'y aie placé sont ceux qu'on trouve sur nos rivages, & je leur donne les noms *triviaux* par lesquels *Linnæus* les a désigné. J'ai placé après le *calmar* onze des *vermes*; savoir, *patella vulgata*, en Provençal, l'arapède; *helix pomatia*, le limaçon des jardins; *buccinum undatum*, le buccin, en Ecosse, le *bakky*; *turbo littoreus*, le sabot; dans le nord de l'Ecosse, le *black welk*; en Angleterre, le *razor*; *solen siliqua*, le manche du couteau; *cardium edule*, le pétoncle; *cardium echinatum*, le pétoncle piquant; *venus chione*; en Ecosse, *gawky*; *ostrea maxima*; en Anglais, *scallop*; *clam*, en Ecosse; *ostrea edulis*, l'huître commune; *mytulus edulis*, la moule ordinaire.

Tome I. X

Les qualités de toute espèce de *vers* sont presque les mêmes. Ils sont d'une texture plus tendre qu'aucune nourriture animale, & sembleraient être par-là d'une solution très-facile ; mais ils donnent, peut-être, le gluten le plus visqueux de toutes les nourritures animales ; par cette propriété ils s'opposent au mêlange dans l'estomac, & encore plus, à la dernière digestion, au moyen de quoi ils sont expulsés du corps avec une très-grande difficulté. Cela les met au nombre de nourritures animales généreuses ; & quoiqu'ils soient alkalescens, ainsi que les substances animales, cependant ils sont au nombre de ceux qui le sont le moins ; ils sont aussi moins échauffans pour le systême.

Le calmar *sepia loligo*, & le solen siliqua, ou *spout* aussi en Anglais, & manche de couteau en Français, semblent ne posséder que les qualités communes des vermes.

Les quatre premiers des *testacées* dont nous avons fait mention sont *univalves* ; les quatre derniers sont *bivalves*, & les animaux qui les habitent du même genre ; ils sont généralement appellés par les Naturalistes, *Téthys* ; de sorte que nous avons à traiter réellement de deux animaux. Quant au limaçon, il participe extrêmement des qualités générales des vers, c'est-à-dire, il a une texture tendre, aisée à dissoudre, mais visqueuse, & d'une transpiration difficile. Le limaçon des jardins n'est

[323]

pas admis ici comme nourriture ; mais dans quelques contrées du fud on le regarde comme délicieux, & comme un aliment très-nourriffant (120). Nous faifons quelquefois bouillir nos limaçons dans le lait, pour les employer, comme remèdes, dans les cas de pthifies. Je les ai vu avoir des fuccès étonnans dans des cas où il n'y avait pas d'ulcération, en rendant bientôt l'embonpoint qu'on avait perdu; mais dans les cas d'ulcération, il eft très-déplacé de l'employer, ainfi que toute autre nourriture animale. Nous avons un exemple remarquable de la qualité nutritive des limaçons. Il y a foixante ans que ce pays fut affligé d'une famine, & tandis que la claffe la plus pauvre était maigre, & prefque exténuée de faim, on obferva que deux filles, qui ne vivaient que de limaçons feulement, fe portaient bien, & avaient un embonpoint remarquable.

Quant aux autres genres, on les emploie plus communément ; mais ils femblent être moins

----

(120) On en fait beaucoup d'ufage en Provence, où en les prend dans les vignes, fur-tout lorfqu'il tonne & qu'il pleut : on les accommode à l'ail, avec une fauce que l'on appelle *bouride*. Cette fauce fe prépare comme un looc avec de l'ail, beaucoup d'huile, fort peu d'eau, & un peu de jus de citron. On peut dire, à cet égard, que la fauce, qui eft très-appétiffante, fait manger le poiffon; car le limaçon eft fade & infipide.

tendres, & par conséquent, peut-être, moins nourriffans.

DES BIVALVES.

Le plus commun des *bivalves* eft l'huître ordi-naire; elle eft comprife dans le petit nombre d'ali-mens tirés du règne animal que nous mangeons cruds: on peut en faire ufage en beaucoup plus grande quantité dans cet état, & on la digère plus aifément que quand elle eft cuite. *Keil* & *Sanctorius* s'accordent à la regarder comme une nourriture d'une tranfpirabilité lente: *Keil* dit qu'elle retarde la tranfpirabilité de toute autre nourriture; mais j'avoue que je ne comprends point comment elle peut agir ainfi; elle eft nourriffante à caufe de cela, & auffi peu échauffante qu'aucun autre aliment puiffe l'être relativement au fyftême, quoiqu'elle y foit long-tems retenue.

Les autres *bivalves* font moins folubles & moins tendres: on dit que quelques-uns d'eux font un peu *venimeux*, comme les moules & le *limpet*; mais dans quelle partie de leur fubftance réfide cette pro-priété? C'eft ce que je ne puis dire: cependant on en rend toujours quelques parties (121).

---

(121) On attribue dans ce pays les effets à de petits crabes qui y font nichés; mais il eft plus probable que cela

DES ŒUFS DES OISEAUX.

Ils auraient pu être placés après les oiseaux ; mais comme ils font un peu analogues à la dernière nourriture dont nous avons fait mention, je les ai placé ici. On obſerve évidemment par leur nature, & leur utilité dans la nourriture du *fœtus*, qu'ils contiennent une plus grande proportion de nourriture pure qu'aucun autre aliment, puiſqu'ils ne laiſſent point de *fæces*, & que toutes les autres ſortes de nourritures animales ont leurs ſucs plus portés à la putréfaction, que le *blanc de l'œuf* qui eſt extrait dans l'eſtomac, lorſqu'on en a pris ſous la forme fluide. Les œufs, après tout, ne ſont pas d'une digeſtion facile ; & d'après la quantité de nourriture qu'ils fourniſſent, on ne peut les prendre en grande quantité : la difficulté de la digeſtion des œufs, réſide-t-elle dans la viſcoſité du *blanc de l'œuf*, ou dans l'état coagulé dans lequel nous le mangeons ? C'eſt une queſtion ; elle ſemble au moins être augmentée par la coagulation, puiſque l'œuf le plus durci eſt celui qui eſt le plus difficile à digérer. Je ne crois pas que l'inſolubilité réſide dans le jaune,

---

doit être attribué à l'*idioſyncraſie* ; car j'ai ſouvent vu des perſonnes, ſujettes aux éryſipelles, en être affectées, tandis que bien d'autres, qui en avaient mangé pluſieurs fois avec elles, n'en avaient éprouvé aucune incommodité.

comme quelques-uns l'ont suppofé ; car j'ai connu
des perfonnes qui rejettaient le blanc, & qui ne
vivaient que du jaune, lequel eft certainement
d'une qualité différente, & qui eft défigné pour un
aliment *fecondaire*. J'ai déjà fait mention de l'info-
lubilité du *blanc d'œuf* hors du corps, par le moyen
de la chaleur, &c. & j'ai dit que cela pourrait ne
dépendre que de la fermentation. Les œufs approchent des *vermes* par leur vifcofité & leur tranfpirabilité difficile; ils font moins alkalefcens que la viande,
dans laquelle il y a toujours quelques fucs qui ont
fait quelques progrès de trop vers la putridité. Une
preuve du peu (122) d'alkalefcence des œufs, c'eft
qu'ils font la nourriture animale la moins difpofée à
nous dégoûter. Quelques perfonnes leur ont fup-

---

(122) On regarde les œufs comme une bonne nourriture
pour les convalefcens qui font tourmentés de crudités acides ;
mais je penfe que leurs qualités vifqueufes les rend fouvent
difficiles à digérer, à moins qu'on n'ait fait beaucoup ufage
de boiffon pour allonger cette vifcofité. L'expérience prouve
d'ailleurs, contre le fentiment de M. Cullen, que les œufs
font très-alkalefcens, à en juger feulement par l'alkalefcence,
qui exifte dans le blanc de l'œuf même le plus frais. Que l'on
prenne du blanc d'œuf, qu'on l'allonge avec de l'eau diftillée
& qu'on verfe dans cette mixture du fyrop de violette, à
coup fûr il verdira ; l'odeur de foie de foufre, leurs propriétés de phlogiftiquer l'argent lorfqu'ils font durs, & la
putridité alkaline qu'ils acquièrent par vétufté ne nous au-
torifent point à croire au peu d'alkalefcence des œufs.

posé de mauvaises qualités ; mais je n'en ai point d'exemples ; ils sont quelquefois nuisibles à certaines personnes ; mais il faut expliquer ceci par l'*idiosyncrasie*.

Voilà tout ce que nous avons à dire au sujet des œufs. Je devrais ensuite considérer les remèdes ; mais avant cela, je vais récapituler en passant, ce qui a été dit au sujet des alimens : vous verrez que les alimens sont divisés en alimens végétaux & animaux, & que le lait est de nature intermédiaire entre les deux ; acescent comme les végétaux, sans être sujet à leur acescence morbifique, nourrissant comme les alimens du règne animal, quoiqu'il ne soit pas sujet à leur alkalescence nuisible. L'aliment acescent végétal semble absolument nécessaire à l'économie animale, & il n'existe personne dans l'espèce humaine qui ne l'emploie. Nous sommes incertains jusqu'à quel point nous devrions nous abstenir de la nourriture animale ; elle semble plutôt utile que nécessaire à donner beaucoup de force, & n'être pas convenable à obtenir une vie de longue durée. Bien plus, les végétaux ont encore l'avantage de n'être jamais nuisibles, excepté dans les *premières voies*, & dans celles de ceux seulement qui sont faibles. Leurs effets ne se manifestent jamais dans les vaisseaux sanguins. Au contraire, la nourriture animale, qui est plus nourrissante, produit aisément des effets excessifs, & expose promp-

tement au danger par son alkalescence, en jettant
les fondemens des maladies, & aussi-bien que par
les autres qualités qu'elle a, par exemple, d'occasionner la corpulence, l'obésité, & l'acrimonie
putride.

DES EFFETS DES ALIMENS SUR L'ESPRIT.

Il est évident que la délicatesse du sentiment,
l'enjouement de l'esprit, la promptitude de la con-
ception, & la subtilité du jugement, accompagnent
plus fréquemment l'état faible du corps. Il est vrai
aussi que le même état est la source de la timidité,
de l'irrésolution, & du doute, tandis que les personnes fortes ont la solidité dans le jugement, & la
fermeté dans les discours, qui conviennent dans
toutes les circonstances de la vie, où il faut marquer de l'élévation d'esprit & de l'activité. L'état
de l'esprit le plus recherché semble, cependant,
résider dans un peu moins de fermeté & de vigueur
du corps. L'aliment végétal ne relâchant pas trop
les vaisseaux, ou ne changeant jamais le systême,
n'interrompt pas les plus forts mouvemens de la
pensée, tandis que la chaleur, la plénitude, & la
pesanteur que donne la nourriture animale sont en-
nemis de ses efforts de vigueur. La tempérance ne
consiste pas tant alors dans la quantité des alimens
que dans leurs qualités ; car celle-là est toujours

réglée par notre appétit, & par conséquent elle consiste à prendre une suffisante quantité d'alimens végétaux ; c'en est assez en général. L'aliment végétal consiste en sucre & en huile, qui nourrissent tous deux séparément ; mais dans cet état isolé, ils sont susceptibles de nuire. Le sucre est d'une assimilation difficile, particulièrement lorsque son acide est développé, comme il l'est dans les fruits acescens qui sont sujets à la fermentation vineuse. L'huile résiste plus long-tems au mélange, & les nourritures grasses sont aussi plus difficilement mêlées, selon que leurs parties sont plus ou moins éloignées. Les *farinacea*, dont l'huile & le sucre sont intimement unis, sont les alimens végétaux les plus parfaits ; & parmi ceux-ci, les *céréalia* occupent le premier rang, ce que vous connaîtrez aisément à présent par leurs qualités.

La nourriture animale diffère par l'alkalescence & la viscosité. Les quadrupèdes & les oiseaux sont les plus alkalescens ; les poissons & la classe des *vermes* les plus visqueux. L'alkalescence semble dépendre de la chaleur de l'animal. Les quadrupèdes & les oiseaux sont doués de cette plus grande chaleur ; les poissons & les *vermes* sont ceux qui en ont le moins. Une plus forte preuve que les poissons sont moins alkalescens, c'est que l'instinct nous conduit, en faisant usage de la nourriture animale, à recourir en même tems aux alimens vé-

gétaux, tandis que le même inſtinct né nous a
jamais conduit à les ajouter aux alimens poiſſo-
neux. J'ai quelquefois, par expérience, mangé des
pommes avec du poiſſon, & j'ai trouvé qu'elles en
troublaient la digeſtion (123). La chair des quadrupèdes & des oiſeaux eſt, à raiſon de ſon alkaleſcence, plus aiſément diſſoute, & plus promptement aſſimilée dans le ſang ; elle donne la nourriture la plus facile à digérer , & de la force ; tandis
que par la même raiſon la nature a ſagement ordonné qu'elle ſéjourna moins dans le corps. Les
poiſſons & les *vermes*, à raiſon de leur viſcoſité,
ſont plus difficilement diſſous & aſſimilés, plus
long-tems retenus dans le ſyſtême, & ne deviennent
échauffans que par leur ſéjour ; ils retiennent même
auſſi les fluides, & apportent de la nourriture aux
parties ſolides.

---

(123) Ceci ne doit s'entendre qu'en général ; car j'ai vu
très-communément à Bruxelles , & dans les Pays-Bas , ſervir
ſur les meilleures tables du poiſſon bouilli , aſſaiſonné de
beurre fondu , & entouré de pommes de terre bouillies auſſi.
M. Cullen parle d'ailleurs d'un pays où les habitans ſont
carnivores ; mais l'*inſtinct* a conduit les autres peuples à
manger du pain avec le poiſſon. N'eſt-ce pas une ſubſtance
végétale ſuffiſante pour s'oppoſer à ſon alkaleſcence ?

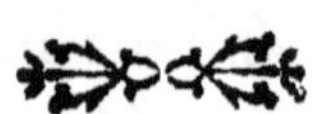

DES PROPRIÉTÉS DES MÉDICAMENS.

Ayant achevé de traiter des alimens, je vais m'occuper, dans la fuite, à confidérer les *remèdes*. Je crois, cependant, néceffaire de vous dire, en forme d'introduction, la manière de faire des recherches fur leurs vertus. J'extrerai de la *matière médicale de Linnæus*, la règle fuivante, comme le fondement de ce que j'ai à dire là-deffus. *Syftemate, qualitate, & experientia eruitur omnis ufus plantarum*.

Ce que Linnæus applique aux végétaux, conviendra, en quelque façon, aux autres règnes. Les deux premières qualités qu'il développe plus complettement dans fa *philofophia botanica*, où il emploie les termes *fructification*, y deviennent le même que celui de *fyftême*; car les plantes y font fyftématiquement arrangées felon leur fructification. En affignant les qualités aux alimens, je les ai fouvent diftribuées fuivant la place qu'ils occupaient dans l'Hiftoire Naturelle, & je ferai obligé de le faire encore davantage en donnant les qualités des remèdes.

Cette méthode de rechercher leurs vertus, d'après les divifions botaniques, a été employée il y a long-tems par *Hoffman*, dans fon Traité de *compendiofa methodo*, &c. & avant lui, par notre compatriote le Docteur *Blair*, dans les *tranfactions philosophiques*, &c. Les règles botaniques font, quoi qu'il en foit, fort éloignées d'être générales ; mais elles font, autant qu'elles peuvent l'être, d'une grande utilité pour l'analogie ; & à cet égard nous y aurons fouvent recours ; mais avant que vous puiffiez connaître les règles, il fera néceffaire de vous donner une idée de la méthode propre à l'Hiftoire Naturelle en général.

La méthode employée pour acquérir de la connaiffance dans l'Hiftoire Naturelle en général, eft celle, au moyen de laquelle, à l'infpection d'une production naturelle, nous pouvons parvenir à connaître comment elle peut être diftinguée de toutes les autres productions de la nature, & le nom par lequel ceux qui en ont ttaité l'ont diftinguée, afin que, par ces moyens, nous puiffions parvenir à connaître fa nature, fes qualités, & fes vertus. On y parvient en raffemblant les productions naturelles dans des règnes, dans des claffes, des ordres, des genres & des efpèces. Quant à la première divifion, fi on me préfentait un fujet dans lequel je n'obferverais, ni organifation, ni différence entre les parties contenantes, & celles contenues, je conclurais qu'il eft du *règne foffile* ou *minéral*. Un foffile auffi n'a aucune apparence de *vita multiplicata*, ou du pouvoir de multiplier fon femblable ; mais s'il y a une différence entre les parties contenantes, & celles contenues, & s'il a le pouvoir de fe multiplier, j'en conclus qu'il eſt du *règne animal*, ou du *règne végétal*; de même pour diſtinguer ceux-ci, ſi je trouve un ſujet ſans mouvement, ou s'il n'a pas de pouvoir *locomotif*, ou des moyens arbitraires de ſe mouvoir lui-même lorſqu'on l'émeut, je conclus que le ſujet eſt végétal; car les animaux ſont des corps organiſés, qui jouiſſent *de vitâ multiplicatâ*, & d'un pouvoir *loco motif*, ou s'ils ſont fixés, ils ont le pouvoir arbitraire de mouvoir leurs parties. Voilà les plus grandes collections, & qu'on appelle *règnes*.

Chacun de ceux-ci eſt encore ſubdiviſé en claſſes, &c. Afin de donner une notion de ceci, il ſera beaucoup plus aiſé de tirer des exemples du règne animal, puiſque vous devez, en quelque manière, connaître déjà celui-là. Le règne animal eſt diviſé en ſix *claſſes*. *Linnæus* a d'abord entrepris une diviſion de ce règne en trois; d'après la ſtructure du cœur, la chaleur, & la couleur du ſang. Les premiers, ont un cœur avec deux ventricules, deux oreillettes, & un ſang chaud & rouge. Les ſeconds, ont un cœur formé d'un ſeul ventricule, & d'une oreillette, ont un ſang froid & rouge. Les troiſièmes, ont un cœur compoſé d'un ſeul ventricule, d'une oreillette, & ont un ſang froid & blanc, ou, comme l'appelle *Linnæus*, *ſanies*. S'il nous fallait les examiner ſtrictement, je penſe que ces diviſions ne répondraient pas auſſi-bien à notre but: ainſi, je préfère avoir recours aux ſix fubdivifions ; c'eft - à - dire , aux *mammalia , aves ,* *amphibia , pifces , infecta , vermes.*

1°. Les *mammalia* ont un cœur avec deux oreil-lettes , & deux ventricules avec un fang chaud & rouge , & font toujours refpirans ; leur refpiration alternative fe fuccède dans un court efpace de tems ; ils ont les *maxillæ incumbentes* , ou les machoires placées horifontalement l'une fur l'autre , en op-pofition à celles qui s'ouvrent latéralement , & leurs machoires font toujours couvertes. Le *penis intrans* , ou les parties de la génération du mâle en-trant dans la femelle , laquelle eft toujours vivipare , pourvue de mamelle , & donne à tetter à fes petits.

2°. Les *aves* ont un cœur , & la refpiration fem-blables aux *mammalia* ; les *maxillæ incumbentes* , fans être couvertes , *exfertæ* , ou ayant les machoires avancées hors des parties de la tête ; *edentulæ* , ou fans dents. Le mâle entre auffi dans la femelle ; mais il eft fans tefticules externes. Leurs femelles font ovipares , & ont leurs œufs couverts d'une croute calcaire. Ils font en général toujours couverts de plume , & n'ont que deux pattes. Je dirai la raifon pour laquelle je n'ai pas fait ufage de ceci dans la diftinction des *mammalia*, c'eft-à-dire, parce qu'elle ne leur convenait pas à tous , les uns ayant quatre pattes , les autres ne les ayant pas.

3°. Les *amphibia* ont un cœur compofé d'un feul

ventricule, & d'une oreillette avec un fang rouge & froid. Il eft douteux qu'on puiffe les diftinguer univerfellement par un ventricule & une oreillette ; car les exceptions font encore incertaines. Lorfque je dis un fang *froid*, je prétends dire un fang dont la chaleur excède peu celle du milieu qui l'environne, foit l'air ou l'eau. Ils ont des poumons avec lefquels ils refpirent à leur volonté ; ils s'accordent avec les deux premiers par les *maxillæ incumbentes* ; ils ont deux *verges* ; les femelles font généralement ovipares, quoiqu'elles ne le foient pas toujours ; quand elles le font, leurs *œufs* ne font couverts que d'une membrane ; leurs tégumens ne font ni de poils ni de plumes ; leurs pieds diffèrent trop pour être caractérifés.

4°. Les *pifces* ont un ventricule & une oreillette, & le même fang que les *amphibies*. Ils diffèrent des trois premiers, en ce qu'ils ne refpirent pas ; mais en place de poumons, ils font pourvus de *bronches*, qui prennent & rejettent alternativement de l'eau au lieu d'air. Ils ont les *maxillæ incumbentes*, mais ils n'ont pas de *verges* ; ils font ovipares, & on dit que leurs œufs n'ont pas de partie *albumineufe* ; ce que je fuis fort porté à ne pas *croire*. Quant à leurs tégumens, ils font couverts d'écailles, & ils ont des nageoires.

5°. Les *infectes* ont un cœur avec un ventricule & une oreillette ; leur fang eft un fluide prefque ſans couleur. Quant à leur reſpiration on n'eſt point d'accord ; ils n'ont pas de poumons ; mais on ſuppoſe qu'ils ont quelque choſe qui y eſt analogue ; ils ont les *maxillæ laterales*, & la verge entrente ; généralement ils ſont ovipares : le ſont-ils univerſellement, c'eſt ce qui n'eſt pas encore aſſuré ? Je crois qu'ils ne le ſont pas. Quant à leurs tégumens, ils ſont couverts d'une ſubſtance écaillleuſe dure, *cataphracta*, ou en cotte de maille ; ils ſont diſtingués de toutes les autres claſſes par leurs *antennæ*, c'eſt-à-dire, par les cornes ou les organes par où ils ſentent, leſquels ſont propres à les conduire, &c. quoique réellement nous ne ſoyons point du tout aſſuré de leur utilité.

6°. Les *vermes* ont un cœur avec un ventricule & une oreillette, *ſanie frigida*. Quant à leur reſpiration, il n'y a rien de ſûr ; car ils paraiſſent n'avoir rien qui annonce qu'ils reſpirent ; leurs machoires ſont différentes, & leurs *tégumens* ne ſont jamais couverts d'écailles ; quelquefois, à la vérité, ils ont une couverture calcaire, qui ſe ſépare de leurs corps, & qui eſt diſtincte ; ils n'ont jamais ni pieds, ni nageoires.

Voici le moyen qui appartient à notre méthode pour les diſtinguer en *claſſes*. Les claſſes ſont diviſées en ordres. Nous allons vous donner un exemple des ordres, en choiſiſſant les *mammalia*.

Il y a huit ordres de *mammalia*. Le premier ordre comprend

comprend autant les quadrupèdes, que les autres animaux qui ne le font pas ; mais au lieu de pieds, ils ont des nageoires avec lefquelles ils nagent , & ils font habitans des eaux ; ils ont les autres qualités générales des *mammalia* ; ceux-ci forment un ordre diftinct, les *cétacées*.

Les quadrupèdes font divifés en fept autres ordres , felon la fituation de leurs dents.

1°. Ceux qui n'ont pas de dents *devant*, ni en haut, ni en bas, font appellés *bruta*. Ceux qui les ont en *bas*, & non en *haut*, font les *pecora*. Ceux qui n'ont que deux dents en *devant*, en *haut*, & en *bas*, fans avoir de dents canines, font appellés *glires*, &c. &c.

Mais pour les mettre dans le même ordre où *Linnæus* les a placés , je vous dirai que

1°. Les *primates* ont quatre dents en haut, *canines*, ou déchirantes feulement.

2°. Les *bruta* n'ont pas de dents de devant en haut & en bas.

3°. Les *feræ* ont des dents de devant en haut & en bas ; fix en haut, & toutes aiguës & tranchantes, avec de fimples dents *canines*.

4°. Les *beftiæ* ont naturellement toujours plus d'une dent canine à chaque machoire.

5°. Nous avons déjà fait mention des *glires*.

6°. Nous avons parlé auffi des *pecora*.

7°. Les *Belluæ* ont différentes dents de devant, lesquelles font émouſſées ou obtues.

La diviſion qui ſuit ces *ordres* ſe fait par *genres*: je vous en donnerai un exemple parmi les *pecora*, que vous connaiſſez le mieux. Leur caractère ordinal eſt tiré de leurs dents, & leur caractère générique ſe tire de leurs cornes. Les *pecora* ſont compris dans ſix *genres*, le *chameau*, le *muſc ſauvage*, la *brebis*, le *bœuf*, le *cerf* & la *chèvre*. Les deux premiers n'ont pas de cornes; les quatre derniers en ont. Le cerf a des cornes branchues, jettées en arrière, & qui ne ſont point creuſes; les trois autres ont leurs cornes creuſes, & ſont diſtinguées par leur direction. L'eſpèce de la vache a ſes cornes tournées en avant (*porrecta*,) &c. *Voyez Linnæi ſyſtema naturæ*, vol. 1. Enfin, les *genres* ſont diviſés en eſpèces, ou individus créés par la nature. Vous trouverez un exemple de ceci dans le chameau, dont on ne connaît pas entièrement l'eſpèce. *Linnæus* en fait mention de quatre; le chameau, le dromadaire, le *glama*, & le *pacos*. Le chameau n'a qu'une boſſe, le dromadaire deux, le *glama* n'en a pas ſur le dos, mais une ſur la région de l'eſtomac; le *pacos* n'a pas de tumeur ou de boſſe; mais il eſt évidemment plus couvert de laine.

Pour revenir maintenant ſur nos pas, & donner un exemple de tout ce que nous avons dit à cet égard,

[339]

je fuppofe qu'on nous préfente un animal inconnu. Par exemple, le *pacos*; à caufe de fes quatre pieds, nous le réduifons à la claffe des *mammalia*; à raifon de ce qu'il n'a pas de dents à la mâchoire fupérieure, nous le plaçons dans l'ordre des *pecora*; parce qu'il n'a pas de cornes, nous le rangeons dans le premier ou fecond *genre* de ceux-là; nous l'admettons enfuite dans leur premier genre, parce qu'il a plus d'une dent *canine*; & enfin, parce qu'il eft fans *tophi*, & qu'il eft plus remarquablement couvert de laine, nous le rapportons au *pacos*, chameau de la quatrième efpèce. Lorfque nous fommes ainfi parvenus à favoir fon nom, nous confultons les livres, & nous y trouvons fa nature, fon hiftoire, & fes qualités.

« Vous voyez, donc, combien eft utile & néceffaire cette méthode d'apprendre l'Hiftoire Naturelle, quoique laborieufe en apparence. Parce que j'ai dit, vous comprendrez quel eft mon deffein, lorfque je déduis les vertus des remèdes de la place qu'ils occupent dans l'Hiftoire Naturelle: quoiqu'il foit néceffaire, pour vous confirmer dans cette méthode, d'avoir plus de pratique.

Nous avons parlé des règnes, des claffes, des ordres, des genres, & des efpèces. Cette dernière eft divifée en *variétés*. Une variété exifte lorfque les différences ou marques par lefquelles on connaît un fujet ne lui font pas inhérentes, mais lorfqu'elles

dépendent du fol ou du climat, &c. cela arrive
dans le règne animal ; mais cela eft beaucoup plus
remarquable dans le règne végétal. Dans ce dernier
on diftingue une variété de cette manière, c'eft-à-
dire, fi la femence mife en terre ne propage pas la
même variété, mais s'élève & reffemble à l'efpèce.

Il faut vous dire actuellement, en avançant dans
cette Science, que la méthode pour apprendre l'Hiftoire Naturelle eft bien éloignée de fa perfection ;
car les Naturaliftes ne s'accordent point, par rapport aux claffes & aux ordres auxquels les fujets devraient être réduits. Ceci dépend des caractères
qu'ils ont pris pour les arranger d'abord. Par
exemple, fi je donnais le vol, comme le caractère
fondamental des oifeaux, ceci ne ferait pas parfait,
parce qu'il y a des *amphibies* volans, &c. Nous
fixons beaucoup mieux, qu'en fuivant *Linnæus*, le
caractère, d'après les plumes, les pattes, &c. Dans
la première méthode, la chauve-fouris ferait rangée
parmi les oifeaux ; mais lorfque nous obfervons
qu'elle a quatre pieds, & qu'elle eft vivipare, &c.
il eft à propos qu'elle tienne fon rang parmi les quadrupèdes. Il s'eft fouvent élevé des difputes de cette
efpèce, & *Linnæus* lui-même nous en a donné autrefois l'exemple. Nous propofons celui-ci : autrefois la *baleine* était rangée parmi les poiffons, comme
habitante de l'eau, &c. mais *Linnæus* ayant confidéré,
qu'excepté dans ce rapport, elle reffemblait entière-

ment aux *mammalia*, l'a placée, très-convenable-
ment, parmi eux. Cette opinion a été adoptée
depuis long-tems par *Ray*.

Enfin, si nous considérions comme caractère fondamental l'habitation des poissons dans l'eau, nous
confondrions bien les amphibies, les vers, &c. Il
faut donc que nous ayons égard aux autres qualités,
comme à la structure du cœur, &c. dont nous avons
ci-devant fait mention.

Il subsiste encore beaucoup de disputes semblables
parmi les Naturalistes, relativement à chaque division dont j'ai parlé. Par exemple, *Klein* de *Dan-
tzik*, divise les animaux selon leurs ongles, tandis
que *Linnæus*, ainsi que vous le savez, les divise
selon leurs dents. Suivant *Linnæus*, le chameau est
dans l'ordre des *pecora* ; avec *Klein*, il est compris
dans les animaux à deux ongles, mais *Linnæus* a rangé
fort à propos le chameau avec les *pecora* ; car outre
sa structure extérieure, il ressemble aussi par sa
structure intérieure aux autres animaux qui sont
placés dans le même rang, c'est-à-dire, par l'estomac, &c. au lieu que, par la seule raison qu'il
ressemble par les ongles, *Klein* le range parmi des
animaux, dont il diffère essentiellement de toute
autre manière. Ceci vous conduit à comprendre la
différence qu'il y a entre l'ordre naturel, & l'ordre
artificiel dans l'Histoire Naturelle. La méthode artificielle est celle qui confond les classes, &c. à cause

d'une simple marque arbitraire, ou d'une marque qui semble la plus convenable à distribuer ces classes, &c. La méthode naturelle, au contraire, est celle qui rapporte aux classes, &c. les sujets qui ont le plus grand nombre de marques, ou de caractères communs. Quoique la méthode artificielle puisse quelquefois nous faire distinguer les *genres* plus aisément, elle est malgré cela très - embarrassante, & propre à produire de la confusion ; & la méthode qui, en Histoire Naturelle, approche universellement le plus de la nature, est la méthode la plus facile à appliquer dans la pratique ; car, non-seulement elle réunit les substances qui s'accordent par les marques extérieures, mais elle place ensemble celles dont les propriétés internes sont communes : il y a peu de systême où nous puissions conserver la méthode naturelle. Les *mammalia* de *Linnæus* forment une classe fort naturelle, ainsi que la plus grande partie des autres ; mais il n'y a pas d'ordre naturel de cette classe, si on en excepte les *pecora* & les *cétacées* : les *feræ* en sont presque aussi ; mais tous les autres ne sont que des distributions artificielles. Par exemple, dans les *primates*, l'ordre qui comprend l'homme, & le singe est assez convenablement placé ; car en outre qu'il a quatre dents placées en haut, &c. il y ressemble encore par d'autres propriétés internes ; mais l'addition de la *chauve-souris*, qui n'a de rapport avec le reste de l'ordre,

que par les dents, eſt certainement tout-à-fait dé-
placée. On trouve ſouvent le même inconvénient dans
les autres ordres ; cet Auteur s'eſt rendu très-recom-
mandable en eſſayant de réduire les quadrupèdes à un
petit nombre ; mais il s'eſt perpétuellement expoſé à
ces difficultés. Vous trouverez d'autres exemples
en épluchant ce ſyſtême, comme lorſqu'il place
le cheval dans le même genre que l'*hippopotamus*,
ſeulement à cauſe de ſes dents, &c.

Notre deſſein eſt d'appliquer ceci au ſujet que
nous traitons actuellement ; il a pour but de tracer
l'eſquiſſe de la méthode de l'Hiſtoire Naturelle,
afin de vous faire principalement comprendre la
différence qu'il y a entre la méthode naturelle &
l'artificielle.

Les végétaux, de même que les animaux, ſont
diviſés en claſſes, &c. On a eu ſoin d'admettre
dans toutes les méthodes botaniques un ordre naturel ; mais on n'y a point encore pu réuſſir parfaitement dans aucune ; car des plantes, de qualités
diſſemblables en nature, ſe trouvent ſouvent aſſo-
ciées, comme les Botaniſtes le diſent purement,
lege ſyſtemati.

C'eſt ainſi que parle *Linnæus*, ſur la recherche
des vertus des plantes, dans ſa *Philoſophia Botanica*, d'après ce ſyſtême. *Plantæ quæ genere conveniunt, virtute etiam* conveniunt, *quæ in ordine* naturali *conveniunt*, virtute proprius accedunt, *quæ*

claſſe naturali *conveniunt virtutibus quodam modo congruunt.* Cette règle eſt plus exacte à meſure qu'on avance dans les moindres diſtributions ; car dans la nature il n'y a pas de diſtribution certaine, excepté celle de l'eſpèce : celles même des *genera* ſont beaucoup plus artificielles ; & plus vous vous en éloignez, plus elles augmentent. *Linnæus*, comme vous voyez, déſigne, avec ſoin, l'application de cette règle, afin que vous n'ayez recours qu'aux diviſions *naturelles*. Il a donné celles-ci , indépendamment de ſes claſſes , &c. dans ſa *Philoſophia Botanica* ; c'eſt ce qu'il appelle ſes *fragmenta methodi naturalis.* Il faut que vous étudiez ſeulement de cette manière l'Hiſtoire Naturelle, pour atteindre au but que vous vous propoſez , & vous pouvez toujours être aſſuré, c'eſt-à-dire, le plus ſouvent, que les ſubſtances, qui ſont dans le même ordre naturel , ont quelques-unes des vertus des ſubſtances qui leur correſpondent.

Ainſi, le *jalap*, le *méchoacan*, &c. ſont très-à-propos rangés enſemble. Je trouve , en parcourant la liſte de *Linnæus*, que la majeure partie des ſubſtances qu'il met enſemble , ont les mêmes propriétés , & peut être le trouverai-je encore davantage , ſi on les employait toutes dans les remèdes ; mais il y a ſouvent des exceptions, & *Linnæus* en range quelques-unes ſans certitude, ou avec le *punctum interrogand.* On en peut dire autant relativement

à la règle générale ; mais par fon analogie elle peut
fervir à diriger dans le commencement de l'étude :
cependant en l'appliquant enfuite dans des cas particuliers , on trouve qu'elle eft trompeufe ; de manière que nous devrions toujours être fur nos gardes
lorfque nous l'employons : le *cinnamomum*, le *cam-
phre*, & le *benjoin* font rangés enfemble fous le
genre du *laurus*. En effet, tous ceux-ci s'accordent
en *aromates*; mais leurs vertus particulières font
très-différentes. Il y a plufieurs exemples de la même
efpèce (*), & il n'y a pas d'ordre fans exceptions ,
puifque même dans les variétés , l'amande amère
& douce nous en offre un exemple : celle - ci eft
innocente, douce, & très-nourriffante, tandis que
la première eft un poifon pour quelques animaux.
Les propriétés font différentes, & fouvent dans la
même partie de la plante ; comme dans l'orange,
l'écorce eft aromatique, la femence amère, & fon
jus acide, &c. outre cela, nous employons, en
médecine, fouvent différentes parties des plantes
de la même efpèce. Le *fenné* & la *caffe* nous ferviront
d'exemples ; de l'un nous employons les feuilles, de
l'autre les filiques, à caufe de leurs différentes vertus.
Si on employait les feuilles de l'arbre qui produit la

(*) Plufieurs des *fedum* font fans acrimonie ; mais il y en
a un très-âcre. Parmi le *cucumis*, la coloquinte eft le
plus fort, &c.

casse, il est probable que la règle générale s'y appliquerait (*). La préparation que nous faisons subir aux plantes change aussi leurs propriétés, en corrigeant, détruisant, ou enlevant les parties âcres ; je vous en ai cité un exemple dans la *cassada*.

J'ai rangé mes plantes dans mon catalogue suivant l'ordre naturel : lorsque j'en parlerai en particulier, je dirai combien elles contredisent la règle générale.

Il n'y a rien qui ait plus donné de tourmens aux Médecins, que de trouver la meilleure méthode de rechercher les vertus des plantes, dont on n'a pas encore tenté l'expérience. On a employé différentes méthodes pour parvenir à ce but, & infiniment davantage que celles dont j'ai fait mention. Toutes les méthodes que je préfère employer, sont exprimées dans l'aphorisme de *Linnæus*, que j'ai déjà cité. J'ai expliqué les premiers moyens de recherches ; savoir, *systemate*. Je vais maintenant passer aux seconds moyens, c'est-à-dire, *qualitate* ; mais avant cela, je ferai connaître les différens autres aphorismes de *Linnæus* : je commencerai d'abord par celui qui concerne le sol, ou, comme il le dit, le *locus* des plantes. Le voici, *locus siccus sapidas* ,

---

(*) La pomme de terre, qui appartient au *genre* des *solanum*, offre un autre exemple de cette espèce, & la même observation pourrait peut-être lui convenir aussi.

succulentus insipidas , magis aquosus corrosivas reddit. .

Cette règle peut être , en quelque façon , admise comme les autres règles générales ; mais , comme elles , elle a aussi baucoup d'exceptions. Ainsi , le riz & le seigle , qui sont tous les deux des substances douces nutritives , sont des exceptions à cette règle. Le riz doit croître en quelque sorte dans l'eau , au lieu que le seigle se plaît dans un sol sec. Le *becabunga* est une plante très-douce ; la *hyoscyamus* une des plus âcres , & cependant le premier vient dans des lieux aqueux , & cette dernière dans des terreins secs. Les plantes du même genre sont souvent très-différentes , quoiqu'elles aient pris leur croissance sur le même sol. Par exemple , la *persicaria mitis & urens.* En général cette règle semble être déduite de peu d'observations , & principalement de celles concernant l'ordre des *umbellatæ.* J'imagine que ces deux premiers *loci* mentionnés , le *siccus* & le *succulentus* , conviennent mieux à la même plante , qui croît dans des sols différens. Par conséquent une plante aromatique qui croît dans un sol sec , est située dans le terrein le plus parfait qui lui convienne , tandis qu'elle perd son odeur , & devient insipide , si on la transplante dans un sol riche & humide ; mais ceci n'appartient pas aussi bien aux autres espèces.

Un autre aphorisme de *Linnæus* qui est encore

plus général : c'eft *lactefcentes plantæ communiter venenatæ funt.* Quant à moi, je n'ai pas encore trouvé d'exception à cette règle, & celles mêmes qui n'ont que la confiftance laiteufe, fans en avoir la couleur, fe trouvent en général d'accord avec cette règle. *Linnæus* lui-même établit quelques exceptions. Par exemple, les *femi-flofculofæ* de l'ordre des plantes que nous avons eu occafion de citer comme employées dans les alimens, donnent toutes des fucs laiteux, mais ne font cependant pas des exceptions certaines ; car quelques-unes de cette claffe ont des qualités mortelles, & fi on laiffoit celles que nous employons comme alimens, parvenir à leur entière perfection, on trouverait, probablement, qu'elles font de la même efpèce : c'eft par cette raifon que nous les faifons blanchir, ou que nous ne les employons que jeunes. *Linnæus* excepte, dans une note, les *campanulatæ* (*), qui, en général, font plus douces que les premières ; mais comme quelques unes d'elles font d'une qualité dangereufe, la règle générale devrait encore nous faire tenir plus fur nos gardes à leur égard, & à celui de toutes les autres plantes lactefcentes inconnues.

Je paffe actuellement à la recherche des vertus des plantes, *ex qualitate*, c'eft-à-dire, felon le goût,

---

(*) Quelques-unes d'elles font nombre parmi nos alimens.

l'odorat, &c. *Linnæus* dans fon *premier* aphorifme
que voici, *infipidæ & inodoræ vim medicam vix exer-*
cent. Cette règle femble être fans exceptions ; &
c'eft à ce fujet, & non d'après quelques expériences
néceffaires, que bien des plantes font rayées de la
matière médicale, comme n'ayant ni goût ni odeur,
qui indiquent en elles aucune qualité active ; &
la plus grande partie de plantes femblables eft, à
ce que je crois, employée comme alimens. Une
de fes autres règles générales eft, *fapidiffimæ & odo-*
ratiffimæ maximam vim poffident ; mais je ne puis
l'admettre avec auffi peu de diftinction ; car l'odeur
des plantes réfide fouvent dans une portion infiniment petite, & leurs effets doivent être très-peu
confidérables : nous ne devons pas non plus déduire
les vertus médicales des plantes feulement, d'après
le goût piquant qu'elles ont, parce qu'il eft fouvent
trompeur ; car *l'ipécacuana*, qui a un pouvoir actif
en Médecine, n'a pas d'odeur. Quant au goût, il
eft très-fouvent marqué, & ne fe manifefte qu'après
avoir été long-tems mâché. Au contraire, toutes
les efpèces de creffons, quoiqu'ayant un goût piquant, très-confidérable, font pourvues d'un pouvoir médical fort petit, du moins fans une *vis*
maxima. Cependant comme le défaut d'odeur, ou
de goût dans les plantes nous éloigne de leur fuppofer des propriétés médicales, nous pouvons, en
général, conclure que celles qui les pofsèdent, en

ont plus ou moins ; la difficulté eſt de déterminer le degré.

Quant aux odeurs , je trouve cela très-difficile , parce qu'elles ſont variées infiniment , & qu'elles ont très-peu de reſſemblance , c'eſt en quoi gît la difficulté de les réduire à quelques principes généraux , de manière à pouvoir déterminer , d'après elles , les vertus particulières ſelon leurs différentes eſpèces. *Linnæus* a tenté d'établir une diſtinction de cette ſorte. Celle qui eſt ſimplement d'une odeur agréable , comme la violette & la fleur de muguet , &c. l'*ambroſiaca* & l'*aſpérula*. Par l'*ambroſiaca* , il entend quelques plantes qui donnent une odeur qui approche du muſc , & nous cite pour un autre exemple la *malva moſchata* , que j'admets comme un exemple d'une odeur très-forte , dont la vertu médicale eſt très-médiocre ; car cette plante a des qualités très-faibles. Une autre odeur dont il parle , eſt l'odeur aromatique ; il comprend ſous cette dénomination le thym , la lavande , le ſaffran , la canelle , le ſaſſafras , &c. Toutes ces plantes ſont d'une odeur fort diſtincte ; & quelques reſſemblances qu'elles aient , on ne peut les confondre par leurs vertus en Médecine , qui ſont démontrées très-différentes par l'expérience. Outre celles-ci , il y a une eſpèce qui tient le milieu entre celles qui laiſſent émaner une odeur agréable , & une odeur fétide , que j'appellerai les *graveolenta* , telles que celles du cumin, de la coriandre, &c. Celles qui font les plus évidemment fétides, doivent autant être dif-tinguées l'une de l'autre que les aromatiques, c'eft-là-dire, celle de la rue eft très-différente de l'odeur ftupéfiante du tabac ou de l'opium, &c. &c.

Après tout, on peut diftinguer très-faiblement les qualités médicinales par l'odeur ; mais on peut bien en déterminer quelque degré d'après une odeur très-forte, quoique celle-là foit même fou-vent trompeufe.

Une autre règle générale de *Linnæus*, *fapidæ & fuavolentes bonæ funt ; naufeofæ & graveolentes ve-nenatæ funt*, fera fouvent trouvée fauffe, & dans bien des cas abfolument contraire : ainfi, prefque toutes les efpèces de lys, qui certainement font *fuaveolentæ*, font vénéneufes, ainfi que les jafmins ; & d'un autre côté, les plantes fétides & nauféa-bondes font fouvent fans aucunes qualités dange-reufes, tandis que celles qui font tout à-fait fans odeur ont fouvent des propriétés redoutables. *Lin-næus* prétend dire auffi que *fapidæ non agunt in nervos, nec olidæ in fibras mufculares*, &c. Ceci eft fondé fur une excellente diftinction de phyfiologie, & fi, comme je le crois, les fibres mouvantes font des continuations des nerfs, ou fi les nerfs les affec-tent infiniment, ce qui agit fur l'un, doit certaine-nement agir auffi fur l'autre.

L'aphorifme fuivant de *Linnæus*, *ambrofiaca*,

*analeptica , fragrantia orgaſtica , aromatica exci-
tantia , tetra ſtupefacientia , nauſeoſa corroſivà* , eſt
très-difficile à comprendre , & , s'il était néceſſaire
de le commenter , on pourrait faire voir aiſément
qu'il eſt naturellement mal fondé.

Quant à l'odorat, nous en avons aſſez parlé; la ſaveur
eſt d'un uſage plus étendu que l'odorat pour déterminer les vertus *à priori*. Les Auteurs ſe ſont généralement arrêté aux généralités ſur ce ſujet : *Linnæus*
eſt très-imparfait à cet égard. *Abercrombie*, notre
compatriote , a traité auſſi le même ſujet ; mais
d'après le traité de *John Floyer*, quoiqu'il l'ait d'abord
entrepris imparfaitement , je penſe que je puis donner les idées les plus utiles ſur la ſaveur. Ayant
donc déjà ſuffiſamment traité quant au ſyſtême &
aux qualités qui concernent les odeurs , je vais
traiter

DE LA SAVEUR.

La ſaveur offre les mêmes difficultés que l'odeur.
Les perceptions de la même impreſſion varient remarquablement par rapport aux odeurs & au goût.
Il y a non - ſeulement cette différence , que ce qui
plaît à l'un , eſt déſagréable à l'autre ; mais il y en
a encore une autre relative à l'impreſſion ; car ce
qui me ſemble âcre eſt preſque inſipide à un autre.
Ce n'eſt pas par rapport à la douceur & à l'amertume , &c. que les hommes diffèrent , c'eſt relativement

[353]

vement aux goûts qu'ont les chofes compofées, ce
qui eft très-difficile d'exprimer ; mais comme ce
fujet conduit beaucoup plus qu'aucun autre à la connaiffance des fubftances qu'on n'a pas éprouvées,
j'effayerai de donner quelques remarques fur la différence des goûts, pour fervir de fondement aux
obfervations qu'on fera à portée de faire dans la
fuite fur ce fujet.

1°. L'*infipide*. Celui-ci eft de trois efpèces, l'aqueux,
le mucilagineux & l'huileux, dans toutes lefquelles
nous jugeons bien de leurs confiftances, mais non
pas de leurs impreffions, ou de leurs faveurs. Je parlerai d'abord d'une faveur qui eft commune à tout
le règne végétal, en traitant des faveurs que produit la fapidité, c'eft-à-dire,

2°. L'*herbacée*. Cette perception eft réunie à bien
d'autres, dans la déguftation de plufieurs plantes ;
de manière, cependant, que la faveur herbacée fe
trouve mafquée par toutes les autres, & eft commune à la plante toute entière.

Elle eft quelquefois *fimple*, comme dans le mou-
ron. La faveur herbacée eft fouvent mêlée avec
plus ou moins de faveur huileufe, piquante, ou faline, qu'on appelle un goût nitreux, comme dans les
poirées crues & les épinards. Les *légumes* offrent
une autre différence relative à ceci, c'eft *le goût de
pois* que l'on trouve dans les feuilles des pois, &
dans d'autres *légumes*.

Tome I.   Z

3°. L'*acide*. Celui-ci est simple & pur, dans quelques fruits d'une consistence aqueuse, comme dans les oranges séparées de leur écorce.

4°. Après celle-ci, il s'agit de la saveur austère ou styptique, comme celle des galles ou des écorces d'arbre : elle est aussi fondamentale dans ces dernieres, que la saveur herbacée l'est dans les végétaux. L'*acerbe* est souvent confondu avec l'acide ou l'austère ; mais c'est proprement un composé des deux. Tous les fruits verts sont acerbes ; quelques-uns d'entre eux restent toujours dans cet état comme les prunelles sauvages. Les citrons, par exemple, ont un degré d'austérité mêlé à leur acide.

5°. La saveur douce, par exemple, celle du sucre, est rarement pure, & elle est communément unie & confondue avec un acide, comme dans les *acido-dulces* ; & celle-là a aussi communément un peu d'acerbité mêlée avec elle. La saveur douce est aussi unie à l'autre, & produit ce que *Floyer* appelle le goût de fougère : on peut aisément s'en convaincre dans les polipodes, les fougères, &c.

6°. La saveur suivante est l'*amère* ; elle est rarement pure, & souvent confondue avec l'acrimonie, la saveur aromatique & l'austère. Il me semble que la gentiane offre un exemple de la saveur amère pure.

7°. L'*âcre pur* est difficile à trouver. Le poivre de Guinée nous en offre cependant un exemple. Quand

âcrimonie eſt jointe à une odeur, elle eſt aromatique. Cette ſaveur eſt plus ou moins franche. La
canelle nous donne un exemple de l'aromate le plus
pur. Lorſqu'une ſaveur âcre eſt unie à une odeur
déſagréable, on peut l'appeller fétide ou nauſéabonde. Quelques perſonnes prennent cependant la
ſaveur nauſéabonde pour une ſaveur ſimple, elles
citent l'opium, qui n'eſt ni amer ni âcre, pour
exemple de cela (124).

Voilà toutes les ſaveurs ſimples. Il y en a différentes qui ſont compoſées de celles-ci ; l'auſtère
amer de la rhubarbe, l'amer aromatique de l'écorce
de l'orange ou du citron, l'amer nauſéabonde de
l'*aſſa fetida*, l'amer particulier de *Floyer*, qu'il
appelle l'amer de fumée ou de ſuie, & celui des
Naturaliſtes, *amaro frigida*, comme la laitue, &c.
celle du laurier amer, qui eſt communément enveloppée dans des écoſſes, comme les amandes
amères, les noyaux de ceriſes noires, &c. l'amer
balzamique ou thérébentiné, comme celui de la

---

(124) La ſaveur âcre, cauſtique & amère ſont trois propriétés inhérentes à l'opium. Sa réſine que l'on extrait par
les eſprits ardens, eſt la partie qui participe le plus de la
propriété âcre ; car elle peut être employée lorſqu'elle eſt
pure, comme rubéfiant ou ſynapiſme. Ce caractère, que
tous les Pharmaciens lui connaiſſent, contrarie aſſurément
l'exemple qui donne occaſion à cette note. *Voyez Lemery*
dans ſon cours de Chymie.

thérébentine , des résines , &c. sont des exemples
des amers composés , & probablement le fondement
de toutes ces variétés.

On rencontre dans la saveur amère âcre des
exemples de composés âcres, comme dans le *curcuma* ;
l'âcre nauséabonde , qui est ordinairement purgatif,
comme dans le *sénéka* : on trouve en le mâchant qu'il
a plusieurs saveurs qui se succèdent ; il est insipide,
doux , nauséabonde , âcre , & , comme je viens
de le dire , ces saveurs servent à distinguer les purgatifs.

Les saveurs aromatiques composées se trouvent
dans le gingembre. La canelle , comme je l'ai dit ,
est purement & simplement aromatique ; l'acrimonie est plus distincte dans le gingembre que l'aromate. C'est ainsi que nous établissons une distinction entre l'âcre aromatique , & l'aromatique âcre.
L'âcreté que l'on connaît au cresson & à l'ail , se
trouve dans tous les cressons , les aulx , les oignons ,
& les autres plantes de la même classe.

On est encore bien loin d'avoir rassemblé le
nombre des saveurs. Cependant j'ai cru nécessaire
de faire une note , afin qu'elle serve de fondement
à des distinctions plus exactes , puisqu'elles servent
d'expériences propres à déterminer le jugement
que l'on doit porter par analogie. En général les
vertus des substances accompagnent assez constamment & régulièrement leurs saveurs particulières ,

Principalement lorfqu'elles font fimples. Quant aux faveurs compofées, nous devrions toujours héfiter à prononcer ; car en général les vertus des remèdes réfident principalement dans une très-petite partie de leur fubftance favoureufe, laquelle fe découvre fouvent imparfaitement & obfcurément, au milieu des autres faveurs confufes qu'on éprouve, quand elle n'eft pas entièrement cachée. Quant aux faveurs fimples, celle de l'auftère pure eft aftringente ; la faveur douce eft nourriffante, & l'amère pur a les mêmes propriétés que le refte de l'efpèce amère ; mais je ferai d'autres obfervations, dans la fuite là-deffus, lorfque je traiterai des fubftances en particulier : je les ai arangées quelquefois dans mon catalogue, felon leur uniformité de faveur.

DE LA COULEUR.

Linnæus a confidéré la couleur, comme variant les vertus des remèdes. Voici fon aphorifme, *color pallidus infipidum, viridis crudum, luteus amarum, ruber acidum, albus dulce, niger ingratum indicat.* Tout ceci, relativement à la couleur, eft moins utile que l'odeur, beaucoup moins que la faveur, & eft très-éloigné d'être général.

Luteus amarum indicat. J'ai déjà obfervé que les plantes lactefcentes, & même celles qui avaient la confiftance du lait, étaient fouvent vénéneufes,

& avaient un degré d'amertume & d'âcreté. Si *Linnæus* avait donc dit, que les sucs jaunes des plantes étaient amers ou âcres, sa règle aurait été beaucoup plus générale. La prune jaune offre une exception.

Ruber acidum. Ceci est sans fondement, & n'est applicable qu'aux fruits, qui, proportionnément à leur rougeur, ont souvent leur saveur acerbe tournée en acide; car il y a beaucoup de fleurs rouges qui n'ont point d'acidité. Il y a des plantes différentes, de couleur vertes qui sont acides, ainsi que l'oseille, &c. mais parmi celles-ci, dit *Linnæus*, il n'y a que celles qui deviennent rouges en automne. Certainement le chou, qui est de cette espèce, ne contient point d'acide, &c.

Viridis crudum. Cette observation n'est que relative, puisqu'elle n'est applicable qu'aux fruits, qui, dans le progrès de leur accroissement, changent de couleur, en parvenant à leur maturité.

Pallidus insipidum. Ceci est encore une plus grande erreur; car il s'en faut de beaucoup que les plantes pâles soient généralement insipides. *Linnæus* entend ici les plantes, qui, étant naturellement vertes, deviennent, en blanchissant, d'une couleur pâle.

Albus dulce. Cette règle concerne les fruits; aussi la groseille blanche est plus douce que la rouge. Cela s'applique-t-il aux pommes, aux prunes, aux framboises, &c. c'est une question ? Il est certain que la prune rouge est aussi douce que la blanche, &c. Cette règle, aussi-bien que le reste, est d'un usage très-borné.

Niger ingratum. Il s'en faut bien que ceci soit concluant, quoique cela devrait être observé, quand une règle générale de cette espèce conduit à un objet important. Les groseilles noires contredisent cette règle ; car elles ne sont pas plus malfaisantes que les rouges.

Ceci termine ce que j'ai à dire sur les qualités sensibles. L'autre méthode d'examiner & de découvrir les autres propriétés des plantes, c'est de les rechercher par l'examen chymique.

DES QUALITÉS CHYMIQUES.

On a beaucoup compté sur les analyses chymiques ; mais on sait actuellement qu'on n'en peut obtenir que peu de chose. Un des premiers moyens d'appliquer la Chymie à cette recherche, est la distillation *per se.* Il est maintenant connu, que les matières qui en proviennent, sont les mêmes dans toutes les plantes ; leurs proportions diffèrent seulement selon la variété des substances. Quoi qu'il en soit, elles servent à distinguer les matières animales des végétaux ; les premières donnent un alkali volatil ; les secondes un acide, dans le commencement de leur diftillation. Les *fungi* cependant, & les champignons que l'on mange, donnent, fuivant *Geoffroy*, un alkali volatil dans la première partie de leur diftillation. Si on trouve quelques fubftances femblables, nous pouvons les mettre au nombre des fubftances végétales les plus putrefcentes, & de qualités particulières. L'analyfe chymique peut être employée dans des cas pareils au fuivant, c'eft-à-dire, fi on nous préfentait un fuc venu de loin, & que, par la diftillation, il nous donnât un alkali volatil, nous ferions en droit de conclure que la fubftance d'où proviendrait ce fuc, approcherait beaucoup de la nature animale, ou plus, probablement, que ce fuc aurait fubi la fermentation putride pendant le tranfport. Quant à l'acide des végétaux, je ne fais s'il peut fubir quelque analyfe ; car, non-feulement il diffère felon les végétaux, mais encore il n'eft pas toujours le même, c'eft-à-dire, dans des proportions déterminées, relativement aux propriétés de la plante récente. Celui qui dans fon état de fraîcheur en a le moins, en donne quelquefois plus dans la diftillation. La quantité d'alkali volatil eft auffi fort diverfifiée, & je penfe, d'après ceci, que nous pourrions déterminer la différente alkalefcence de la nourriture animale.

Si j'avais le tems, je fairais un très-grand nombre de diftillations, afin de déterminer quelle influence la différence de proportion pourrait avoir. Les expériences faites par l'Académie des Sciences de Paris, ne font pas comparées convenablement par l'analyse chymique, relativement à la proportion des différens principes.

1°. Par rapport à l'esprit recteur, quelques-uns l'ont donné fans décompofition, & l'ont laiffé paffer dans le récipient fans l'examiner, ou l'ont laiffé fe mêler indifféremment avec les autres parties.

2°. On a eftimé, par des à-peu-près, l'acide d'après la proportion d'eau que les végétaux contiennent, au lieu qu'on aurait dû, dans tous les cas, le déterminer par des rectifications poftérieures.

3°. La quantité d'alkali eft encore plus imparfaitement eftimée, puifqu'elle ne l'a été qu'autant qu'elle a paru fous forme folide, tandis qu'il y en a toujours dans le phlegme, & qu'il y en a auffi d'uni avec l'acide comme un fel ammoniacal.

4°. On ne peut non plus les eftimer (125) au jufte

---

(125) Le charbon ne produit ni fuie ni fuliginofité, que lorfqu'il contient encore des matières huileufes qui ont pu échapper à fa combuftion préparatoire. C'eft donc alors qu'il eft imparfait; car ces produits ne font dus qu'à des fubftances huileufes. Au contraire lorfqu'il eft parfait, il ne contient abfolument plus d'huile. C'eft du phlogiftique combiné avec le principe terreux & falin des fubftances qui l'ont produit. C'eft une efpèce de foufre à bafe de terre calcaire ; il a la propriété de craquer comme le foufre ; il rend la ductilité aux métaux ; il produit le phofphore avec l'acide phofpho-

à caufe de l'huile. Ces MM. ont toujours (126) négligé celle qui eft dans le charbon, à laquelle eft fouvent due la noirceur, &, à mon avis, la diminution de poids qu'il éprouve, lorfqu'on le brûle à l'air libre, laquelle peut toujours être attribuée à l'extraction d'une pareille quantité d'huile de la fubftance (127).

En général, quand même ce fujet aurait été convenablement traité, il eft douteux qu'on en eût pu inférer quelque chofe. Je le négligerai toujours dorénavant en parlant des remèdes, lorfque cette queftion fe préfentera ainfi. *Lemery* a propofé un autre moyen chymique moins actif, c'eft-à-dire, la fermentation; mais, à mon avis, elle altérerait,

---

rique; il peut produire du foufre avec l'acide vitriolique, &c. Enfin, il fait ce que l'huile ne pourrait produire fans avoir été réduite auparavant à l'état charbonneux.

(126) Que l'on mêle du mercure avec du foufre en fufion, on aura auffi-tôt une maffe noire appellée *æthiops minéral*, & dont le nom feul caractérife la couleur que porte cette combinaifon. Cette production de couleur n'aura fûrement point lieu par rapport à des parties huileufes, parce que le foufre ni le mercure n'en contiennent point, mais par rapport au principe inflammable dont le mercure & le foufre font très-abondamment pourvus.

(127) C'eft au dégagement du principe de l'inflammabilité qui fe combine avec l'air, que doit être attribuée la légèreté qu'acquiert le charbon à chaque inftant de fa combuftion.

autant que le feu, les sujets que nous soumettrions à son action (128).

On a proposé une autre méthode, c'est d'extraire les sels essentiels ; mais elle a été si peu suivie, que je ne sais quel parti on peut en tirer ; & en général ces sels proviennent certainement d'une décompofi- tion : cependant lorfqu'ils font en très-grandes pro- portions, on peut en tirer quelque conféquence. Par exemple, l'extraction d'une grande quantité de fucre nous laiffe inférer que la plante eft nu- tritive.

Enfin, on a propofé la folution & l'extraction par différens *menftrues* ; mais je crains que ce foit avec auffi peu de fondement, que j'en ai trouvé dans les premières méthodes. On emploie communé- ment pour menftrues l'eau & l'alcohol. Les parties réfineufes, extraites par l'alcohol, font ordinaire- ment les plus actives, quoique cela foit éloigné d'être général, puifque les parties gommeufes le fon fouvent auffi ; mais comme ceci conduit à la mani-

---

(128) Il eft très-certain que la fermentation prife dans fes trois degrés fucceffifs, dénature abfolument les corps, & finit par les réduire tous aux mêmes principes. Dans le premier degré de la fermentation, il fe dégage beaucoup d'acide aéré ; dans le fecond, les fubftances abforbent beau- coup d'air ; & dans le troifième enfin, il fe dégage une fubftance volatile qui termine enfin la deftruction de toutes celles qui lui ont été foumifes.

pulation pharmaceutique , & en est le fondement ; j'en parlerai toujours d'après les meilleurs Auteurs ; & en conséquence je donnerai des observations relatives.

DES ASTRINGENS.

J'ai détaillé ailleurs la distribution des substances particulières, & j'ai distribué les différens remèdes selon les indications. Voici l'ordre que je garde dans les différentes indications , & lorsque ces remèdes font absolument semblables dans leurs opérations communes sur le corps humain. Premièrement, selon leurs opérations sur les solides & les fluides. L'opération sur les solides est divisée en deux espèces. Premièrement, selon qu'ils agissent sur les solides simples. Secondement, sur les *solida viva*, ou les organes animaux, dont les propriétés s'anéantissent avec la vie.

Quant à ces généralités, je n'ai pas besoin de faire voir qu'il est impossible qu'elles soient correctes ; car il n'y a pas de distribution qui ne soit sujette à de très-grandes difficultés. Nous avons, cependant, donné ce qui nous a semblé meilleur ; car, dans le commencement des études, nous devrions connaître les propositions générales ; en chercher ensuite les exceptions, ou les appliquer à des cas particuliers. Nous connaissons actuellement les

remèdes qùi agiſſent ſur les ſolides ſimples ; ils ſont
de deux eſpèces. Premièrement , ſelon qu'ils augmentent ; & ſecondement , ſelon qu'ils diminuent
la cohéſion & la force des ſolides ſimples. Ceux de
la première eſpèce ſont ſtrictement réputés aſtringens : on les appelle auſſi *conſtringens* , *ſtiptiques* ,
toniques , *roborans* , &c. comme nous l'avons déjà
dit. Voici le plus ſimple point de vue ſous lequel
ils doivent être conſidérés , & celui que nous devons
avoir ici. Quant à ceux - ci , ainſi qu'à tous les
autres principaux , nous ferons en ſorte d'indiquer
leurs manières d'agir ſur le corps humain, les maladies auxquelles ils ſont utiles, les cas particuliers
dans leſquels ils ſont nuiſibles, de quelle manière
on découvre la préſence de leurs vertus, & en
même tems les parties diſtinctes dans leſquelles elles
réſident, ce qui nous conduira enfin aux règles phar-
maceutiques néceſſaires à en tirer les extraits.

Quelques perſonnes ont imaginé une théorie
très-ſimple , relative à l'opération des *aſtringens* ;
ils ont ſuppoſé ou conſidéré les fibres animales ,
comme compoſées de particules terreſtres , ſolides ,
adhérentes enſemble dans la direction d'une ligne ,
par le moyen d'un *gluten* compoſé d'eau & d'huile.
Voyez Boerhaave. Quant à l'augmentation de cohéſion des fibres , on pourrait ſuppoſer qu'elle dépend
de la proximité des parties. Si nous parvenions donc
à inſinuer entre chaque particule une autre particule

de la même espèce, nous augmenterions la cohésion de la fibre; & c'est de cette manière qu'on a supposé qu'agissaient les astringens. Cette théorie est très-incertaine, & la nature ne nous offre point d'exemple ailleurs, d'une augmentation de cohésion des corps opérée de cette manière : même dans la coagulation des fluides, qui est analogue à ceci, nous ne pouvons certainement pas dire qu'elle s'opère par l'interposition, ou l'insertion des autres particules de la même espèce. Cependant ceci semble être contredit par quelques vraisemblances : ainsi, on pourrait supposer que la coagulation du blanc d'œuf, par l'esprit de vin, est l'effet de l'insinuation de ses particules entre celles de l'*albumen*, lesquelles s'attirent ainsi l'une vers l'autre. Il me semble que cela est plutôt dû à une décomposition, l'esprit de vin s'emparant de l'eau avec avidité, facilite la réunion des parties solides de l'*albumen*. Sa coagulation paraît donc être une décomposition, ou une privation de quelques parties de la même manière que l'*alkali* volatil fluide, forme avec l'esprit de vin, l'*offa helmontii*, en s'emparant de l'eau de l'*alkali* volatil (129).

---

(129) Le froid métaphysique, qui paraît être une propriété de l'espace dans lequel nagent les corps célestes, produit un effet semblable en congelant les fluides, & alors il y a privation d'air, & de la matière du feu.

Une fibre simple étant donc composée de fluides & de solides, la cohésion de toute ses parties peut être augmentée en diminuant sa substance aqueuse, ou par l'addition de parties solides (130). Il me semble que les astringens agissent davantage de la première manière, en desséchant ou absorbant les fluides interposés. Ainsi, l'opération de tanner, qui est certainement analogue à celle-ci, est fondée sur l'absorbtion presque entière, qui se fait des fluides. C'en est assez, quant à l'action des astringens sur les fibres simples & solides.

Il faut que j'observe maintenant qu'il nous est impossible d'agir suivant notre premier plan, qui devait nous conduire à séparer les corps, qui agissent sur les solides simples, de ceux qui portent leur action sur les fibres mouvantes. Les astringens doi-

---

(130) Il me semble que toute substance qui peut agir sur les fibres mouvantes en les déterminant à se resserrer, & à réagir sur elles-mêmes, peut avoir la propriété astringente. L'aspersion de l'eau sur le visage arrête, par exemple, une hémorragie par la contraction simultanée qu'elle excite sur le système par l'intermède des fibres mouvantes. Le froid modéré agit aussi en condensant les liqueurs & les solides; le thermomètre nous en offre des exemples. La raréfaction est donc une propriété opposée à la vertu astringente; car l'eau chaude sollicite avec succès, par la raréfaction qu'elle occasionne, une perte de sang, tandis que l'eau à la glace l'arrête; d'ailleurs le froid agit de plusieurs autres manières.

vent donc avoir une double action. La première, sur les solides simples. La seconde, sur les *solida viva*, ou les fibres des corps vivans. Si l'action avait seulement lieu sur les fibres simples, elle devrait être bornée à la partie, sur laquelle la substance serait directement appliquée, en absorbant son fluide, ou augmentant ses parties solides, au lieu que nous voyons que l'effet se propage vers tout le reste du corps. Ainsi, l'alun, appliqué au bout de la langue, ne borne pas là son action, mais détermine la cohésion, & le resserrement de toute la bouche entière, indépendamment de son extension plus loin. Si les astringens, parvenus dans l'estomac, étendent leur action promptement sur le systême, je soutiens que cet effet est dû à leur action sur les fibres mouvantes. Si nous faisons donc attention à celle des astringens sur une partie déterminée, & ensuite à leurs opérations, sur tout le systême, il est inconcevable, & presque impossible de prétendre que la dose puisse être assez divisée pour être portée à chaque partie en particulier, ou encore moins à la partie malade. Nous devons donc, en conséquence, supposer une autre raison ; car l'effet sur le systême est relatif à la sympathie générale qui existe entre l'estomac & lui ; comme lorsque nous donnons intérieurement un astringent dans une hémorragie de l'*uterus*, il est impossible qu'une petite portion de cet astringent puisse être assez divisée pour y être

portée,

portée, & encore moins que la totalité puisse y parvenir pour produire son effet. La propagation des *propriétés* est donc, comme celle de tous les autres effets sur le pouvoir nerveux, à peine explicable ; mais comme il se présente un nombre infini d'exemples de ceci, il faut que nous l'admettions ici comme un fait.

Nous avons considéré jusqu'ici les astringens, comme agissans seulement sur une certaine partie ; mais ils peuvent l'être aussi sous différentes faces. Par exemple, certains stimulans peuvent être astringens. Ceux-ci augmentent la contractilité des fibres mouvantes, & sont toniques ou cloniques, en produisant une contraction simple, permanente, ou des mouvemens oscillatoires alternatifs. S'il en existe donc de semblables qui ne produisent qu'une simple contraction, ils doivent être astringens. Je parlerai de ceci dans la suite en traitant des stimulans. On a considéré les astringens sous un autre point de vue, c'est-à-dire, sous celui d'arrêter les évacuations augmentées. Toutes les substances qui les diminuent doivent donc être astringentes, & il est presque impossible de les priver de leur propriété d'arrêter les évacuations lorsqu'elles agissent, & qu'on les donne dans la vue de resserrer.

Ceci nous jette dans l'indécision sur les moyens d'arrêter les évacuations, parce qu'ils sont très-différens.

1°. Doit-on augmenter la contraction de la fibre

<table>
<tr><td>*Tome I.*</td><td>A a</td></tr>
</table>

lâche simple ? 2°. Doit-on augmenter célle des
fibres mouvantes ? 3°. Doit-on tenter de diminuer
l'impétuosité du sang vers une partie déterminée ?
Ici les sédatifs sont donc astringens, & les astringens sédatifs. Les sédatifs agissent, ou en diminuant l'influx du pouvoir nerveux, ou sa mobilité ;
ce sont ceux-là qu'on considère comme réfrigérans.
Si nous portons donc cette vue plus loin, comme
les évacuations dépendent souvent du trop grand influx du pouvoir nerveux, & que celui-ci est souvent déterminé par la mobilité occasionnée par l'acrimonie,
les adoucissans peuvent être astringens, en enveloppant leur acrimonie. Il peut y avoir des moyens
plus utiles d'arrêter les évacuations augmentées, que
l'on peut rapporter à ce chapitre. Toutes les obstructions peuvent dépendre de deux causes, ou d'une
contraction des solides, ou d'une coagulation des
fluides. Si on introduit dans le corps quelques remèdes, dont les propriétés soient de coaguler les
fluides, ils sont alors certainement astringens.

J'ai cru nécessaire de dire tout ceci, sur les différentes vues dans lesquelles les astringens peuvent
être ordonnés. Nous allons maintenant considérer

LES MALADIES DANS LESQUELLES LES ASTRINGENS SONT INDIQUÉS.

Ceci est la suite naturelle de ce que nous avons
dit.

1°. Ils font indiqués dans le relâchement des folides fimples. Voici l'objet de leur opération, que
nous avons le plus communément obfervé. Je doute,
cependant, que le relâchement ait auffi fouvent
lieu qu'on fe l'imagine ; car l'état des folides fimples femble permanent & fixe, ou varie fi infenfiblement & lentement par l'âge qu'acquiert l'animal, que pendant le cours d'une année, & à plus
forte raifon pendant celui de quelques mois, &c.
nous pouvons à peine appercevoir un changement,
foit de relâchement, foit de rigidité, qui ait été
produit dans les folides fimples, ou auquel l'on
ait pu remédier dans le même efpace de tems. Par-tout
où nous appercevons de la faibleffe, nous l'attribuons
au relâchement des fibres fimples ; mais cela n'arrive
jamais, excepté dans très-peu de circonftances. Je
penfe qu'il eft rare que celles-ci fe préfentent plus fouvent que la fuivante, c'eft-à-dire, celle de l'application
furabondante des émolliens fur une certaine partie,
agiffant par une humidité fuperflue, ou celle de la
diffolution des os même, occafionnée par le rakitis,
ou par une tenfion furnaturelle qui détruit le ton de la
partie. Ces cas, cependant, ne font pas rares ;
mais je ne puis fuppofer, ni croire, qu'un pareil
relâchement des folides fimples foit auffi commun
qu'on fe l'imagine ; de forte que cette indication
de relâchement des folides fimples a très-rarement

lieu. Je pense que les astringens agissent rarement en rétablissant la cohésion : j'admets, à la vérité, qu'ils agissent extérieurement comme topiques ; mais à l'égard de leur action intérieure, je ne puis concevoir qu'ils soient susceptibles de parvenir aux dernières fibres par le cours ordinaire de la circulation, ni même aisément supposer cette distribution à travers les subdivisions d'une petite artère, dont on suppose que les parties sont encore composées de particules arrangées le long de ses parois, &c. les nerfs me semblent les dernières fibres du corps humain, à travers lesquels il y ait un fluide distribué par filtration tout le long de leur substance, de la même manière que dans les végétaux ; de manière que sous ce point de vue une très-petite quantité d'astringent pourrait produire un très-grand effet.

2°. Les astringens sont indiqués dans la faiblesse des fibres mouvantes ; elle arrive souvent, & peut se manifester aussi-bien dans un mois que dans un instant ; car le mouvement du fluide nerveux peut être arrêté par la moindre affection. Voici les cas où les astringens sont universellement le plus nécessaire, & dans lesquels ils agissent le plus communément.

3°. Les astringens sont indiqués dans l'action augmentée des solides. J'ai expliqué déjà comment une action augmentée des solides pouvait dépendre de l'irritabilité, & non pas de l'augmentation de la force. Dans ce cas, ou l'action augmentée dépend de l'irritabilité, ou de la mobilité de la partie, les aftringens agiffent en diminuant l'impétuofité du fluide nerveux, &c. & remédient ainfi à l'irritabilité & à l'action augmentée. Comme les affections fpafmodiques proviennent fouvent d'une mobilité ou irritabilité augmentée, on a jugé les aftringens antifpafmodiques, parce qu'ils l'arrêtent.

4°. Les aftringens font indiqués plus univerfellement dans les évacuations augmentées qui dépendent du relâchement des fimples folides, de la mobilité, ou de l'irritabilité des fibres mouvantes; & dans ce dernier cas leur action a communément été confondue avec celle qu'ils avaient fur les folides fimples.

5°. Il y a une autre indication lorfque l'on emploie les aftringens dans des cas de bleffures. Il n'y a pas de terme plus fréquent que celui de vulnéraire, & ordinairement ils font aftringens. J'ai déjà dit que la plupart des qualités vulnéraires étaient appuyées fur des fondemens imaginaires; mais en confidérant ce fujet de plus près, j'apperçois actuellement une circonftance, où ils peuvent être employés dans une vue femblable, c'eft-à-dire, dans les ulcères qui font la fuite des bleffures. Il n'y a que

peu de tems qu'on a découvert que les remèdes internes excitaient la formation du *pus* dans les ulcères :
on a employé à ce sujet effectivement le quinquina,
que je regarde constamment comme plus ou moins
astringent ; car dans d'autres cas où on emploie
cette écorce du Pérou, comme dans les fièvres,
&c. on a substitué avec succès d'autres astringens,
de manière que j'imagine qu'ils ont quelques propriétés communes, & nous pouvons de-là supposer
que nos astringens, aussi bien que l'écorce du Pérou,
peuvent favoriser la suppuration dans les blessures,
& que nous pouvons, en quelque sorte, rétablir
le terme de vulnéraire.

MALADIES OU CIRCONSTANCES OU ILS SONT CONTRE-INDIQUÉS.

1°. Ils peuvent être nuisibles en produisant un
trop grand degré de constriction dans le systême.
J'ai connu quelqu'un qui éprouvait une sensation
de plénitude à l'occasion de l'usage qu'il en faisait ;
il devait dépendre d'une surabondance de fluides
disproportionnée aux solides, ou à la constriction
de ces mêmes solides.

2°. L'excès de l'usage des astringens peut détruire
la mobilité des fibres mouvantes, & c'est peut-être
à raison de cela qu'ils ont été justement accusés

d'une qualité vénéneuse délétère, parce qu'ils produifaient des paralyfies, &c. & la faibleffe, & la flac-
cidité peuvent auffi bien provenir, tant de la mobilité trop diminuée, que de tout autre moyen. Ces
effets fe manifeftent dans la fuppreffion des excrétions naturelles & néceffaires ; de forte qu'en faifant
ufage des aftringens, nous ne devrions jamais aller
jufqu'à hafarder d'arrêter ces évacuations. J'ai déjà
dit que le principal ufage des aftringens était d'arrêter
les évacuations augmentées. Nous fommes expofés
ainfi, en adminiftrant les aftringens fans foins, à
tomber dans les extrêmes ; & il n'y a rien de plus
difficile dans la pratique de la Médecine, que de
juger jufqu'à quel degré les aftringens peuvent être
donnés, fans nuire aux évacuations falutaires, ainfi
que de choifir les efpèces qui y font convenables. Ceux
qui ont traité de la *matière Médicale* fe font acquités
très-imparfaitement de cette tâche : communément
ils nous difent au-deffous de chaque aftringent qu'il
eft anti-dyffentérique, & un remède contre la *diarrhée*, &c. mais ils devraient avoir toujours ajouté
ces deux précautions. 1°. Qu'on ne devrait jamais
employer les aftringens lorfque le *ftimulus* ou l'acrimonie morbifique, qui produit ou prolonge la maladie, n'a pas été préliminairement évacué ; car
alors il a occafion de fermenter, de s'augmenter,
& d'affimiler les autres fluides à fa nature, & cela
donne lieu au retour de la maladie, & à des accès

plus redoutables ; ou , fi les aftringens ont été affez forts pour prévenir ces effets , ils déterminent l'acrimonie à fe porter fur d'autres parties du fyftême, peut-être avec des conféquences plus dangereufes. Cette règle générale demande de l'exactitude dans l'application ; il n'eft pas toujours néceffaire de faire une trop grande attention à l'acrimonie.

Un autre point de vue fous lequel nous devons confidérer cette matière , c'eft que les évacuations augmentées dépendent fouvent d'une détermination des fluides vers certaines parties , comme dans l'habitude pléthôrique , vers le nez , vers l'utérus , ou vers les poumons , ce qui peut être déterminé par les loix du fyftême , ou par des difpofitions égales à ces loix. Si nous adminiftrions donc les aftringens dans ces circonftances , nous pourrions perdre notre tems ; ou , ce qui eft plus conféquent , changer affez promptement l'équilibre , pour les déterminer vers des parties plus nobles , & où la maladie deviendrait plus dangereufe , & cela en arrêtant tout-à-coup le cours des fluides de ces vaiffeaux.

Les évacuations ont auffi fouvent lieu , en conféquence de la conftriction dont leurs furfaces font affectées , laquelle détermine un flux plus abondant vers les inteftins. Il n'y a d'autres méthodes d'y remédier , qu'en donnant cours , en quelque façon, aux évacuations , ou en les déterminant vers quelqu'autre partie ; & on ne devrait jamais employer d'aſtringens qu'on ait obtenu cela. Si leur cours n'a pas aſſez long-tems continué pour *établir une loi, to eſtablish a law*, nous devons alors tâcher de déterminer l'évacuation vers la peau, qui en eſt le véritable émonctoire.

Voilà les précautions principales dans l'uſage des aſtringens. Il y en a encore deux autres : l'une provient de cette obſervation, c'eſt-à-dire, que quoique j'aie dit que les aſtringens, lorſqu'ils ſont portés dans la bouche, étendent leur action ſur-tout le ſyſtême, cependant leur effet doit être plus grand dans les *premières voies*, auxquelles ils ſont appliqués immédiatement ; de manière que dans l'adminiſtration des aſtringens, nous devons prendre garde de ne pas ſupprimer les évacuations naturelles, pendant que nous faiſons nos efforts pour arrêter celles qui proviennent d'un état maladif. L'autre précaution à prendre, c'eſt de ne donner les aſtringens qu'à petite doſe, & à des intervalles convenables, dans tous les cas où les aſtringens ſont employés comme fortifians ; car dans cette indication nous n'avons deſſein que de donner une aſtriction ſuffiſante pour augmenter la force des vaiſſeaux, & les rendre capables de pouſſer leurs fluides convenablement. Ainſi, lorſque nous employons le vin comme aſtringent, nous pouvons obſerver de prendre cette précaution ; car ſi nous le donnons en grande quantité, il peut occaſionner une conſtriction aſſez prompte, pour contrarier entièrement notre intention. Nous passons maintenant aux

MOYENS DE DÉCOUVRIR LES VERTUS DES ASTRINGENS.

1°. La méthode de connaître les astringens est prouvée par leurs effets dans les Arts, & particulièrement dans celui de tanner les cuirs. Il s'est formé différentes compagnies qui se sont occupées de chercher les substances propres à être employées à cette préparation, & qui ont, conséquemment, trouvé un grand nombre de végétaux employés, ou qui *peuvent* l'être à cet effet, indépendamment de l'écorce de chêne. Nous pouvons avancer que toutes les plantes qui se trouvent dans leur catalogue peuvent être regardées comme astringentes, & nous pouvons juger que leur qualité astringente, dans le corps des animaux, est proportionnée à leurs effets dans les procédés de la tannerie.

Il y a cependant une précaution nécessaire à prendre ; car ces substances, indépendamment de leur qualité astringente, peuvent souvent être unies à d'autres matières, qui peuvent rendre leur usage nuisible. Peut-être dirait-on que les différentes substances, placées par ces personnes dans leur catalogue, ont été employées d'après une connoissance antérieure de leur qualité astringente ; mais ceci ne contredit pas ce que nous avons dit des subſtances qui ſervent à tanner, puiſqu'elles ſont ſuſceptibles d'être employées comme aſtringent, lorſqu'elles n'ont pas d'autres propriétés nuiſibles.

2°. L'autre méthode de découvrir les aſtringens (131), c'eſt celle de jetter dans leur décoction du vitriol de mars; il leur donne auſſi-tôt une couleur noire, & forme de l'encre; & les ſubſtances qui donnent ainſi l'encre la plus noire, pourvu qu'elles ne ſoient point accompagnées de quelque acrimonie particulière, qui les réforme de la claſſe des aſtringens, peuvent être conſidérées comme les plus forts & les meilleurs de cette claſſe.

3°. On peut reconnoître les aſtringens par une ſaveur auſtère ou acerbe. Il y en a quelques-uns qui ont un peu d'odeur; mais c'eſt une ſubſtance ſéparée, qui les accompagne accidentellement, &

---

(131) Cette méthode n'eſt propre que pour reconnaître les ſubſtances végétales aſtringentes. D'ailleurs les perſonnes qui prennent des préparations martiales, font également de l'encre avec leurs urines, en jettant dedans quelques aſtringens végétaux. Je ne ſais ſi en prenant des aſtringens végétaux on obtiendrait les mêmes effets, en jettant dans les urines, qu'on rendrait, des ſubſtances martiales. Si cela arrivait, on en pourrait conclure que les aſtringens végétaux n'agiſſent pas ſimplement ſur quelques parties du ſyſtême; mais qu'ils paſſent dans la maſſe du ſang avec une partie de leur propriété.

qui n'ajoute rien à leur vertu aftringente ; car les aftringens récens & purs ont une faveur acerbe & auftère fans odeur ; & lorfque l'odeur eft forte, & qu'elle eft unie à d'autres fubftances, nous devons les réformer des aftringens ufuels.

DES PARTIES DES VÉGÉTAUX, DANS LESQUELLES SONT SITUÉES LES PROPRIÉTÉS ASTRINGENTES.

Je penfe que les aftringens *auftères* réfident univerfellement dans les parties folides des végétaux, plus communément dans l'écorce, fréquemment dans le bois, & quelquefois dans les racines ; & je crois, en effet, qu'il y a, dans toutes les parties folides des végétaux, une qualité aftringente, & que, dans la plupart, elle eft feulement accompagnée de différentes parties qui nous empêchent de l'appercevoir. Les aftringens acerbes fe trouvent dans les parties fluides des plantes, & communément dans les fucs des fruits verts, ou peut-être dans les autres fucs des plantes vertes. Les Chymiftes ont été plus loin, en défignant où la partie aftringente étoit logée. Ils ont avancé, peut-être avec fondement, qu'elle réfidait toujours dans les parties terreufes, qu'ils ont fuppofées exifter pour former cette partie aftringente de l'union de cette partie avec un acide. Dans les aftringens acerbes ou trouve de l'acide; mais on n'a pu en découvrir dans les aftringens auftères, même par les épreuves chymiques; & cependant ceux-ci font effectivement des fubftances qui *abforbent* les acides : on eft incertain de la partie où réfide leur vertu aftringente. Je puis, cependant, obferver ici un fait, c'eft que tous les aftringens agiffent plus puiffamment en fubftances qu'en décoction, ou que par toute autre méthode de les préparer; car notre eftomac a un pouvoir de diffoudre, que nous ne pouvons imiter hors du corps. Nous exceptons ici les aftringens falins, par exemple, les vitriols; car il eft indifférent fous quelle forme on adminiftre les autres. Il eft cependant fouvent néceffaire, pour les donner d'une manière plus convenable, d'extraire nos aftringens, & de les donner, fous la forme fluide, ce qui me conduit à la préparation pharmaceutique.

PRÉPARATION PHARMACEUTIQUE DES ASTRINGENS.

Il paraît, par les expériences de *Newman* & de *Cartheufer*, que les aftringens font également folubles dans l'eau & dans l'alcohol. Ils difent que les menftrues fpiritueux font les meilleurs, & que quoique l'eau extraie davantage de parties, tout ce qu'elle extrait n'eft pas aftringent; car elle agit fur beaucoup d'autres matières qui y adhérent. Ils don-

ñent pour preuve de ceci, que les réſidus de l'un &
de l'autre ſont également inſipides ; que le menſtrue ſpiritueux agit plus convenablement ; ce que
ceci rend évident, c'eſt-à-dire, que quoique l'un
ſe charge en bouillant de parties extractives, elle en
laiſſe précipiter lorſqu'elle refroidit. Ceci nous conduit à une règle dans l'adminiſtration des aſtringens, c'eſt-à-dire, que l'on doit donner toutes les
décoctions aſtringentes ou chaudes, ou bien agitées
quand elles ſont froides.

Je vais maintenant parler des aſtringens particuliers. Je les ai rapporté à deux principaux, aux
foſſiles, & aux végétaux qui ſont abſolument de
différentes natures.

DES ASTRINGENS FOSSILES.

J'ai ſubdiviſé ceux-ci en trois claſſes : les terreux,
les ſalins, & les métalliques.

DES TERRES.

Elles forment une ſuite de ſubſtances, qui en-
traient autrefois en grand nombre dans la *matière
médicale* ; mais ce nombre eſt depuis peu conſidérablement diminué, & on en emploie fort peu actuellement. On les peut tous réduire à ces trois principaux, aux *bols*, à l'*argile*, & aux *terres abſorbantes*.
Les Naturaliſtes ont été beaucoup diviſés juſqu'à pré-

[383]

font fur la distribution des terres. Ceux qui n'aimaient point employer les qualités chymiques dans l'Histoire Naturelle, ont cherché d'autres moyens pour les distinguer. Le Docteur *Hill*, & quelques autres personnes les ont divisé fuivant leur plus ou moins grande diffolubilité dans l'eau, en *bols*, *marnes*, &c. Mais comme ils ont différens degrés de folubilité, ce n'est pas une distinction convenable. Quoiqu'elle puiffe exifter pour l'Hiftoire Naturelle, certainement, en Médecine, la division en abforbans, & en ceux qui ne le font pas, convient davantage. Les *bols* & les *marnes* font de l'efpèce qui n'abforbe point les acides, & l'*ofteocolla*, que j'ai citée pour exemple, eft de la dernière efpèce, c'eft-à-dire, de celle des terres abforbantes.

D E S B O L S.

Quant au terme de *bols*, fon application a varié felon les différens tems. Les bols des anciens, par exemple, les bols de *Galien*, femblent avoir été nos terres abforbantes ; au lieu que les bols que nous employons, ne font point abforbans ; car ils ne font, ni folubles, ni ne font effervefcence dans les acides froids. Leur variété eft très-confidérable ; mais nous n'avons befoin d'en faire qu'une feule diftinction, c'eft que ceux qui font de la plus grande pureté font les meilleurs, & les feuls propres à

employer : on les adultère souvent ; car nos dro-
guiftes prennent rarement la peine de tirer leurs
bols de l'Afie, parce que nous poffédons ici des
bols de la même qualité, aux quels il manque feulement la couleur, & que nous leur donnons, en
faifant un mêlange d'argille blanche la plus pure,
avec de l'ochre rouge, qui, quoique ce puiffe être
une fraude dans le commerce, répond également
bien au but qu'on fe propofe en Médecine. Nous
ne nous fervons plus tant des bols : quant à moi, je
penfe qu'on peut s'en paffer tout-à-fait. Leurs propriétés font infiniment faibles ; appliqués fur la
langue, ils laiffent une certaine faveur auftère, &
paraiffent aftringens ; mais felon moi, ils n'ont
qu'une propriété defficative, qui abforbe l'humidité de la langue ; car lorfque le bol eft étendu dans
l'eau, on n'obferve aucune faveur de ce genre.
Quant aux remèdes terreux, qui font infolubles
dans nos fluides, on ne peut en attendre qu'un
petit effet ; & lorfque l'on veut les rendre propres
pour des remèdes, il faut, préalablement, les combiner *naturellement* ou *artificiellement* avec des acides,
ou fi l'on a le deffein de *deffécher*, il faut les donner
en quantité fi étonnante, qu'ils furchargent abfolument l'eftomac. Quant aux bols, ils contiennent
différentes autres fubftances, qui peuvent leur donner une puiffance plus aftringente. Par exemple, le
fer, que la plupart de nos bols rouges contiennent.

Peut-être

Peut-être font-ils déjà combinés avec un acide, ou s'ils ne le font pas, ils peuvent être diffous par celui de notre eftomac, & alors ils deviennent des remèdes. Plufieurs bols contiennent auffi de l'alun, & par cette raifon ils peuvent devenir des fubftances médicamenteufes ; mais dans ces cas-ci, ce n'eft qu'à raifon du vitriol & de l'alun qu'ils contiennent. Certainement on ferait beaucoup mieux d'employer ces fubftances à part, que d'une manière auffi incertaine, qu'elle doit l'être dans ces combinaifons.

J'ai oublié de dire, que les bols étaient à peine diffolubles dans les acides, excepté lorfqu'ils font très - concentrés, ou employés très - chauds ; & on fait actuellement que la terre de l'alun exifte dans tous les bols, & dans les marnes, & qu'on peut les en extraire par tous les acides, même par les acides végétaux, ainfi que par l'acide de notre eftomac ; dans ce cas ils agiffent comme alun.

On leur a attribué une autre vertu, &, en ajoutant principalement foi à l'autorité de *Van Swieten*, je crois qu'ils ont celle d'abforber les alkalis : propriété que l'on a déduit, de leur pouvoir fuppofé d'arrêter la dyffenterie ; mais d'après de nombreux effais, j'ai trouvé qu'ils n'agiffaient pas mieux que la corne de cerf calcinée. Confidérons fa théorie ; il dit, que, comme ils contiennent du vitriol, ils contiennent un acide vitriolique, que l'on peut extraire en partie par la distillation. On ne doit cependant pas y faire attention : je n'ai pas encore essayé jusqu'à quel point on pouvait les regarder comme des anti-septiques, en suivant les expériences du Docteur *Pringle*.

DE LA TERRE CIMOLÉE.

On a laissé ce terme indéterminé, ainsi que d'autres. Telle qu'elle est dans nos Apothicaireries, elle renferme une pure terre blanche à pipe, & la *cimolia purpuracea* une terre à foulon. Celle-ci est une argile plus pure que les bols, & est plus exempte de matière étrangère. Leurs effets en Médecine n'ont jamais été remarquables, & ces terres sont actuellement discréditées dans la Médecine pratique ; mais puisqu'elles peuvent fournir une matière alumineuse, elles peuvent également agir comme astringent.

DE L'OSTÉOCOLLA.

J'ai cité celle - ci comme un exemple des terres absorbantes : on en trouve beaucoup plus sous le titre d'*anti-acides* : je ne dois les considérer ici que comme astringens. L'*ostéocolla* est une terre calcaire, qui a été suspendue dans l'eau, & qui a été ensuite déposée, & rendue concrète en forme de poudre, sur différentes substances, particulièrement sur des racines de plantes, & d'autres matières féparées par la putréfaction ou autrement, appellées *ofléocolla*, parce qu'elle eft alors comme un tube creux ; à caufe de cela auffi elle était employée dans les guérifons des fractures des os, & de-là on a fuppofé, probablement auffi, que les terres abforbantes étaient aftringentes. Nous n'avons aucun exemple qui puiffe nous autorifer à le croire ; elles forment même une fubftance laxative lorfqu'elles font unies à des acides végétaux, & elles n'indiquent, par leur faveur, aucune qualité auftère ou ftyptique. Nous employions autrefois une terre animale tirée des os, &c. principalement la *corne de cerf*, qui, lorfqu'elle était calcinée, était particulièrement employée dans les décoctions aftringentes, comme le *decoctum album*. J'obferverai ici, que c'eft une fubftance infoluble, à peine attaquable par les acides, & ce n'eft qu'en fe combinant avec les acides, que les terres femblent agir dans le corps humain.

Au lieu de la corne de cerf, nous avons introduit dans le *decoctum album*, la chaux & les yeux d'écreviffes, quoique je doute que ce foit avec fondement ; car la chaux qui eft unie aux acides, n'a pas une qualité aftringente ; mais elle eft plutôt laxative (132). Le Docteur *Pringle* leur a trouvé, outre

---

(132) Si elle agiffait comme laxative par fa combinaifon avec les acides, on pourrait la fubftituer à la ma-

cela ; une qualité feptique, c'eft-à-dire, en abforbant l'acide dans l'eftomac, &c. lequel prévient, en
quelque manière, la putridité. Si nous fubftituions
à leur place une *terre cimolée*, l'effet, qui s'en fui-
vrait, ne ferait point femblable ; car toutes les ar-
gilles contiennent une terre alumineufe, qui, quoiqu'elle fe combine avec l'acide contenu dans l'eftomac, forme cependant un alun par fa combinaifon,
& agit ainfi comme aftringent. Je penfe cependant,
d'après tout ceci, que la corne de cerf calcinée eft
préférable aux chaux, &c. que nous employons
maintenant ; car quoiqu'elle s'uniffe modérement
avec les acides, cependant une de fes parties fe
combine avec eux, & agit comme un alun (133).

---

gnéfie, dont elle diffère infiniment par fes propriétés.
M. Baumé, célèbre Chymifte, de l'Académie des Sciences,
a fait de nombreufes expériences à ce fujet. Son deffein
était de convertir la terre calcaire en terre magnéfienne ;
mais malgré la peine qu'il a prife, il n'a obtenu aucun
fuccès.

(133) D'après les découvertes récentes qui nous ont appris
que la terre offeufe des animaux était prefque faturée d'acide
phofphorique, on n'eft plus étonné que la corne de cerf,
même calcinée, ne fe combine qu'avec les acides qui ont
plus d'affinité avec la terre animale, que n'en a l'acide phofphorique, & comme il n'y a, communément, aucun acide
dans le canal alimentaire qui ait plus d'affinité avec cette
terre que l'acide phofphorique, il en réfulte que, fi la corne
de cerf fait fonction d'abforbant dans le *decoctum album*,

DES TERRES SALINES.

La principale, & peut-être la seule de celles-ci, est l'alun. Nous ne connaissons l'histoire chymique de cette substance que depuis peu. On a autrefois supposé que l'alun était un composé de la terre calcaire, & de l'acide vitriolique combinés ensemble ; & ceci, peut-être, aussi-bien que les raisons allé-

---

qui tourne très-promptement de lui-même à l'acide par un défaut de sa composition, il en résulte, dis-je, que ce ne peut être qu'en raison de quelques parties, qui peuvent n'être pas saturées de l'acide phosphorique, ce qui est douteux, parce que cet acide est fixe au plus grand feu ; mais dans le cas où cette terre serait susceptible de se combiner avec un acide, la combinaison aurait souvent lieu avant que le malade eût fait usage du *decoctum album* ; car la mie de pain, ou la gomme adragante, & le sucre, qui entrent dans cette composition, sont dans des proportions propres à la faire passer promptement au second degré de la fermentation, c'est-à-dire, à l'acide.

D'ailleurs nous ne considérons pas comme M. Cullen que la terre calcaire, combinée avec un acide, puisse agir comme un alun, cette terre n'étant point celle que la nature, ni l'art emploient à le préparer.

Le *decoctum album* est un remède agréable, qui, vraisemblablement, agit lorsqu'il a quelques succès, en devenant acide intérieurement, & en modérant, par cette propriété, la mobilité des nerfs, & par conséquent celle du mouvement péristaltique.

Bb 3

guées ci-deſſus, a contribué à donner naiſſance à
l'opinion que l'on avait que les terres calcaires étaient
aſtringentes, lorſqu'elles étaient combinées avec les
acides ; mais nous ſavons actuellement que la terre
argilleuſe eſt une terre compoſée, dont partie peut
s'unir aux acides, & que c'eſt avec cette partie &
l'acide vitriolique que l'alun eſt formé.

L'alun natif ſe trouve ſous une forme fibreuſe,
appellée alors *alumen plumoſum*. Il eſt ſi rare, qu'on
le prend pour l'*amianthe*, à laquelle on le ſubſtitue
dans nos boutiques ; car on extrait artificiellement
de la terre la plus grande partie de l'alun, dans
laquelle il ſe trouve placé par la nature, c'eſt-à-
dire, des *pyrites*, des ardoiſes, &c. Lorſqu'il eſt
extrait des pyrites, &c. on l'appelle *alumen rubrum*.
L'alun eſt de deux eſpèces : le premier eſt pur &
tranſparent, c'eſt celui des contrées du nord : le
ſecond eſt de la même nature avec des raies rouges :
on l'appelle alun de Rome, parce qu'il nous vient
de *Civita-Vecchia*. Je ne trouve pas que les Chymiſtes aient déterminé en quoi conſiſtait la différence des deux. Dans les manufactures on en trouve
certainement une. L'alun de Rome parvient chez
les Teinturiers aux buts, que celui d'Angleterre ne
peut atteindre. Les Médecins penſent auſſi que le
premier eſt meilleur en Médecine ; car au goût,
il fait plutôt éprouver ſa ſtipticité, & elle eſt plus conſidérable. Nous ne devons pas conſidérer cela, & je ne

doute pas que, pour l'objet de la Médecine, l'alun commun ne soit aussi bon que celui de Rome.

DES VERTUS DE L'ALUN.

On a trouvé, d'après l'expérience, que l'alun était un puissant astringent, & peut-être un des plus sains ; il se dissout promptement, & agit de même ; c'est un des astringens, qui étend son action sur tout le système ; ses effets se manifestent beaucoup plutôt dans la partie affectée, qu'on ne pourrait le supposer, par rapport à la circulation. Il agit plus promptement, & en petite dose, que les astringens végétaux ; il est moins délétère, moins stimulant, & d'un usage plus général que les astringens métalliques. L'alun est un des astringens que nous pouvons le plus convenablement employer extérieurement : on l'emploie souvent dans les inflammations des yeux. L'alun ne contracte pas seulement les fibres, mais il en diminue la mobilité ; de sorte qu'il agit ici de deux manières, en remédiant au relâchement des vaisseaux, & en diminuant, en même tems, l'impétuosité des fluides. On a supposé que le blanc d'œuf, auquel on l'adjoint communément pour cet effet, avait des qualités particulières ; mais, selon moi, il n'en a d'autres, dans ce cas-ci, que celle de donner de la consistance, & de contribuer à en rendre l'administration plus convenable. On emploie auffi l'alun pour raffermir les gencives molles & lâches dans les maladies fcorbutiques ; les aftringens végétaux ont peu d'effet dans cette circonftance , & les métalliques , à raifon de leur faveur défagréable , de leur force , &c. n'y font pas propres. On emploie l'alun avec fuccès dans les inflammations de gorge , & dans les *angines* , où il y a beaucoup de relâchement. *Sydenham* a autrefois propofé , dans ce cas-ci , l'acide vitriolique feul à de fortes dofes ; mais , indépendamment , que la forte dofe a fes inconvéniens , l'acide vitriolique , mitigé par la terre de l'alun , réuffit beaucoup mieux.

On a employé avec fuccès extérieurement l'alun pour deffécher les excrétions exceffives de la peau , comme la fueur des aiffelles ; mais il n'eft pas befoin de répéter ici ce que j'ai déjà dit de ne pas s'oppofer abfolument à de femblables excrétions.

On l'emploie intérieurement dans les hémorragies comme aftringent ; c'eft la fubftance fur laquelle nous devons compter le plus dans les hémorragies de la *matrice* : on l'emploie généralement pour cela dans la *poudre flyptique*. Le *fang dragon* , auquel on le mêlait , a été regardé comme aftringent ; mais il me femble qu'il a bien peu cette propriété , parce qu'il n'eft pas foluble dans nos fluides , & je crois qu'on l'a réformé très-à-propos de la dernière édition de la *Pharmacopée des Pauvres* pour y ſubſtituer le *cachou*. Nous n'avons pas ſuivi l'inten‑ tion originaire d'*Helvétius*, quant à l'addition du *ſang dragon*, c'eſt‑à‑dire, pour mettre l'alun en pilules, ce que l'on exige ſouvent pour le donner plus convenablement. On les prépare en faiſant fondre le *ſang dragon* ſur le feu, & mêlant en‑ ſemble une quantité proportionnée d'alun ; c'eſt le ſeul moyen de réduire l'alun ſous cette forme, & le ſeul uſage convenable du *ſang dragon*.

L'alun peut être employé dans tous les cas où les aſtringens ſont néceſſaires (134) : on l'a peu em‑ ployé dans les diarrhées, &c. Dans ces cas, il pour‑ rait, non‑ſeulement agir en reſſerrant les inteſtins, mais comme un anti‑ſeptique, particulièrement ſi on le donnait à petites doſes.

L'alun eſt auſſi employé avec ſuccès pour la gué‑ riſon des fièvres intermittentes, ainſi que je l'ai vu ; & j'ai auſſi remarqué qu'il en prévenoit entièrement les accès, lorſqu'on le joignoit aux aromatiques,

---

* (134) Si la témérité a produit, en Angleterre, quelques ſuccès relativement à la guériſon des maladies, il eſt à croire que la prudence des Médecins Français a obtenu des ſuccès plus multipliés, ſans haſarder la vie des hommes qui leur ont été confiés. Cependant la témérité des autres devrait nous enhardir quand elle a eu des ſuccès. *Helvétius* donnait communément l'alun dans les pertes. Les Anglais ont profité de ſa pratique : pourquoi donc n'oſons‑nous pas l'adminiſtrer, même dans des cas déſeſpérés ?

comme à la noix muscade, & qu'on le donnait
avant l'accès. Les astringens ont été aussi administrés
dans les fièvres continues, & dans ces cas on le doit
préférer aux astringens métalliques.

DES DOSES DE L'ALUN.

On l'a employé en différentes doses selon les
indications. La plus forte est un demi-gros ; à cette
forte dose il excite à vomir ; c'est pourquoi on le
donne rarement en aussi grande quantité, & la dose
de dix grains remplirait mieux ce but, si on la ré-
pétait à une demi, ou à une heure de distance, &
je l'ai vu prendre de cette manière, jusqu'à la dose
d'un gros, sans occasionner de vomissement, &c.
& on m'a cité des exemples, où on en a porté la
dose encore plus loin. Dans les hémorragies, où
on emploie les astringens, par nécessité, lorsqu'elles sont très-violentes, notre intention devrait
être de les modérer, & non pas de les supprimer ;
de sorte que dans ces cas, la moindre dose de remèdes astringens, que nous puissions employer,
est toujours la meilleure.

LE LAPIS HIBERNICUS

Est une ardoise particulière. La plus grande partie
de l'espèce d'ardoise contient de l'alun, ce que nous
connaissons par leur état de déliquescence, &

parce qu'elle tombe en efflorefcence à l'air ; cela provient de ce qu'elle contient des fubftances *py-riteufes* , & d'où l'on peut tirer de l'alun. Par-tout où l'ardoife a une faveur alumineufe, nous pouvons l'employer en Médecine ; mais on doit préférer l'alun, parce qu'on peut en déterminer la dofe ; car en employant le *lapis hibernicus*, nous fommes forcé de le donner chargé d'une quantité de terre inutile, & c'eft pourquoi on l'a abandonné actuellement avec raifon. Les propriétés qu'on lui a attribué méritaient à peine notre attention. On a dit qu'il avait été employé avec fuccès dans les contufions, où il y avait hémorragie interne. Il peut agir dans cette circonftance, certainement, auffi-bien que l'alun ; mais on fait beaucoup mieux d'employer ce dernier : pour ce qui eft de réfoudre les contufions, ni celui-ci, ni aucun des remèdes recommandés par ceux qui ont écrit fur la *matière Médicale*, ne conviennent à ce fujet.

DES ASTRINGENS MÉTALLIQUES.

LE CUIVRE

Eft un métal foluble dans nos fluides, & dans toutes les fubftances falines. On peut le combiner chymiquement avec les fels acides, alkalis, & neutres. Ces combinaifons ont toutes les mêmes propriétés ; s'il y a quelque différence, c'est dans sa combinaison avec l'acide muriatique ; car alors il devient plus astringent, & avec les alkalis en général plus stimulant qu'avec les acides (*).

DE SES PROPRIÉTÉS.

Le cuivre est un puissant stimulant, qui excite le vomissement (135) très-promptement, même donné à petite doses ; de sorte que c'est ce qui le rend difficile à donner sans qu'il provoque cet effet. Nous avons donc raison, à cet égard, d'être incertain sur le choix de la préparation : nous devrions éviter, autant qu'il nous serait possible, sa combinaison avec les acides, entièrement celle avec les alkalis, & préférer les sels neutres (136). Le cuivre agit

(*) Les préparations avec les sels neutres, & particulièrement celles avec les sels ammoniacaux, sont beaucoup plus douces.

(135) Nous avons vu une femme qui a pris jusqu'à la dose de deux gros de verd de gris dans l'intention de s'empoisonner. On l'a tirée de l'état de convulsion terrible, dans laquelle elle était par l'administration de l'émétique & du lait ; cette dose n'avait pas suffi pour la faire vomir, puisqu'on a eu recours à l'émétique.

(136) Je suis parvenu à administrer intérieurement, & par gradation, à des malades affectés de tumeurs carcinomateuses, qui répullulaient toujours après leur extirpation, jusqu'à un gros de verd de gris, combiné avec l'extrait de ciguë, & la poudre de crapaud, sans que les malades s'en

comme purgatif dans les inteſtins ; & peut être employé avec ſuccès dans les cas d'hydropiſie, non-ſeulement par cette raiſon, mais auſſi à raiſon de la qualité diurétique qu'il poſsède (137), lorſqu'on l'adminiſtre avec les ménagemens qu'il convient. Le cuivre exerce-t-il ſes propriétés diurétiques dans les *premières voies*, ou lorſqu'il eſt parvenu dans la maſſe du ſang ? C'eſt ce que je ne m'engage pas à déterminer.

Le cuivre agit auſſi comme aſtringent en arrêtant les évacuations ; mais nous ne pouvons le faire prendre que rarement, ſans qu'il ait des effets ſtimulans. *Boyle* a recommandé à cet effet l'*Ens veneris* ; mais on l'a enſuite négligé. Il s'eſt élevé une diſpute entre les Chymiſtes à cet égard : il s'agiſſait

---

ſoient preſque apperçus, & ſans aucun effet. Cela doit ſervir d'exemple pour ne pas employer ce remède, dont on a vanté mal-à-propos les propriétés. Je ne doute pas non plus que les léſards, adminiſtrés intérieurement, n'aient auſſi peu de ſuccès ; mais ce remède pourra avoir ſa vogue comme toutes les nouvautés.

(137) Il me ſemble que ce remède eſt toujours ſuſceptible d'être adminiſtré, même dans les cas déſeſpérés, avec la plus grande précaution. J'ai cependant vu un Charlatan Anglais, qui ſous le nom de teinture de Vénus, l'avait indiqué comme *aphrodiſiaque* à un Prince. Que l'on juge d'après cela juſqu'où peut conduire l'ignorance, lorſqu'elle eſt accueillie par une crédulité aveugle, en ceux qui n'ont jamais rien appris !

de favoir fi l'*Ens veneris de Boyle* avait été tiré dans
fon origine du fer ou du cuivre. *Boyle* nous dit lui-
même, qu'il employait un pur vitriol de cuivre ;
& outre cela, il eft impoffible d'imiter, avec des
préparations de fer, celles de l'*Ens veneris*. On doit
confidérer cette préparation comme une combinaifon du cuivre avec le fel ammoniac, & quelquefois avec une portion d'acide muriatique. On peut
obtenir cette préparation en cryftaux de la manière
fuivante, c'eft-à-dire, en ajoutant peu-à-peu, à
une folution de vitriol bleu préparée à l'eau diftillée, de l'alkali volatil, jufqu'à ce qu'il ne paraiffe
plus de flocons dans le mêlange ; après quoi, on
verfe deffus la liqueur diaphane autant d'alcohol
qu'il en faut pour le féparer de l'eau : il fe forme, après
cela, de petits cryftaux (*) de couleur de faphir très-
agréable. *Vid. nov. act. n. curiof. tom.* 1, *obferv.*
67. Cette préparation a tous les avantages de celle
de *Boyle*, & il ne fe trouve jamais aucune partie de
cuivre combinée avec l'acide muriaque. Toutes les
fois que le cuivre eft donné fous cette forme, il
devient toujours aftringent, & détruit la mobilité
du pouvoir nerveux ; par cette raifon, il eft fort
utile dans cette maladie, qui provient de relâchement général, dans laquelle les enfans *font noués*,

---

(*) Car étant ainfi cryftallifé, il eft dégagé de tout acide,
& devient plus aftringent. Docteur *Ruffel.*

the Rickets, comme l'obferve *Boyle* ; il eft auffi anti - fpafmodique , & on le prefcrit dans l'épilepfie, comme je l'ai obfervé quelquefois, avec apparence de fuccès : dans cette circonftance, fon action femblerait dépendre de ce qu'il donne une tenfion au fyftême , & de ce qu'il détruit l'irritabilité , de laquelle femble dépendre l'épilepfie. *Boyle* recommande auffi l'*Ens veneris* comme anodin, lorfqu'il dit qu'il agit fans avoir les qualités inflammatoires de l'opium, & fans produire, comme lui, d'agitation, &c. L'expérience ne femble pas cependant confirmer cela.

Boyle recommande le cuivre dans les fièvres pétéchiales, avec *fubfultus tendinum*, &c. il a trouvé qu'il les arrêtait, & conduifait la fièvre à une heureufe fin. *Van-Swieten* nous parle d'une préparation de cuivre, qui produit, immédiatement après l'avoir prife, un *fourmillement* dans tout le corps, fans aucun des mauvais effets qui proviennent du pouvoir ftimulant dont eft doué le cuivre, & il le recommande comme un remède efficace dans l'épilepfie. La méthode de le préparer n'a pas encore été découverte.

Le cuivre chaffe les vers hors du corps; mais dans cette vue, il eft très-difficile de le donner intérieurement, à caufe de fon action très-ftimulante : une feule goutte de diffolution de cuivre par l'*alkali volatil* a fait vomir un enfant à qui on en avait donné.

Extérieurement adminiſtré comme ſtimulant, il eſt ſarcotique ; car , en ſtimulant les vaiſſeaux, il amène le degré d'inflammation qui favoriſe une bonne *ſuppuration.*

Les anciens employaient très-communément le cuivre dans cette intention , comme digeſtif dans les ulcères ; mais pour le progrès de l'art de guérir, le *mercure* ayant été découvert, on l'a employé preſ-que *ſeul dans cette intention* (138), & on a continué juſqu'à préſent ; mais il y a certainement différens cas où le cuivre eſt plus utile que le mercure, & peut-être y aura-t-il auſſi d'autres cas où un autre métal remplira mieux ce but que l'un ou l'autre pour la guériſon des ulcères. Je citerai ici un exemple par-

---

(138) Il y a déjà long-tems que j'ai fait faire uſage , *avec ſuccès* , des poudres mercurieles les plus adoucies pour pro-voquer une bonne ſuppuration , lorſqu'elle était languiſſante , & qu'elle avait de mauvaiſes qualités. Ces poudres ont la propriété de donner à la ſuppuration une conſiſtance conſi-dérable : on la prendrait pour de la chair , ſi on n'était pas habitué à les employer : ces raiſons le rendent utile dans la pe-tite vérole. Il eſt à préſumer , d'après cela , que le mercure ne diſſoud le ſang , & ne provoque la ſalivation qu'en coagulant la lymphe , qui rend nos fluides cohérens , & en donnant lieu à leur ſéparation. On peut obſerver cela dans les glandes qui s'engorgent , tandis que le ſang tend à ſe diſſoudre.

ticulier

...iculier d'une maladie qui n'eft pas confignée dans les livres de Médecine, & dans laquelle les effets du cuivre ont été remarquables. Il y a bien des années qu'il a paru, dans ce pays, une maladie, dans laquelle la bouche, l'arrière-bouche, la langue, les environs de l'anus, & différentes parties du corps étaient ulcérées, laquelle reffemblait à la maladie vénérienne; mais on la diftinguait par la différence des efchares des ulcères (*), par les divers fymptômes qui les annonçaient, par la contagion qui n'avait pas lieu après le commerce vénérien, &c. Le mercure fut effayé fans fuccès dans cette maladie, tandis que le cuivre effectua prefque toujours la guérifon. J'employai la folution de verd de gris, qui guéri fort aifément les ulcères de la langue, en y établiffant, par fon application, une bonne fuppuration; mais elle ne guériffait pas auffi promptement les amygdales, parce qu'on ne pouvait l'appliquer que difficilement. Ceci devrait engager tous les Chirurgiens à ne jamais abandonner un ulcère difficile fans effayer des remèdes (139).

DES DOSES DU CUIVRE.

On ne peut les déterminer exactement, parce que plufieurs perfonnes n'en fupportent pas la

---

(*) Qui eft attachée à l'habitude de l'infpection.

(139) Je me fuis fouvent trouvé bien de cette façon de penfer.

moindre quantité sans vomir. Nous pouvons dire
seulement qu'il faut que les doses soient petites ; &
que lorsqu'on l'emploie comme un anthélmintique,
elles doivent être encore plus petites.

Quant aux préparations de cuivre , citées dans le
catalogue , on comprendra aisément leurs usages,
par ce que j'ai dit sur le cuivre.

L E   F E R

Est une substance métallique , qui est d'un usage
plus fréquent qu'aucune autre. Il se combine avec la
plupart des substances salines , & se laisse dissoudre
par tous les acides. L'acide végétal (*) le corrode
promptement ; mais il extrait toute sa propriété médicale. On peut donc donner le fer en substance,
puisque l'acide des *premières voies* peut en extraire
ses propriétés médicales ; mais c'est toujours une
méthode incertaine, puisque la dose de ses parties
extraites dépend de la quantité d'acide contenue dans
les *premières voies* , & qu'il faut quelquefois en
donner tant, qu'il produit de mauvais effets par
son action méchanique. Il est donc toujours préférable de combiner ces préparations avant de les
donner en remède. Quant aux préparations du fer,
contenues dans les Livres de Pharmacie, on n'a

______

(*) Les acides végétaux sont reconnus actuellement pour
dissoudre le fer.

point encore découvert , par aucune expérience , de différences dans leurs propriétés. Il peut y en avoir cependant quelques-unes, lorsque le fer est combiné avec les alkalis ; mais il n'y a pas d'expérience qui l'ait prouvé jusques ici. Toutes les préparations de fer ne font donc que des compositions variées, par agrément , ou par convenance. On l'emploie souvent en forme de poudre : la méthode de l'*Emeri*, à cet égard, est la meilleure; c'est de laisser environ un pouce d'eau en digestion sur la surface de la limaille de fer , au moyen de quoi une partie de la limaille se convertit en une poudre fine & noire : on en obtient davantage lorsque l'on continue l'opérarion. On peut séparer cette poudre en décantant l'eau dans un autre vaisseau, après l'avoir agitée, & laissée ensuite reposer un instant ; la limaille plus lourde, & qui n'est pas attaquée, se précipite la première. Le fer combiné avec l'acide muriatique, est la bâse des teintures dans les Pharmacies, & convient à toutes les intentions auxquelles on veut appliquer le fer. *Voyez la Pharmacopée de Londres.* Il est très-propre à se tenir en dissolution dans l'alcohol, en formant une sorte d'esprit de sel dulcifié ; il donne à la combinaison une odeur très-agréable. Cependant la dose est indéterminée , parce qu'une partie du fer se précipite lorsqu'on la garde ; mais les autres solutions ont le même inconvénient.

C c 2

DES VERTUS DU FER.

Le fer est simplement astringent, sans avoir les propriétés stimulantes du cuivre, ni les qualités délétères du plomb. Cependant, il n'est ni aussi puissant astringent que l'un, ni aussi puissant anti-spasmodique que l'autre. Les préparations apéri-tives & astringentes du fer sont les mêmes, & ne diffèrent que par leur degré de propriété. Le fer est employé dans tous les cas de relâchement & de fai-blesse, & dans les obstructions & lenteurs de circula-tion, qui proviennent de ces causes : quoique ce but puisse être également rempli par d'autres astringens simples, nous devrions, à cet égard, nous tenir sur nos gardes, de crainte qu'il ne survînt une astric-tion trop prompte, qui put avoir des consé-quences fâcheuses ; c'est pourquoi, en l'employant dans ces circonstances, nous devrions l'ordonner en petites doses, & compter sur la longueur du tems pour la guérison ; & par ce moyen nous éviterions ces inconvéniens, dont les Médecins se plaignent souvent par rapport aux préparations de fer.

Les eaux minérales produisent souvent des cures, que nous essayons en vain de faire par des combi-naisons officinales, quoique ces eaux mêmes ne con-tiennent que du fer. Cela n'est évidemment dû qu'à ce que la dose est faible ; ce qui prouve cela, c'est que nous trouvons que les eaux, qui en contiennent une forte dofe, répondent rarement auffi-bien par leurs effets, que celles qui en tiennent très - peu, & que nous rejettons. Le fer peut être employé comme anti - fpafmodique, & on le doit donner alors à petites dofes. C'eft dans les maladies hyftériques qu'on l'emploie communément, & il eft alors quelquefois accompagné de mauvais fuccès. On en a donné différentes raifons. Celle que *Cartheufer* a alléguée femble n'être pas dépourvue de fondement; la voici : il prétend qu'il y a fouvent, dans ce cas-ci, des obftruétions dans les vifcères, qui fe confirment par l'ufage du fer; mais que fi le fer parvient à réfoudre ces obftruétions, la guérifon en eft affurée. Il y a une autre diftinétion à faire entre les maladies hypochondriaques & les hyftériques; elle influe beaucoup fur notre pratique. Les maladies hypo-chondriaques dépendent fouvent d'une rigidité des folides, & c'eft une des maladies appartenant à l'habitude du corps, qui vient fouvent nous affiéger vers le déclin de la vie; au lieu que les maladies hyftériques font fouvent accompagnées d'un relâ-chement des folides; qu'elles font fouvent acciden-telles, & certainement plus fpafmodiques. Dans des cas hyftériques, on peut employer le fer avec fuccès, tandis que dans les maladies *hypochondria-ques* il eft toujours *dangereux*.

Le fer a été auffi employé dans les fièvres inter-mittentes. *Stahal* & fes Seétateurs, ayant pofé toujours pour principe que la fièvre était un effet de la nature propre à expulser hors du corps quelque matière morbifique, ont cru qu'on devait l'arrêter très-rarement ; & même dans les fièvres intermittentes, ils ont été, par cette raison, très-avares de l'écorce du Pérou. Ils ont, cependant, employé, au sujet des intermittentes, un *crocus* de fer très-subtil, qu'on obtient en fondant de l'antimoine & du nitre. Nous verrons dans la suite que celui-ci agit de la même manière que les autres astringens, & même comme l'écorce du Pérou.

Comme astringent, le fer n'est pas propre à administrer dans des cas d'inflammations. On emploie quelques astringens dans les fièvres continues ; mais on devrait éviter le fer, parce qu'il augmente la diathèse inflammatoire. Ceci s'applique également aux autres cas, où on emploie communément le fer, c'est à-dire, dans les hémorrhagies. Par exemple, dans l'hémoptysie, elle peut dépendre quelquefois du relâchement des solides ; mais elle doit beaucoup plus souvent sa source à l'impétuosité augmentée des fluides. Si dans ce cas le sang n'est pas inflammatoire, il est très-prêt à le devenir ; car l'on observe la même croute sur le sang qui en provient, que dans les autres maladies inflammatoires. Le fer devrait, donc, dans ces cas-ci, être ordonné avec grande précaution, l'hémoptysie donnant souvent lieu à la phthisie, ou consomption pulmonaire. Le fer peut, dans ce cas·là, arrêter subitement le sang par sa qualité astringente ; mais il entretient alors la diathèse inflammatoire, qu'il fait souvent dégé-nérer en suppuration. L'alun même, &c. n'y est point très-convenable, & la saignée, & la méthode antiphlogistique sont des moyens infiniment su-périeurs.

DES DOSES DU FER.

Elles sont incertaines : on devrait toujours l'em-ployer à petites doses, & si nous avions besoin d'une forte astriction, nous devrions plutôt le donner à petites doses, plus fréquemment, & à des inter-valles convenables, que d'augmenter les doses en particulier.

Les propriétés du *vitriol verd* se peuvent déduire de ce que nous avons dit du fer.

DE L'HÉMATITE.

L'hématite est une des principales mines de fer, & l'on en extrait par différens acides : on peut l'em-ployer dans tous les cas où le fer est utile ; mais comme ce n'est que le fer qu'on extrait, & auquel l'hématite doit ses propriétés, on peut rejetter cette substance comme superflue.

La même observation peut s'appliquer à la *san-guine tendre*, qui est une autre mine de fer.

LE PLOMB

N'eſt pas employé en Médecine, excepté lorſqu'il eſt combiné avec d'autres ſubſtances. Ses chaux
ſe combinent avec l'huile, & forment les emplâtres
ordinaires ; ils font la principale bâſe de la combinaiſon des autres. Le plomb ne donne d'autres propriétés à l'emplâtre que celle de la conſiſtance ; il
s'unit avec les différens acides. On emploie communément l'acide végétal pour l'uſage de la Médecine, & il agit auſſi-bien que les autres. Les préparations de plomb avec cet acide, que l'on emploie communément, ſont le *ſucre de ſaturne*, le
vinaigre de ſaturne, & la *céreuſe* commune.

On applique extérieurement le plomb comme aſtringent. Il diminue la mobilité des nerfs plus que l'alun,
par exemple, dans les maladies des yeux ; mais ob-
ſervez ici, que le plomb *détruit abſolument la mobilité de nos fibres*. On a employé le plomb dans les
éréſipelles ; mais en général les aſtringens conviennent rarement dans ces circonſtances, & on doit
prendre la plus grande précaution quand on adminiſtre le plomb, parce qu'il produit ſouvent la pa-
ralyſie des nerfs. Je l'ai même vu produire la gangrène dans les éréſipelles.

On l'emploie ſouvent dans les brûlures ſous la
forme de l'*unguentum album* ; mais ſi on l'emploie
long-tems, il détermine la langueur dans la partie,

& rend les ulcères difficiles à guérir. Le *mercure &*
le *plomb*, *combinés*, ont *guéri* des *ulcères scrophu-*
leux dans des cas où les autres moyens avaient été
impuissans ; mais on devrait ici observer une *pré-*
caution, c'est-à-dire, que si les ulcères scrophuleux
sont très-nombreux, & qu'on emploie le plomb
très-abondamment, il pourrait survenir de mauvais
effets qui ne seraient dus qu'à son application.

Le plomb est intérieurement un astringent puissant, & on l'emploie dans les hémorrhagies. Nous
devons cependant être toujours en garde contre ses
effets délétères.

Tout le monde connaît les dangers que courent
les mineurs qui y travaillent ; & l'usage que quelques Marchands de vin avaient autrefois de mêler
du plomb avec leur vin , pour prévenir son acidité,
ce qu'il fait très-bien , démontre suffisamment ses
effets comme poison. Son action se porte, dans les
hémorrhagies, sur le pouvoir nerveux ; car on ne le
donne jamais en assez grande quantité pour arrêter
les hémorrhagies en crispant les fibres , ou en coagulant la masse du sang (140) ; à cause de cela ,

---

(140) Comme j'ai eu beaucoup d'occasions de voir des
ulcères, & des plaies du plus mauvais genre, j'ai été à
portée d'observer les effets du plomb sur le sang. Entre
autres choses, j'ai remarqué que l'extrait de saturne avait la
propriété de conserver au sang épanché sa couleur rouge

[410]

on l'a employé dans les *diarrhées*, & dans les *dyſſenteries*, dans les *fleurs blanches*, & dans les *gonorrhées*. Dans tous ces cas, il a des puiſſans effets;
de ſorte que je ſouhaiterais pouvoir engager à en
faire uſage (141); car, lorſque nous avons occaſion
de l'employer à petites doſes, on le peut adminiſtrer ſans mauvais effets; mais ſi on continue l'uſage
pendant un *eſpace de tems un peu long*, il en a, à coup
ſûr, de *très-mauvais*. Le *ſucre* de *ſaturne*, & la
teinture antiphthiſique, dans leſquelles il entre, ont
été employés dans les fièvres continues, avec un
ſuccès remarquable, n'étant pas auſſi ſtimulant que
le cuivre; il anéantit alors les ſymptômes nerveux, le *délire*, les *ſoubréſauts des tendons*, &c.
comme on le peut voir dans les *actes des curieux de
la nature*. Je n'ai aucun doute de ſon efficacité à cet
égard comme aſtringent, & conſéquemment comme
anti-ſpaſmodique; mais lorſqu'on le donne en
grande quantité, ſes effets ſont ſi pernicieux, qu'en

pendant plus de vingt-quatre heures, & même de l'exalter,
& qu'il s'oppoſait ſouvent à la guériſon des ulcères après
en avoir d'abord diminué l'inflammation; car il a la propriété d'anéantir la mobilité des nerfs juſqu'au point de les
paralyſer.

(141) Ce conſeil doit être ſuivi avec la plus grande cir-
conſpection; car on ne doit *jamais* oublier que le plomb
peut nuire autant, pris intérieurement, qu'il peut être utile
dans les inflammations.

dépit de quelques Allemands qui l'ont fort recommandé, nous ne devrions jamais employer un semblable remède, sans de *très-grandes précautions*.

L E   Z I N C

Est une substance fort peu connue en Médecine.
Ses effets ne sont pas certainement simplement astringens. On dit que les fleurs de zinc ont été employées par quelques personnes, mais dont aucunes
ne sont des auteurs réputés (142).

---

(142) Les fleurs de zinc sont propres à faire des collyres,
des onguens, & des compositions desficatives pour l'usage
extérieur. Elles ont intérieurement une qualité émétique ;
une de ces compositions est connue sous le nom de *gilla vi-
trioli*. *Gaubius*, Médecin & Chymiste Hollandais, a
reconnu par l'analyse qu'un remède, très-accrédité pour les
maladies des nerfs, & affections convulsives que débitait un
empyrique sous le nom de *luna fixata ludemanius*, n'était
autre chose que les fleurs de zinc. On l'emploie communément en Suisse ; & M. *Tronchin* les employait beaucoup
pour les mêmes maladies ; il les donnait à la dose d'un demi-
grain par prise, mêlées avec de la mie de pain, de la
poudre de réglisse, du cinnabre, ou quelques autres exci-
piens.

Avant d'être parvenu à trouver les moyens de détruire
les goètres, j'ai eu recours à une composition indiquée par
M. de *Haen*, dans son *ratio medendi*, avec une certaine
confiance. Il y entrait des fleurs de zinc, de l'écarlate, des
os de sèche, &c. Dans cette préparation que j'ai faite au

Quant à *la pierre calaminaire*, la mine de zinc, & la tutie que l'on a suppofées être des fleurs de zinc, ainfi que la *cadmie des fournaux*, fur lefquelles cependant *Neuman* a formé de très grands doutes : ce font, quoi qu'il en foit, des fubftances neutres ; car, bouillies dans l'eau, elles n'y laiffent aucune faveur, & n'ont aucunes propriétés avec les acides. Elles n'ont aucun effet dans les onguens, excepté lorfqu'elles font fous forme de vitriols, & unies à d'autres fubftances. La *pierre calaminaire*, dans le cérat de *turner*, n'a d'autre effet que d'en abforber l'onctuofité, qui eft nuifible par elle-même ; mais tout autre poudre fubtile aurait le même effet.

Le vitriol blanc eft une combinaifon de l'acide vitriolique avec le zinc ; mais il contient toujours du cuivre ou du fer. On l'emploie dans les maladies des yeux. Cependant comme il contient du zinc,

---

feu dans des creufets clos, l'écarlate s'eft calcinée, & les fleurs de zinc ont repris leur phlogiftique, & fe font revivifiées.

J'ai remarqué, lorfque j'ai adminiftré cette compofition, qu'elle a fait faliver quelques perfonnes, & j'en ai été d'autant plus furpris, que j'étais bien certain qu'il n'était entré dans cette préparation aucune particule mercurielle.

On parvient, par cette préparation, à mettre en poudre du zinc : j'en fais l'obfervation, parce qu'on aurait beaucoup de peine à le réduire fous cette forme par d'autres procédés.

nous devrions être en garde , relativement à son application extérieure (143) : on l'a donné comme vomitif, & on a dit qu'il avait agi très-promptement ;
mais je n'ai jamais été à portée de l'obferver, &
certainement il doit donner lieu à de mauvais effets,
lorfqu'on en porte l'ufage jufqu'à une quantité confidérable.

DES ASTRINGENS VÉGÉTAUX.

Nous paffons maintenant à ces aftringens , parce
que le règne animal en fournit à peine quelques-
uns, excepté la terre animale, appellée communément la corne de cerf calcinée, qui eft réputée
telle (*Voyez note* 125.) Quant aux aftringens, ils
opèrent moins promptement que ceux du règne
minéral.

J'imagine que les végétaux aftringens, agiffent,
ainfi que tous les autres, dans les *premières voies* ; mais
le *ftimulus* des aftringens métalliques, propage fes
effets beaucoup plus loin fur le fyftême, que ceux
des végétaux ; appliqués fur la langue, les aftringens végétaux laiffent une impreffion plus faible,
& il n'y a point de Médecin qui veuille avoir recours

____

(143) La crainte de M. *Cullen* n'eft nullement fondée
lorfqu'il avertit d'être en garde contre l'application externe
des préparations de ce demi-métal ; car on l'emploie communément pour deffécher les ulcères, & on ne s'eft jamais
plaint de fon application.

à ceux là, dans le deſſein d'arrêter les hémorrhagies, quelques ſoient leurs natures. Ils peuvent, à la vérité, exercer leurs pouvoirs ſur tout le ſyſtême ; mais ils ne le font, alors, que lentement & graduellement. Lorſque nous deſirons rendre les aſtringens végétaux efficaces, nous devons les donner en ſubſtances. On a peu fait attention à ceci : nous propoſons de les donner ainſi, par la raiſon que nous n'avons pas de menſtrues propres à les diſſoudre. Nous avons, cependant, l'eau & l'alcohol ; mais la première ne pourra diſſoudre une once de parties aſtringentes ſans employer des infuſions, & des décoctions répérées ; & il faut une très-grande quantité du ſecond, encore ne pourrait-on apprécier ce qu'il en contiendrait. D'ailleurs nous n'aimons pas employer ces diſſolutions par une autre raiſon, parce que les moyens qu'on emploie pour la diſſolution agiſſent ſur le remède ; la qualité aſtringente, & la texture des végétaux ſe trouvent en effet altérées par la chaleur, & par une longue ébullition : quoique l'eau, en bouillant, allonge auſſi la qualité aſtringente, & la ſuſpende en apparence, elle dépoſe auſſi, en refroidiſſant, beaucoup des principes, dont elle s'était d'abord chargée. D'après ces raiſons, les aſtringens végétaux devraient, autant qu'il ſerait poſſible, être donnés en ſubſtance.

On donne auſſi communément une autre raiſon, de ce que les aſtringens végétaux ſont plus faibles que les foffiles, & de ce qu'ils devraient toujours être adminiftrés en fubftance, la voici : c'eft que la texture des végétaux aftringens peut être détruite dans notre eftomac, par la fermentation qui s'y fait ; au lieu que les aftringens foffiles ne font pas fujets à cet effet, & ne peuvent qu'être affaiblis par le mêlange.

Il y a une obfervation curieufe faite par le Docteur *Alfton*, homme très-refpectable ; favoir, que le quinquina, lorfqu'il agit dans l'eftomac, y demeure long-tems fous fa forme folide dans laquelle on l'a donnée, & il y a de fortes raifons pour croire, que tous les aftringens végétaux agiffent de la même manière. J'ai vu du quinquina qui avait été rejetté, fans avoir fubi de changement, après avoir féjourné huit jours dans l'eftomac. De-là vient que, fi nous faifons prendre cet aftringent, ou tout autre fous forme fluide, nous manquons fouvent notre but, parce qu'il eft fufceptible de paffer promptement à la fermentation, & plus fujet à la fubir. Voici encore une autre raifon de la promptitude, & de l'opération des aftringens foffiles, c'eft qu'ils font plus promptement diffous que les végétaux ; mais par-tout où il y a du danger d'obtenir une aftriction trop prompte, & toutes les fois qu'il faut employer des moyens lents, les aftringens végétaux font préférables, & univerfellement employés dans tous les cas femblables.

Les aftringens végétaux font recommandés dans les flux hémorrhoïdaux, & dans les pertes de fang ; mais il eft extrêmement difficile de trouver le point jufqu'où leur ufage eft convenable : par-tout où ces effets dépendent de la *pléthôre*, & où la nature tente de fe decharger, nous devons être très-circonf-pects fur l'ufage des aftringens ; ce ne font pas même toujours-là les feules raifons ; car ils font fouvent la fuite d'une difpofition produite par la conftipation, où le fang, gêné dans fon paffage, eft pouffé hors de fes vaiffeaux, & dans la membrane cellulaire, où les *échymofes* y font entretenues à raifon de fon re-lâchement ; car cela n'eft pas dû à une diftenfion variqueufe des veines, comme quelques-uns l'ont imaginé ; l'infpection prouve le contraire. Dans ce cas, où le gonflement eft entretenu par le relâche-ment, les aftringens végétaux peuvent être d'une utilité confidérable ; mais quelquefois, quoique ces évacuations ne foient pas naturelles, cepen-dant elles deviennent habituelles, & lorfqu'il arrive qu'elles font fupprimées fubitement, elles peuvent produire d'auffi mauvais effets, que fi elles étaient critiques, de manière qu'on ne doit pas employer les aftringens foffiles, par la raifon qu'ils font propres à opérer un refferrement fubit. Les aftrin-gens végétaux font donc préférables, parce qu'ils opèrent lentement & graduellement fur la confti-tution ; mais ceux-ci même font propres à produire

la

la conftipation, qui s'oppofe abfolument à la guérifon du flux hémorrhoïdal, lorfqu'ils font long-
tems employés. Dans l'adminiftration de ces aftringens, nous devrions donc toujours prendre garde
à la conftipation qu'ils font fi propres à produire.

Ayant, en général, affez parlé des aftringens végétaux, je vais actuellement en traiter en particulier ;
& nous aurons effectivement peu de chofe de convenable à en dire, fi vous obfervez ce qu'on en
trouve écrit dans les *matières Médicales* ; vous remar-
querez qu'il y eft dit que chaque aftringent en
particulier, eft propre pour le crachement de fang,
la *diarrhée*, la *dyffenterie*, les *fleurs blanches*, &
toutes les autres excrétions qui font trop augmentées, afin de groffir les volumes. Les Auteurs ne
mettent pas toujours, cependant, ces propriétés
fous chacune de ces fimples en particulier ; mais
ils diftribuent les maladies à chacun d'eux féparé-
ment ; ils difent que cette plante eft bonne dans la
dyffenterie, celle-là dans les *fleurs blanches*, &c.
Tout ceci n'eft cependant pas toujours dit fimplement par amplification ; car il eft quelquefois arrivé
qu'une plante ayant été accidentellement prefcrite
dans un cas particulier, a été depuis toujours employée dans le même cas ; quoique les autres auraient pu répondre également bien aux mêmes indications. Vous voudrez bien, donc, ne pas vous
attendre que je fuive ces Ecrivains dans leur façon

d'agir. Je dirai feulement lorfqu'un aftringent fera accompagné de quelqu'autre propriété particulière fufceptible de modifier fon action.

Vous obferverez ici, que j'ai raffemblé diftincte-ment les fubftances, & laiffé des efpaces en blanc, & des lettres entre. Beaucoup de ces efpaces peuvent être remplis par le nom de l'ordre naturel de *Linnæus*.

Les huit premiers à la lettre *a*, appartiennent aux *fenticofæ* de *Linnæus*, & font du trente-cinquième ordre de fes *fragmenta*. Cet ordre naturel eft mieux établi que beaucoup d'autres. Ces fimples font tous d'une qualité commune; mais quelques-uns d'eux ne font pas employés en Médecine; je n'ai mis que ceux qu'on trouve dans les catalogues contenus dans nos difpenfaires. Si on ne trouve pas ceux dont j'ai fait mention dans quelque endroit de l'Univers, on peut, en toute fûreté, leur fubftituer tous les au-tres, pourvu qu'ils foient du même ordre naturel. Quant à cet ordre, comme tous les *genres* s'accor-dent, chacune des efpèces s'accorde aufli en vertus; de manière qu'indépendamment des efpèces offici-nales, nous pouvons prendre indifféremment toute autre efpèce parmi ces genres, pour remplir le même but. Vous connaîtrez l'ufage étendu de diftri-buer les plantes, fuivant leur ordre naturel en Bota-nique, fi vous jugez ceci fait avec une exactitude fuffifante. Ceux qui ont écrit fur la *matière Médicale*, fe font permis d'introduire des noms variés, &c. fous chaque fubftance particulière ; mais je penfe qu'il vaut mieux vous en rapporter aux derniers Auteurs, particulièrement à la *matière Médicale de Linnæus*, où vous trouverez les noms propres qu'il a donné, ceux qu'a introduit *Gafpar Bahin*, &c. au moyen de quoi vous ferez à portée de connaître les noms qu'ont donné les autres Auteurs.

Ces préliminaires ainfi établis ; quant aux huit plantes, à la tête des quelles fe trouve l'*agrimonia*, elles pofsèdent toutes les mêmes vertus, qui font renfermées en petit dans leur propriété aftringente. Elles peuvent la pofféder à différens degrés ; mais cette différence n'eft pas encore déterminée ; elles diffèrent à peine en qualité. Quelques unes d'entre elles en ont d'autres jointes à leur propriété aftrin-gente. Par exemple, la racine d'*argentina* a une faveur douce & aftringente ; la *fragaria* a plus d'amertume qu'aucune des autres ; dans la *tormen-tilla*, la *caryophillata*, &c. il y a un peu d'*aromate*. J'ai tiré peu d'utilité des qualités fenfibles, excepté d'après *Jean Floyer* ; car *Lewis* les a copiées fort inexactement, où il a très-imparfaitement avancé ce qui lui était perfonnel.

A l'égard de ces plantes-ci, comme elles fe trou-vent dans nos Pharmacies, les cinq premières font dans le difpenfaire d'Edimbourg, mais non pas dans celui de Londres. Elles ne font pas placées

D 2

dans le premier , à raison de leurs vertus particulières , mais feulement dans la crainte *de rejetter
trop de fubftances* , parce qu'il vaut mieux , ainfi
qu'il eft dit dans quelques éditions de notre Difpenfaire , *copià quam penurià premi* ; le Collège de
Londres ne les a pas non plus fupprimées à caufe de
quelques qualités nuifibles , mais feulement parce
qu'elles ne font pas employées dans la pratique actuelle ; ce qui , foit dit en paffant , eft loin de fervir de pierre de touche à l'inefficacité des remèdes.
Cependant , il eft très-vrai , que les trois que le
Collège de Londres conferve , font , certainement ,
les plus puiffantes ; car nous n'employons que les
herbes des premières , tandis que la plus grande
propriété aftringente réfide dans les écorces.

Le Collège de Londres conferve encore la rofe à
caufe de fon odeur ; mais certainement la *quinquefolium* & la *tormentilla* font les plus actives des huit
qui y font infcrites ; foit que nous nous en rap-
portions à l'expérience , ou à leurs autres qualités
fenfibles. Quant à celles-ci , les feuilles poffèdent
une qualité mucilagineufe ; mais la propriété aftringente eft plus pure , & plus abondante dans les racines. La *quinquefolium* & la *tormentilla* font toutes
les deux des aftringens actifs , & ont les mêmes
vertus. La première a été employée par *Hyppocrate* ,
& depuis lors , on la recommande pour guérir les
fièvres intermittentes. On a employé plufieurs autres

aftringens ordinaires pour la même maladie. La *quinquefolium* a une amertume qui eft aftringente, & qui eft, peut-être, néceffaire à la guérifon des fièvres intermittentes, puifque l'écorce du Pérou pofsède infiniment cette propriété. Les Allemands emploient la *tormentilla* pour la même maladie ; mais ils la joignent à la gentiane, & à d'autres amers, & ils difent qu'elle remplit autant ce but que l'écorce du Pérou, dans la guérifon des fièvres intermittentes. La *tormentilla* & les autres aftringens, ont été cités auffi, à caufe de leurs propriétés, comme *alexipharmaques* dans les maladies peftilentielles, qui font des fièvres putrides continues. La *tormentilla*, &c. en Allemagne ont été employées dans la petite vérole ; de forte que nous pouvons fuppofer de-là, que les autres aftringens, outre l'écorce du Pérou, peuvent être utiles dans les fièvres, pour déterminer la fuppuration.

L'eau ou l'alcohol peuvent tirer les extraits de la *tormentilla*, & de la *quinquefolium*, & l'une & l'autre en fourniffent une légère quantité ; lorfqu'elles font long-tems tenues dans l'eau très-bouillante, elles perdent de leurs propriétés aftringentes.

D O S E S.

Ceux qui ont écrit fur la *matière médicale* ont communément dofé les fubftances. Les vertus médicales des racines exiftent prefque entièrement dans leurs parties corticales ; de forte que lorfque les racines font affez groffes, pour pouvoir en féparer la partie *pulpeufe*, on peut la donner en plus petite dofe, que fi on employait la racine en entier. Lorf-qu'elle eft préparée ainfi, on la peut donner depuis la dofe de demi-gros jufqu'à un gros ; & lorfqu'on a befoin d'une aftriction plus prompte, nous répé-tons ces dofes affez fouvent pour les porter jufqu'à une once dans vingt-quatre heures, comme quand on emploie le quinquina.

Les plantes qui font citées enfuite dans mon ca-talogue, font les *ftellata* de *Linnæus*, le *quarante-quatrième nombre* de fes *fragmenta*, qui ne com-prend qu'un petit ordre, même parmi les Bota-niftes. Les trois plantes qui y font portées, font celles que l'on a confervé fur le catalogue d'Edim-bourg. Le Collège de Londres conferve feulement la *rubia*. Toutes ces plantes poffèdent fi faiblement la qualité aftringente, qu'on les peut fupprimer. Ceux qui ont écrit fur la *matière médicale* les ont défignées comme diurétiques. Nous pourrions re-garder ces propriétés comme imaginaires, fi cela n'était pas fi conftamment répété, & par des Au-teurs de confidération ; de manière que nous de-vrions toujours avoir ces qualités préfentes. On a attribué la même propriété aux autres aftringens ; mais quant à moi, il m'eft impoffible d'en donner la raifon. On a obfervé depuis peu que la *rubia* colorait les os des animaux qui en mangeaient ordinairement. Il y a long-tems qu'on avait observé qu'elle avait la propriété de colorer l'urine ; & le Docteur *Young* a découvert, par des expériences, qu'elle colorait aussi le lait. Ceci fait voir que les substances végétales pénétrent plus loin que l'on ne l'a imaginé dans le système, sans avoir subi de changement. Cela semble contre dire ce que j'ai avancé sur les végétaux, qui éprouvent un changement dans les *premières voies*, & dont les propriétés particulières s'y trouvent détruites. Nous voyons ici la substance colorante de la *rubia* portée par la circulation dans le sang, & déposée par les excrétions ; mais je ne dirai pas jusqu'où cette substance colorante retenue peut porter ses propriétés. La matière colorante réside souvent dans une très-petite portion, & l'abondance des substances empêche souvent leur opération ; de manière que la réunion de la substance colorante dans les excrétions n'est pas une preuve qu'elle soit en assez grande quantité dans le sang, pour produire quelque effet considérable. La garance change la santé des animaux qui la prennent, & les rend paresseux, abattus, &c. Nous observons donc de-là qu'elle exerce certainement son action sur tout le système, & que tout ce qui a même la puissance de nuire, peut être utile en Médecine ; mais, à l'égard de la *rubia*, on ne peut l'employer, parce qu'il faut la

donner à de trop fortes dofes, & qu'elles font conféquemment incertaines. On a recommandé la
rubia dans la jauniffe ; mais on peut l'exclure en
sûreté, ainfi que beaucoup d'autres remèdes qui
font auffi recommandés pour cette maladie. Il n'y
a pas une claffe de remèdes qu'on puiffe rejetter
plus sûrement, que ceux qui ont été recommandés
à ce fujet. Nous favons maintenant que cette maladie dépend fouvent de pierres dans le canal bi-
liaire, & qu'elle ne peut être guérie que par la folution ou l'évacuation de ces parties concrètes ; mais
comme fort peu de remèdes peuvent produire cet
effet, il ne nous eft pas permis de fuppofer que la
rubia mérite d'être admife pour guérir cette maladie.
La guérifon de la jauniffe arrive prefque toujours,
auffi tôt que la pierre eft fortie, & c'eft à caufe de
cela qu'on a fuppofé que beaucoup de remèdes gué-
riffaient la jauniffe, parce qu'ils ont été heureufement donnés au moment où cet effet eft arrivé. La
guérifon de cette maladie doit donc dépendre de
la folution ou de la fortie de la pierre. Nous n'avons
pas encore de remèdes pour la première, & la
rubia ne peut avoir que de petits effets pour la dernière ; on doit donc tenter la guérifon par les émolliens, &c.

Les *vaginales* occupent dans mon catalogue l'ordre
qui fuit : c'eft le vingt-feptième de *Linnæus*. Le
laurus eft la première plante de cet ordre dont

[425]

Linnæus ait fait mention ; mais elle n'eſt pas rangée convenablement, parce qu'elle diffère du reſte par ſon habitude & ſes vertus : toutes les plantes de cet ordre, à la vérité (*), ſe reſſemblent beaucoup. C'eſt par cette raiſon que j'ai donné à celles de mon catalogue des noms officinaux.

Quant à cet ordre de plantes, elles diffèrent encore d'une autre manière, parce que beaucoup d'entre elles contiennent un acide indépendamment de leur partie aſtringente ; & dans cet ordre de plantes, nous avons auſſi des différentes gradations d'acide, d'auſtère & d'acerbe. La partie aſtringente eſt principalement logée dans les racines, & l'acide le plus pur dans les feuilles. Il y a auſſi, fréquemment, plus ou moins de qualité purgative dans les racines, infiniment dans celles du *rheum* ; elle réſide auſſi, à un certain degré, dans les *lapatha*, ou dans l'eſpèce de bardanne, qui eſt du même genre. Il y a eu une diſcuſſion relative à cette qualité purgative, qui exiſte dans l'eſpèce de bardanne. Leur propriété aſtringente dans ce pays eſt ſouvent aſſez grande pour prévenir cet effet ; mais ceci ne détruit pas du tout la vérité de cette aſſertion ; & j'ai vu, moi-même, la rhubarbe des

____

(*) Quelques eſpèces ; par exemple, celle de la *perſicaire*, qui eſt celle de la biſtorte, ſont extrêmement âcres, tandis que d'autres le ſont beaucoup moins.

Moines, donnée en quantité fuffifante, produire cet effet. La *biflorta* eft, de toutes ces plantes-ci, celle qui a la propriété aftringente la plus fimple & la plus pure, & c'eft pourquoi elle eft d'un ufage plus fréquent comme aftringent.

On emploie très-fouvent les aftringens dans le fcorbut ; mais on fe fert encore plus fréquemment des *vaginales* dans cette maladie, quoiqu'il y ait également des exemples que les autres aient auffi réuffi dans la même vue, ce qui nous empêche de croire que cette propriété eft particulière à ceux-ci. Cependant, leur acidité peut ajouter à leurs effets ; car, foit que l'acidité foit féparée, ou unie à l'acerbité, elle fe trouve être plus appropriée au fcorbut. La connaiffance vague & indéterminée du fcorbut a occafionné ici une confufion dans la *matière médicale*. On a défigné bien des maladies de peau par ce nom, quoiqu'elles foient d'une nature différente, & que leurs genres ne nous foit pas auffi-bien connus. J'entends toujours parler du *fcorbut de mer*, lorfque je dis le fcorbut.

On a fuppofé que la galle étoit une maladie fcorbutique, & on a employé les aftringens conféquemment à la guérir, comme l'*oxylapathum* dans notre *unguentum antipforicum* ; mais d'après des effais répétés, je puis affurer qu'il n'a pas cette propriété. Les aftringens, en général, ne conviennent pas à toutes les éruptions cutanées, qui font critiques

au moindre degré, & où la nature s'efforce de
pouffer à la furface du corps la caufe qui l'op-
prime.

DU TRAITEMENT PHARMACEUTIQUE.

Tous ces aftringens peuvent être employés en
fubftance ; mais on peut donner en décoction ceux
que l'on juge plus convenables. L'eau extrait leurs
vertus par l'ébullition ; les fpiritueux ont bien peu
cet effet. Quant à la rhubarbe, & à fa préparation,
nous en parlerons dans la fuite.

LES FOUGÈRES

Occupent le foixante-quatrième nombre des *fragmenta*. Je n'ai cité de celles-ci que celles qui ont
refté dans mon Difpenfaire, quoiqu'autrefois on y
en avait inféré bien davantage du même ordre.
Quant à leurs qualités fenfibles, je leur en connais
peu. *Floyer* a diftingué une faveur inhérente à cet
ordre, appellée la *faveur de fougère*, par laquelle il
entend une faveur plus ou moins douce, jointe à
une faveur aftringente. S'il eft vrai, comme on l'a
dit, que cette douceur eft fi grande, qu'on en a
employé les racines comme aliment dans des tems
de difette, nous ne devons pas leur fuppofer beaucoup d'efficacité, employées comme remèdes. Mais,
quoique quelques-unes de celles-ci puiffent être auffi

employées, encore y en a-t-il beaucoup qui font trop aftringentes pour être nourriffantes, & il y en a beaucoup qui ont une acrimonie fenfible. Le *polypodium*, qui eft une de celles-ci, eft mis au rang des purgatifs à caufe de fon acrimonie ; & comme cette qualité eft très-fenfible dans l'une, nous devrions toujours confidérer qu'elle peut l'être dans les autres. On dit, & on affirme même, que les racines de quelques-unes de ces plantes, ont été utiles à détruire les vers (144). Au premier coup-d'œil,

---

(144) On pourrait confirmer ceci, d'après l'expérience que l'on a que le remède qu'on emploie en France contre le vers folitaire, réuffit affez conftamment, & dont on prétend que le *fpécifique* eft la racine de fougère mâle, donnée à la dofe de deux ou trois gros ; mais fi l'on réfléchit que le bol purgatif que l'on donne, a lui-même la propriété d'expulfer des inteftins, ainfi que je l'ai vu, cet hôte dévorant, on héfitera à accorder cette qualité fpécifique à cette racine ; car avant que la compofition de ce remède fût connue, j'ai produit l'évacuation de plufieurs vers folitaires par le même purgatif, dofé fuivant l'âge, la force, & la conftitution. Celui que l'on emploie généralement eft compofé de dix grains de panacée mercurielle, autant de réfine de fcammonée, & fept grains de gomme gutte, incorporée avec fuffifante quantité de confection d'hyacinthe. On donne ce bol deux heures après avoir pris la poudre de racine de fougère. Il femble affez naturel que fi ce fpécifique avait une action mortelle fur ce ver, le purgatif mercuriel ferait inutile ; & je penfe au contraire que l'effet ap-

ceci semblerait être dû à leur acrimonie ; mais nous savons que la simple douceur, comme celle des *moûts*, par exemple, a été employée avec efficacité pour obtenir de pareils effets. Par leur propriété astringente, elles augmentent le ton des intestins ; de manière qu'il est très-douteux si les fougères sont *anthelmintiques*, par leur douceur, leur acrimonie, ou leur propriété astringente. Les fougères me semblent devoir être principalement considérées comme astringentes, & en général, on leur attribue aussi toutes les vertus propres à guérir le rachitis, le scorbut, les douleurs spasmodiques, &c. Tous ces effets peuvent se comprendre, & s'expliquer par leur propriété astringente. On a attribué quelques autres vertus aux *filices*, ou plantes capillaires ; mais je ne les puis comprendre ; par exemple, leurs vertus pectorales. L'*adianthus* a eu ainsi une réputation constante ; nous lui avons substitué le *trichomanes* du pays. Cependant, quoique je ne puisse expliquer leurs vertus, il serait dangereux de nier ce qu'on a si constamment affirmé. Nous pouvons, avec plus d'assurance, rejetter leurs vertus hépatiques & spléniques. Il a été en tout tems très-difficile d'expliquer comment les médicamens agissent

---

partient plus au mercure qu'à la fougère, à cause de la propriété qu'il a d'épaissir la lymphe, dont ce vers semblent entièrement formés.

fur les vifcères, & une vertu fpécifique eft abfolument une propriété ininintelligible. Si le foie ou la rate
font fpafmodiquement affectés, on peut employer
les fougères comme anti-fpafmodiques; mais c’eft
une pure chimère de croire qu’elles puiffent diminuer la rate, ou la faire difparaître tout-à-fait. On
a employé d’autres aftringens pour guérir les ca-
tarhes; & il y a une circonftance que je citerai dans
la fuite, où les aftringens font les feuls remèdes
efficaces. On attribue une troifième propriété aux
fougères, & à beaucoup d’autres aftringens; c’eft
celle d’agir fur les voies urinaires, comme néphrétiques, diurétiques, lithontriptiques, &c. il
fuffit d’en faire ici mention. J’en parlerai ailleurs
plus amplement.

DU MOSCUS, ESPÈCE DE LICHEN.

Cette efpèce n’eft pas actuellement dans nos Difpenfaires; mais on la trouvait autrefois dans tous.
Le terme eft ambigu : fi nous le prenons dans le
terme botanique, comme comprenant toutes les
mouffes, on ne pourra pas l’y comprendre, parce
que beaucoup d’entre celles-ci ont une forte acrimonie, &c. Le terme *mofcus* eft employé ici pour
les différentes efpèces qu’on appelle *lichens*, qui
font évidemment aftringentes, & recommandées dans
les maladies du fein. J’ai cité ceci, principalement
pour une obfervation fur le *mofcus pyxidatus*; (la

mousse d'Irlande.) J'ai tiré ceci de *Willis*, qui était fort occupé dans la pratique de la Médecine, & qui est peut-être trop dédaigné, à cause que ses théories ont été condamnées. Il avoue avec candeur que la *coqueluche* est une maladie que les Médecins réussissent rarement à *guérir*, tandis qu'elle est souvent traitée avec succès par les bonnes femmes. Le *moscus pyxidatus*, dit-il, est le meilleur remède que l'expérience ait avoué, & je l'ai vu moi-même employé avec succès. On a administré aussi d'autres astringens dans la même vue. Le quinquina a été recommandé par *Burton*, & j'ai observé, d'après l'expérience, qu'il a agi avec succès; mais il est généralement très-difficile d'en faire avaler à un enfant une quantité suffisante; & il serait beaucoup plus aisé de donner de simples astringens, qui n'aient pas d'amertume, comme le *moscus pyxidatus* (145), &c.

---

(145) Sans vouloir contredire M. *Cullen* ni *Willis*, nous pouvons assurer n'avoir pas eu autant de succès, en traitant la coqueluche avec le *moscus pyxidatus*, qu'avec le quinquina. Peut-être cette mousse nous est-elle parvenue adultérée, vieille, ou mal conservée; & quoique nous ne cherchions pas à infirmer ce que l'un & l'autre ont avancé, nous croyons qu'il est souvent prudent de douter de tous les remèdes que l'on vante avant que leur efficacité soit absolument reconnue & avouée.

DES ACIDO-AUSTÈRES, OU ACERBES.

Ayant fini maintenant de traiter des aftringens qui peuvent être rangés dans l'ordre botanique, je paffe enfuite à l'analogie des qualités fenfibles. Le nombre des *acido-auftères* aurait pu être beaucoup augmenté, en ajoutant tous les fruits qui ne font pas mûrs ; mais je me fuis borné à ceux qui ont cette qualité dans leur état de maturité. Si on en eût ajouté davantage, nous aurions pu dire encore qu'ils avaient tous les mêmes vertus, & qu'ils ne différaient que par le degré. Celui qu'on fe procure plus aifément, & qu'on préférera toujours particulièrement, à ce que j'imagine, par la raifon que c'eft un des plus forts : celui-là, dis-je, eft la *prunus fylveftris*, ou la prune fauvage commune. On devrait toujours préférer les plantes indigènes aux exotiques, par la raifon que nous fommes certains de n'être pas trompé, au lieu que nous fommes, quant aux autres, bien éloigné d'en être affuré ; &, certainement, elles font, dans la plus grande partie des cas, d'une efficacité fuffifante : je ne voudrais cependant pas que vous concluyez de tout ceci, que je croie que la règle générale foit vraie, que la nature a donné à chaque pays en particulier des remèdes propres à toutes les maladies qui y règnent. Je ne ferai mention que de la prunelle, parce que je penfe qu'elle peut fervir pour tout le refte. On

ordonne

ordonne d'en faire un extrait dans le Difpenfaire d'Edimbourg, dans celui de Londres une conferve. Comme c'eft une fubftance qui agit plus fur les *premières voies*, que dans les endroits les plus éloignés, fon acerbité l'a rendue, peut-être, préférable dans la dyffenterie, à l'auftère le plus pur. Les *diarrhées* peuvent provenir d'avoir trop mangé de fruits mûrs, quoique les diarrhées épidémiques aient rarement lieu par cette caufe. L'acerbe fera donc convenable pour prévenir ces effets ; mais il doit être alors d'une qualité qui ne foit pas fujette à la fermentation ; de forte que fi la douceur (146), qui caufe la fermentation, s'y trouve jointe, il ne doit pas convenir, & la partie acerbe doit toujours la dominer. La préparation du Collège de Londres, qui ajoute trois parties de fucre, eft donc certainement mauvaife : celle d'Edimbourg a fes inconvéniens ; car par une longue coction, la partie aftringente eft fujette à être détruite, &, fi l'extrait eft defféché, à la fin de la coction, il devient très-difficile à diffoudre. Il vaut mieux, fuivant moi, garder le milieu. Il devrait être préparé comme le rob de fureau , en le

---

(146) Cette contrariété alternative fur le principe de la fermentation , prouve que M. *Cullen* n'a pas prétendu exclure les parties fucrées de la matière fermentefcible , quoiqu'ailleurs il l'attribue à l'acide , ainfi que je l'ai remarqué notes, 33, 40, 47, 48, 49, 50, 51, 55, 64, 71.

Tome I.   E e

faisant bouillir jusqu'à un certain point, & en ajoutant ensuite un peu de sucre pour le rendre soluble. Cette méthode de préparer les substances
s'appliquera à toutes les autres.

A la suite, on trouve dans mon catalogue une
liste de substances mêlées, qui contient celles qui
ont été employées pour la même indication, quoiqu'elles n'aient pas d'analogie particulière dans leurs
caractères botaniques, ni dans leurs qualités sensibles. La propriété astringente existe universellement
dans les végétaux, & dans toutes leurs parties solides ; ils possèdent plus ou moins cette qualité
comme je l'ai déjà dit. On aurait pu ici en augmenter
beaucoup le nombre ; mais je n'ai cité que les substances qui possèdent cette propriété dans la plus
grande pureté, & fort peu de celles qui en ont de
contraires.

L'ORCANETTE, OU ANCHUSA.

Ces plantes - ci appartiennent aux *asperi - folia.*
J'imagine que toutes celles - ci ont plus ou moins de
propriété astringente ; il y en a peu cependant chez
qui elle soit considérable. D'après la qualité mucilagineuse qu'elles possèdent aussi, on les a trans-
mises dans la classe des adoucissans. Cependant celle-
ci a une qualité astringente plus sensible qu'aucune
plante de cet ordre.

LES BALAUSTES, OU BALAUSTINA

Sont des fleurs de grenadier , qui fourniffent un aftringent fimple & très-pur , quoiqu'il ne foit point confidéré comme un des plus forts. Quant à leur ufage , c'eft une fubftance qui donne une teinture agréable , qu'on extrait , en général , plus aifément des fleurs que du bois , & par le moyen de l'eau ; car elle ne fournit prefque rien par les fpiritueux ; de forte que la meilleure façon de la préparer , c'eft par décoction.

LA BRUNELLE, OU BRUNELLA

Eft un très faible aftringent , quoiqu'il foit recommandé par ceux qui ont écrit fur la *matière médicale* ; par rapport à la faveur , & la claffe à laquelle elle appartient , c'eft-à-dire, aux *verticillatæ* ; dont la plus grande partie eft âcre & ftimulante, &c. Nous ne devons pas prétendre d'en tirer quelque partie aftringente.

MILLEPERTUIS, OU HYPERIC.

Quoiqu'on ait donné autrefois , en faveur de cette plante , des témoignages répétés. cependant on ne l'apprécie, actuellement, prefque pas du tout. Je penfe cependant que nous ne devons pas la négliger auffi facilement ; car, par fes qualités fenfibles, elle paraît active, ce qui doit toujours être une règle pour soupçonner, & rechercher ses vertus. Elle est astringente au goût, & elle contient une amertume, qui est communément très-analogue à la propriété astringente. Elle réunit évidemment à ses qualités sensibles une grande quantité d'huile essentielle subtile. Présentée au grand jour, sa feuille semble percée de petits trous, & c'est pour cela qu'on l'appelle *perforatus*. Ce ne sont, cependant, que des cellules, dans lesquelles l'huile essentielle est logée. On apperçoit quelque chose de semblable autour des parois de sa fleur. Toutes ces choses donnent des présomptions de son utilité, & il y a beaucoup de témoignages bien confirmés de ses propriétés, particulièrement de ses vertus diurétiques. On prétend que cette propriété dépend de son huile *térébenthinée*; mais elle a le même effet, dans les cas où elle doit avoir beaucoup perdu de cette huile, comme lorsqu'on l'administre en poudre sèche & en décoction; de manière que sa qualité diurétique semble dépendre de sa propriété astringente. J'ai eu souvent le dessein de faire des essais de cette plante, & si quelqu'un a envie de poursuivre ses expériences à cet égard, il est nécessaire qu'il apprenne à en extraire l'huile essentielle subtile, d'où dépendent, peut-être, ses vertus actives. L'alcohol réussit le mieux. *Neuman* nous dit que la première infusion lui a fourni une teinture rouge pure, mais que la seconde lui en a donné une verte moins chargée. Je recommanderais donc, à cause de cela, qu'on l'extraie par une infusion dans l'alcohol rectifié, autant qu'il serait nécessaire pour l'appliquer à la plante fraîche. Comme par cette combinaison l'alcohol peut s'élever à un degré de chaleur moindre que l'huile, nous pourrions obtenir une teinture beaucoup plus chargée en évaporant l'alcohol.

Cette huile est fort recommandée dans les maladies épileptiques, & dans la manie; mais j'avoue que je ne comprends pas comment elle peut agir dans ce cas-là, quoiqu'à la vérité, il y ait des témoignages de ses propriétés.

LE LYTHRUM

Était autrefois connu sous le nom de *lysimachia* ; mais actuellement on l'a rapporté, avec raison, à différens genres, comme l'*épilobium*, &c. ils sont du même ordre naturel. Le *lythrum* est placé par *Linnæus* dans le genre des *lysimachia*.

C'est sous l'autorité de *De Haen* que j'insère ici ce qui suit : il dit que cela lui a été communiqué par un Médecin d'armée, & qu'il en avait éprouvé les bons effets, conjointement avec *Van-Swieten*, dans dix cas différens de dyssenterie. Il l'a donné, après avoir une fois purgé, à la dose d'un gros soir & matin, & il dit, que si la maladie est récente, elle est guérie en trois jours ; il dit aussi avoir guéri une ancienne dyſſenterie , *annoſa*, dans trois ſemaines ; elle avait réſiſté à tous les autres remèdes. Nous employons rarement les aſtringens dans la dyſſenterie. On dit ordinairement qu’on ne devrait pas les employer avant d’avoir évacué l’acrimonie. J’ai expliqué cela d’une autre manière, c’eſt - à - dire , qu’on ne devrait pas employer les aſtringens , avant d’avoir éloigné , par d’autres remèdes , la déterminaiſon de *l’acrimonie* vers les inteſtins. *De Haen* devrait nous avoir dit les cas & les circonſtances de dyſſenterie, où le *lythrum* convient. Il dit qu’on ne devrait pas l’employer, lorſque les inteſtins ſont remplis de ſaburre , & dans des cas de relâchement. Je ne comprends rien à cette façon ambiguë de s’expliquer. S’il parle de relâchement, dans les cas récens, c’eſt purement par théorie. Dans la quatrième partie, il dit, cependant , que le *lythrum* doit être principalement employé dans les anciennes dyſſenteries ; & je penſe que cette plante, ainſi que les autres aſtringens, ſont alors très-convenables , & que nous les donnons en général trop tard ; les forts aſtringens n’y ſeraient pas propres ; mais on devrait employer tous ceux qui reſſerrent en agiſſant par des degrés doux & lents (147).

____

(147) Nous employons ici avec ſuccès l’ipécacuana dans ces maladies , & nous le donnons à très-petites doſes après l’avoir employé comme vomitif.

LA MILLEFEUILLE, OU MILLEFOLIUM.

Eſt beaucoup employée en Allemagne, où on la conſidère, non-ſeulement comme aſtringente, mais même comme ſédative & anti-ſpaſmodique. *Staahl* l'a fortement recommandée, & ceux de ſon école : je n'en conſidérerais cependant pas l'autorité, ſi *Hoffman* ne l'eût auſſi recommandée, parce qu'ils ont recommandé des remèdes ſans propriétés : en jugeant par ſes apparences, les vertus de cette plante ſont douteuſes. Ses feuilles ſemblent être faiblement aſtringentes & âcres. Les fleurs ſont évidemment âcres, & contiennent une huile eſſentielle très-âcre auſſi. Comme on n'a pas ſpécifié la partie de la plante que l'on devait employer, on doute ſi elle eſt anti-ſpaſmodique par ſa partie aſtringente, ou par ſon huile eſſentielle. J'ai vu dans ce pays employer avec ſuccès ſes fleurs miſes en poudre dans des cas de coliques venteuſes ; &, probablement, on peut l'employer à raiſon de ſon *aromate* dans les affections hyſtériques. Je ſuis en droit, cependant, de ſoupçonner, d'après tout ceci, qu'on devrait la rayer de la liſte des aſtringens, & la transférer dans celle des anti-ſpaſmodiques.

LE MYRTHE, OU MYRTHUS

A des fleurs & des baies qui ont été employées à cause de leurs qualités senfibles ; elles font évidemment aftringentes ; mais on les a négligées ici avec raifon , parce qu'elles ne croiffent point ici , & que leurs qualités ne méritent pas que nous les faffions venir des pays étrangers.

LE PLANTIN, OU PLANTAGO

Eft une plante à laquelle on a attribué bien des vertus ; mais, d'après fes qualités fenfibles, j'imaginais qu'elle avait peu de propriétés , avant que le Docteur *Clerk* m'eût prévenu, qu'il avait vu différentes hémorragies qui avaient cédé à l'adminiftration de cette plante, après avoir réfifté à des remèdes plus efficaces en apparence. Si l'on veut obtenir de cette plante de pareils effets , il faut l'employer à grandes dofes & long-tems. Je l'ai vue adminiftrer dans des hémorragies , & dans des cas d'hémophtyfie, mais fans aucun effet évident, & ceux qui pourraient avoir eu lieu, quels qu'ils puffent être , auraient dû , probablement, être attribués aux autres remèdes qu'on aurait employé conjointement avec lui ; comme une diète févère, & des faignées répétées. On emploie les feuilles & les femences de cette plante : celles-ci font peu en uſage , parce qu'elles ſont d'une nature farineuſe & douce ; les feuilles ſont la partie de la plante dont on fait uſage ; ce ſont les enveloppes de la ſemence qui ont le plus de principes aſtringens.

LE SEAU DE SALOMON, OU POLYGONATUM.

Il ſe préſente ici un exemple de la néceſſité qu'il y a de prendre connaiſſance de la partie eſſentielle de la plante qu'on doit employer. Les fleurs, les baies , & les feuilles du *polygonatum* ſont d'une nature âcre & vénéneuſe. On doit employer ſeulement la racine ; elle eſt évidemment mucilagineuſe , & contient un peu d'acrimonie de la même nature que celle des fleurs , &c. mais elle peut être anéantie par l'ébullition. On a cité, par erreur , cette plante toute entière comme aſtringente ; mais cette propriété doit ſe borner à ſes racines. J'ai ſouvent vu employer la racine avec ſuccès dans le gonflement des hémorrhoïdes , & dans leurs flux ſanguins. La doſe eſt de *demi-once* bouillie dans *demi livre* de lait juſqu'à *une livre* : on continue tous les ſoirs ; je l'ai vue , dans bien des circonſtances , en guérir la douleur & le gonflement. On a employé , avec ſuccès , différens autres remèdes de l'eſpèce des aſtringens pour la guériſon des hémorrhoïdes. Les aſtringens ne conviennent pas toutes les fois que les évacuations ſont critiques ; mais elles ne le ſont pas toujours. Elles ſont ſouvent accidentellement

occafionnées par des *excrémens* endurcis qui les pref-
fent, & qui déterminent la plénitude des vaiffeaux
voifins ; & certainement, dans ce cas, lorfque nous
prévenons la conftipation, nous enlevons cette détermination habituelle, par un ufage doux & convenable des aftringens. On a avancé que les hémorrhoïdes, chez les hommes, rempliffaient le même
but, & étaient auffi néceffaires & critiques que les
menftrues chez les femmes ; mais je fais qu'il y a
autant de femmes, & même plus que d'hommes
affectées d'hémorrhoïdes, & qu'elles ne font pas
moins fujettes, en même tems, à être réglées tous
les mois, d'où il eft évident que c'eft fouvent une
maladie, & non pas toujours une évacuation critique. Nous devrions, dans cette maladie, n'employer que les aftringens qui agiffent dans les *pre-*
mières voies, comme ceux que nous fourniffent les
végétaux ; car fi nous employions ceux d'une efpèce
plus active, comme l'alun, &c. nous rifquerions
alors d'étendre leur action trop loin, & de fupprimer les *règles*, & néceffairement les évacuations.

LA SANICLE, OU SANICULA.

Ceux qui ont écrit fur la *matière médicale*, la
confidèrent toujours comme une plante aftringente ;
mais elle appartient aux *umbellatæ*, dont la claffe
eft très-âcre, & en fournit beaucoup de vénéneufes ; & , *à priori*, nous ne devons, en confé-

quence, tirer aucun aftringent de cette claffe. Je trouve qu'elle a quelques-unes de leurs vertus ; mais fa propriété aftringente eft très-douteufe ; c'eft la raifon qui fait que je la fupprime de la claffe des plantes aftringentes.

LA JOUBARBE, OU SEDUM.

Ce terme confidéré par des Botaniftes eft vague. C'eft le nom d'un genre qui comprend une variété d'efpèces, de qualités bien différentes, & même beaucoup d'entre elles ont des propriétés oppofées. Celle dont je veux parler ici, eft le *fedum majus*, ou *femper vivum*, la joubarbe. C'eft un végétal d'une aftriction modérée, que l'on a conftamment confidéré comme un rafraîchiffant ; mais comme il n'a pas d'acidité fenfible, ou de qualités falines, je ne vois pas fur quoi font fondées fes qualités rafraîchiffantes. On l'a recommandée pour la guérifon des cors : on a cherché des remèdes, à cette incommodité, dans les fubftances âcres ; mais elles n'y conviennent pas. Celui-ci peut y être utile, parce qu'il abonde en fucs ; car je ne connais pas de remèdes propres à la guérifon des cors, fi ce n'eft de prévenir la dureté des parties qui les avoifinent, & de les difpofer à fe féparer par le moyen des adouciffans ; le *fedum*, employé comme *cataplafme*, remplit parfaitement bien cette intention.

LE GUI DE CHÊNE, OU VISCUS QUERNUS.

Ce remède a été employé avec beaucoup de superstition, dans le tems où on lui a faussement supposé des qualités réelles ; mais je ne suis point d'accord de ces suppositions ; il a eu beaucoup de réputation, particulièrement pour la guérison de l'épilepsie ; lorsqu'elle provient d'une mobilité augmentée, les astringens sont certainement utiles, pourvu que les affections spasmodiques ne se renouvellent que par de légères causes occasionnelles ; & dans ce cas, j'ai vu le gui de chêne employé avec succès ; il est amer & astringent ; & M. *Jean Floyer* dit qu'il l'a vu guérir les fièvres quartes, dans quelques circonstances, lorsqu'il l'avait donné à des doses considérables, & long-tems continuées. Ce remède a eu beaucoup de réputation en Angleterre, où on a fait différens traités à ce sujet ; & *Cartheuser* a même donné son témoignage pour qu'on appréciât ses vertus : je n'en doute pas ; mais ce n'est pas d'après l'autorité de *Cartheuser*, parce que dans le cas où il l'a employé, il faisait usage, en même tems, de différens autres remèdes..

Quant au choix de la plante, nous savons actuellement que nous n'avons pas besoin d'avoir égard à l'arbre sur lequel il vient ; car celui du chêne ne diffère pas de celui qui croît sur le pommier, le coudrier, &c. Ceci nous fait voir que les plantes ne diffèrent pas autant par les sucs qu'elles contiennent, que par les différens organes qui leur servent à assimiler. On a employé la plante entière ; mais ses propriétés résident dans l'écorce, que l'on peut administrer depuis la dose d'un *demi-gros* jusqu'à *un gros* ; & si l'on continue pendant quelque tems, on trouvera que c'est un astringent efficace, principalement quand on a besoin, en même tems, d'une légère amertume : il vaut mieux l'employer en substance ; car cette plante n'a pas de propriété en décoction.

L'ORTIE, OU URTICA.

Les qualités sensibles de cette plante ne répondent pas aux vertus qu'on lui attribue : quoi qu'il en soit, les témoignages en sa faveur sont très-forts, & je les ai vus confirmés par l'expérience. Le grand usage que quelques personnes en font, *pour la nourriture* (148), montre que ce n'est pas un remède de grande activité. On devrait employer son suc récent, ou une forte décoction d'une poignée de ses feuilles pour les hémorrhoïdes ; c'est ainsi que je l'ai vu avoir un effet immédiat, pour en enlever le gonflement.

---

(148) Je n'ai jamais entendu dire, que dans ce pays il y ait eu quelqu'un, qui se soit fait une nourriture de cette plante ; & je doute de ce fait.

On l'a beaucoup citée à caufe de fes vertus diu‑
rétiques, ainfi que d'autres plantes aftringentes ;
mais ceci eft fort difficile à expliquer, quoiqu'il
femble qu'il n'y a pas de doute qu'elle pofsède cette
propriété.

LE RAISIN D'OURS, OU UVA URSI.

Ce mot a rarement été placé dans les *mutières
médicales*, & il ne l'a jamais été fur aucune lifte de
plantes officinales. Le nom d'*uva urfi* n'eft pas une
dénomination botanique convenable. Des Praticiens
de Vienne nous ont dit des chofes extraordinaires,
fur les vertus qu'ils ont attribuées à cette plante.
Si elles fe trouvent confirmées dans la fuite, cela
nous montrera qu'il peut y avoir des vertus très-inté‑
reffantes, contenues dans des fubftances qui n'étaient
pas foupçonnées de les receler. Je ne puis dire ce
qui les a conduit à en faire ufage. On la recom‑
mande comme aftringent. Les Médecins de Mont‑
pellier ont en général penfé qu'elle était bonne dans
les maladies calculeufes. *Van-Swieten* l'a recomman‑
dée à *De Haen*, & celui-ci nous dit d'abord qu'elle a
été reconnue propre à opérer une guérifon certaine
dans des cas de purulence, ainfi que dans tous les
ulcères des voies urinaires ; fecondement, que dans
les maladies calculeufes, elle rend aux malades les
moyens de retenir leurs urines, les change, & pré‑
vient les douleurs des rétentions. Dans quelques cas

où l'urine était fanguinolante, alkaline, purulente, & même affez alkaline pour faire effervefcence avec les acides, elle a rappellé les urines à leur caractère naturel, & les a fait dépofer un bon fédiment. Il dit auffi, que dans quelque cas, elle n'a pas eu de fuccès ; mais c'était dans des circonftances où les voies urinaires étaient dans un état de maladie, fi fupérieur aux forces de la nature, qu'il était impoffible qu'elle eût opéré des guérifons, & même qu'on ait pût procurer du foulagement par les fecours de la lithotomie. Lorfque tous les fymptômes, qui accompagnent la pierre, ont femblés être fufpendus, on a été porté à foupçonner que la pierre était diffoute ; mais dans ce cas, on n'a pu compter fur de femblables apparences, parce qu'à l'aide de la fonde, on a toujours trouvé la pierre de la même forme, & avec les mêmes afpérités qu'auparavant. On a toujours employé la plante en fubftance. La dofe de *De Haen* était d'abord d'un *demi gros* en poudre, une fois par jour ; mais il nous dit, dans fon dernier volume, qu'il emploie la même quantité trois fois le jour. Il ne fait point d'obfervation fur l'opération de ce remède, s'il referre le ventre, s'il affaiblit l'eftomac, &c. il ne fait pas non plus mention des remèdes qu'il y a adjoint ; il dit feulement qu'on a donné des opiats au commencement pour foulager les douleurs, & qu'il n'y a eu que des injections de faites ; mais que bientôt les injections

& les opiats avaient été fuspendus comme inutiles ; afin de confirmer l'efficacité du remède. *De Haen* nous dit que, comme ce remède exigeait beaucoup de tems, il y en eut plufieurs, qui, laffés de cette dofe défagréable, l'abandonnèrent lorfque les fymptômes qu'ils éprouvaient furent un peu foulagés ; mais que bientôt les mêmes fymptômes étant revenus, ils furent foulagés de nouveau après avoir eu recours au remède, & il dit que ce retour de fymptômes, pour avoir abandonné le remède, & le foulagement éprouvé, après y avoir eu recours, font arrivés cinq à fix fois aux mêmes perfonnes. En réuniffant enfemble toutes ces circonftances fous l'autorité de deux perfonnes fi réputées, & qui ont travaillé fous les yeux de tant de monde, je penfe que nous pouvons aifément admettre ces faits. Cependant, d'après quelques difficultés élevées fur la théorie, & des exemples, ou de femblables témoignages ont été *trompeurs*, on peut élever encore quelques doutes (149) ; mais ils ne devraient pas nous empêcher de tenter ce remède.

---

(149) Il eft certain qu'après toutes les cures que M. *Stærck* avait annoncées dans des livres, qui ont prouvé qu'il s'était occupé de faire connaître fes effais, on peut douter de tout ; car il n'eft pas permis d'avancer des faits auffi authentiquement, en face de toute l'Europe, lorfqu'on n'a pas de preuves à en donner.

De

De *Haen* a tenté de donner la raiſon phyſique de l'action de cette plante ; mais, après bien des eſſais, il l'a enfin abandonnée comme incertaine. En attendant que nous ayons l'occaſion d'en faire l'expérience, il eſt précieux d'en chercher les raiſons. On peut obſerver, & *De Haen* m'aide dans cette obſervation, que dans les annales de Médecine, il y a bien des exemples de graviers ſortis des reins, ſans que la veſſie ait été *ſympathiquement* affectée. Il eſt difficile de rendre raiſon de ceci. Quelques perſonnes penſent que c'eſt parce que les pierres étaient polies ; mais on trouve, & j'ai vu même des pierres auſſi unies, & polies que le marbre, occaſionner beaucoup de douleurs, tandis que d'un autre côté, des pierres garnies d'aſpérités n'en occaſionnaient pas : ceci n'obvierait même pas aux inconvéniens que pourrait déterminer le pois de la pierre. En citant des exemples, on a dit que l'eau de chaux avait ſoulagé les ſymptômes de la pierre, tandis qu'en même tems, le cathéter annonçait que la pierre était encore dans la veſſie. Le Docteur *White* penſe que l'eau de chaux agit en diſſolvant la pierre, & en la réduiſant dans un état muqueux, c'eſt-à-dire, ſa ſurface, & en détruiſant par ce moyen les aſpérités. A mon avis, ceci ne ſatisfait pas entièrement ; & après l'uſage de l'*uva urſi*, on a trouvé les pierres auſſi dures qu'auparavant, quoique les ſymptômes euſſent été ſoulagés ; & indépendamment de cela ſi l'eau de chaux agiſſait de la même manière qu'on l'a avancé, la partie de la pierre, réduite en mu-coſité, dévrait être emportée par l'urine; & ſi l'eau de chaux continuait à agir de la même manière, toute le pierre ſe diſſoudrait : on n'a pas trouvé que cela ſoit arrivé à des pierres d'une groſſeur un peu conſidérable. Il faut, donc, tâcher de trouver quelqu'autre explication.

Les ſymptômes de la pierre ne dépendent pas autant de la forme, où de la ſurface de la pierre, que de l'acrimonie de l'urine, qui accompagne conſ-tamment la pierre. C'eſt, certainement, la circonſ-tance où l'*uva urſi* rétablit le bon état de l'urine, en agiſſant un peu ſur la pierre; cet effet ſerait incon-cevable, ſi les ſymptômes de la pierre ne dépen-daient pas de l'acrimonie de l'urine. On a ſuppoſé que la ſtrangurie, qui accompagne les pierres des reins, provenait du *conſenſus* des voies urinaires; mais cela dépend beaucoup plus de l'acrimonie de l'urine. Qu'il me ſoit permis de faire, en paſſant, une obſervation. On a ſuppoſé, pour preuve ſpé-cieuſe de l'efficacité de l'eau de chaux, qu'elle diſſolvait les pierres hors du corps; mais dans ces circonſtances les urines très-alkalines, peuvent être ſuppoſées faire la même choſe. J'imagine que l'*uva urſi*, en changeant l'urine, peut auſſi agir en mo-difiant l'état des organes ſecrétoires, & en commu-niquant plus de vigueur & de force aux parties; de manière ; comme vous le voyez, c'eſt avec quelques fondemens qu'on a attribué des vertus néphrétiques, lithontriptiques aux aſtringens ; propriétés qui ont été très-ſouvent répétées par ceux qui ont écrit ſur la *matière médicale*. J'ai cru qu'il était impoſſible que la dernière réſidât dans un végétal ; mais vous voyez maintenant qu'on a été fondé à la ſuppoſer, puiſque les ſymptômes de la pierre ont été ſoulagés. L'eau de chaux, & l'alkali cauſtique, ſoulagent les ſymptômes de la pierre, de même qu'ils la diſſolvent hors du corps ; & s'il eſt conſtant que l'*uva urſi* a les effets qu'on lui attribue, nous devons, certainement, penſer que l'eau de chaux agit plus comme aſtringent, que comme diſſolvant ; car comme diſſolvant, il y a bien des objections à faire.

L'*uva urſi* ne vient point dans la grande Bretagne (*), & dans les contrées du midi ; on le trouve ſeulement ſur les montagnes les plus élevées des alpes, où il y a de la neige toute l'année ; de manière que nous devrions, ſi ces effets ſont confirmés, trouver une ſubſtance qui pût lui être ſubſtituée ; car, ſi on eſt obligé de le tirer de l'étranger, il ſera certainement adultéré. J'imagine que

---

(*) Feu le Docteur *Millar* l'a trouvé depuis en grande quantité dans les montagnes d'Ecoſſe ; de ſorte qu'il n'eſt point néceſſaire d'avoir recours à d'autres ſubſtances, ainſi que nous l'avons propoſé.

quelques-uns des aſtringens , dont on a déjà parlé , pourraient avoir ſes propriétés ; mais j'aime mieux ſuivre l'analogie botanique , & prendre une plante du même genre , qui en approche autant qu'il ſoit poſſible , par ſa conſtitution. Cette plante eſt une eſpèce d'*arbutus* de *Linnæus* ; celle qui approche le plus de ce genre , eſt le *vaccinium*. L'*arbutus* eſt un genre qui n'eſt pas encore conſtamment admis ; & les Botaniſtes ſont encore en diſpute entre eux pour ſavoir ſi on ne devrait pas tirer différentes plantes des *vaccinium* , afin de les placer dans le genre des *arbutus*. Il y a en Angleterre une ſeule eſpèce d'*arbutus* , trouvée , par *Floyd* , dans l'Iſle de *Mull* ; mais elle eſt ſi rare , que nous ſommes obligés d'avoir recours à une eſpèce de *vaccinium* ; & il eſt certain qu'il y a différentes plantes dans l'eſpèce d'*arbutus* , qui étaient autrefois placées parmi les *vaccinium*. La plante que je préférerais pour ſubſtituer à l'*uva urſi* , c'eſt la *vitis idæa ſemper virens foliis* &c. Elle ſe plaît ſur les terrains élevés , & on la trouve fréquemment dans les pays montagneux. J'en ai déjà un échantillon , & je ferai en ſorte de m'en procurer davantage , pour faire des expériences convenables. Les ſubſtances , qui ſont encore placées ſur le catalogue , ſont :

L E S S U C S É P A I S S I S.

L'*acacia* & l'*hypociſtis* ſont preſque actuellement

inconnus ; à en juger par ce qu'on nous en apporte, & par ce que j'en ai vu , il semble qu'ils sont des aftringens purs & fimples ; mais ils ne pofsèdent aucune propriété particulière , qui leur puisse faire donner la préférence fur aucun des aftringens employés actuellement.

LA TERRE DU JAPON, OU CATECHU.

Le nom de *terra Japonica* ne lui convient abfolument pas ; car le cachou eft un fuc végétal épaiffi, qu'on emploie très-fréquemment ; c'eft un aftringent puiffant & fans danger , dont j'ai fouvent éprouvé les effets dans les diarrhées & les dyffenteries. Je ne m'en fuis jamais fervi dans les fleurs blanches, dans les règles furabondantes , &c. de manière que je ne fais fi fes effets fe propagent fur tout le fyftême. L'eau & les fpiritueux peuvent également en extraire les propriétés , & il n'a pas d'odeur ou de faveur défagréable ; de forte qu'il eft d'un ufage très-bon : quoique ce ne foit pas une fubftance de grande valeur , nous ne l'avons jamais pur , mais adultéré par des terres , &c. ce qu'on peut reconnaître par le lavage , & plus particulièrement par la folution. Tout ceci nous conduit à faire en forte de trouver à le remplacer par quelque plante qui croiffe directement dans notre pays.

LE SANG DE DRAGON, OU SANGUIS DRACONIS

Eſt encore employé, mais non pas comme aſtringent ; c'eſt un corps réſineux, pur, & inſoluble dans les *menſtrues* aqueux, &, probablement, dans nos *premières voies*. Il a, probablement, été d'abord introduit dans la Pharmacie par rapport à ſa couleur, parce qu'on employait toutes les plantes *rouges* pour arrêter les *hémorragies*. On peut s'en ſervir utilement pour mettre l'alun en pillules, en le fondant & le mêlant enſemble. On ne devrait pas le mettre en poudre pour cela ; car on ne l'y fait entrer que dans la proportion d'un quart. Sur notre catalogue ſont enſuite placées

LES ÉCORCES.

Celles de *grenade* & de *chêne* ſont des ſubſtances extrêmement aſtringentes, & qui ont très-peu d'amertume ſenſible. Leur qualité aſtringente eſt confirmée par l'emploi qu'on en fait dans la tannerie, de manière que je les crois auſſi efficaces qu'aucun des aſtringens que l'on puiſſe appliquer extérieurement : elles ont l'avantage que l'eau en peut extraire les propriétés ; mais alors elles ne fourniſſent qu'un faible extrait, & leur qualité aſtringente ſe détruit par une longue ébullition.

L'ÉCORCE DU FRÊNE.

Celle-ci réunit à l'amertume une qualité aftringente, qui reffemble au quinquina, en place duquel on l'a employée ; & celle de l'*hippocaftanus* ou du maronnier d'Inde, aurait déjà due être placée ici pour être fubftituée au quinquina ; car je l'ai vue employée avec fuccès. Nous avons, à l'appui de ceci, le témoignage de *Jean Floyer* pour leur utilité dans les fièvres, dans lefquelles elles ont agi en excitant la tranfpiration.

Les graines de frêne ont été auffi employées en Médecine ; elles ont pareillement une efpèce d'amertume unie à leur principe aftringent, que *Haller* appelle acrimonie aromatique ; elle peut être un remède très-efficace. L'écorce & la graine font toutes les deux recommandées comme néphrétiques & lithontriptiques. *Glauber* femble y avoir beaucoup de confiance en les recommandant ; & le Docteur *Bold* témoigne auffi l'efficacité de fes vertus. Je tâcherai, lorfque j'en aurai le loifir, d'en faire l'effai, pour tenter de les fubftituer à l'*uva urfi*.

L'ÉCORCE DE SIMAROUBA

Nous offre un exemple du fort des remèdes, qui, en dépit, de ce qu'on les a recommandés avec confiance, & des témoignages favorables qu'on en a donné, ont souvent été abandonnés sans avoir été assez essayés. Cela dépend communément de ce qu'on les a mal-à-propos vantés comme spécifiques ; de manière que lorsqu'on ne trouve pas qu'ils répondent dans tous les cas, au succès qu'on en avait promis, on les croit inutiles. Ses qualités sensibles indiquent qu'elle n'est pas astringente ; & d'après les Auteurs Français qui en ont traité, il ne paraît pas qu'elle le soit. En général elle ferait vomir, & purgerait si on la donnait à de fortes doses ; au contraire, en petites doses, elle n'aurait aucun effet sensible ; elle a été recommandée dans les dyssenteries ; mais je vous renvoie aux Auteurs Français à cet égard. A la suite on trouve

LES BOIS.

Je n'ai fait mention que d'un seul, quoiqu'il y en ait différens autres de communs. Ils contiennent tous quelque partie astringente ; mais ils réunissent d'autres propriétés, qui les rendent peu propres à produire cet effet.

LE BOIS DE CAMPÊCHE, OU LIGNUM CAMPECHENSE.

La partie astringente du bois de campêche, ainsi que les autres astringens végétaux, sont difficiles à dissoudre. On découvre cette propriété par une faveur ftyptique auftère , qui fe manifefte encore davantage , par fa propriété de faire de l'encre. Ses qualités fenfibles , & l'encre faible qu'il produit , défignent que c'eft un aftringent peu actif, fur-tout parce que l'on ne l'emploie qu'en décoction. Nous tâchons cependant de prévenir la faibleffe de fon action en le réduifant en extrait ; mais ce procédé eft difficile , & rarement bien fait ; une longue ébullition en détruit communément la partie aftrin- gente , tandis que nous nous efforçons de l'aug- menter par la concentration. Quelques perfonnes le recommandent cependant malgré fa faibleffe ; mais, d'après des expériences répétées , je ne lui ai jamais reconnu aucun efficacité.

LES NOIX DE GALLE , OU GALLÆ

Sont des excrefcences qui fe trouvent fur les arbres, & qui proviennent de la piqûre des infectes. Quant à celles que nous employons en Médecine , nous nous bornons à celles que nous trouvons fur les chênes, & nous les tirons ordinairement des pays étrangers. Toutes les noix de galle ont une qualité ftyptique. Je penfe que ce nom devrait être géné- ralifé , & qu'il faudrait employer toutes les excref- cences de tous les arbres , produites par la même caufe. Il paraît, par la préférence que l'on donne aux galles , pour la préparation de l'encre , & fur- tout des teintures , que c'eft un puiffant aftringent.

Les noix de galle ont cela de remarquable, que leur partie aftringente s'obtient plus copieufement par la diffolution, que celle d'aucun autre aftringent végétal. Par cette raifon, je les ai toujours préférées aux autres pour l'emploi extérieur, comme dans les fomentations. Elles font, certainement, de bons aftringens, & il n'y a que les doutes, que j'ai motivés en général, relativement à la propriété des aftringens végétaux, qui empêchent qu'on ne les adminiftre intérieurement. On les a employé dans les fièvres intermittentes, ainfi que vous pouvez le voir dans les Mémoires de l'Académie des Sciences de Paris; & comme elles font feulement aftringentes, cela laiffe douter fi le quinquina agit par fa propriété aftringente, ou par d'autres qualités.

Après avoir achevé de parler des aftringens en particulier, j'ai mis en lettres italiques, fur ma lifte, les termes plus ou moins généraux, & qui comprenent les remèdes, felon qu'ils ont plus ou moins de propriété pour remplir nos intentions.

I°. *LES ACIDES COMME ASTRINGENS.*

Ils étaient autrefois placés fur ma lifte parmi les *nutrientia*, à la lettre *a*, & ils le feront enfuite de même, mais plus particulièrement dans ma onzième divifion, c'eft-à-dire, aux anti-alkalins, au n°. 1 & 2. Je n'en dirai préfentement que peu de chofe, en les confidérant comme aftringent.

Il est assez évident que tous les acides sont astringens. Lorsqu'on les applique sur la peau, ils produisent une contraction & une corrugation. Rien n'est plus commun que de voir les plus faibles acides contracter les lèvres, au point de les faire changer de couleur, en les empêchant de recevoir autant de sang qu'elles en recevaient dans leur état naturel (150). Quant à la propriété astringente des acides, c'est peut-être une question de savoir si elle est naturellement inhérente, comme partie constituante des acides en particulier, ou si elle est commune à tous les acides, & si elle ne diffère que par leur différente concentration. Quelques personnes ont imaginé que l'acide vitriolique, & peut-être l'acide muriatique, sont plus forts que l'acide nitreux, ou l'acide végétal. Quoi qu'il en soit de ceci, il y a certainement, à mon avis, une différence entre les acides fossiles & les acides végétaux. L'acide végétal, comparé à l'acide fossile, est susceptible d'être changé dans les *premières voies* par la fermentation, & d'être détruit avant d'entrer dans le sang. Les acides fossiles stimulent les organes excrétoires; & si l'on veut obtenir cet effet de l'acide végétal, il faut le donner en plus grande quantité.

---

(150) Cette blancheur des lèvres, occasionnée par les acides, dépend de la coagulation de la limphe tenue, qui arrose l'épiderme des lèvres.

Je porterai cette obſervation plus loin, & je dirai
qu'on doit même établir une différence entre les
acides végétaux. L'acide *natif* ou naturel eſt plus
ſujet à ſubir des changemens que l'acide fermenté,
parce qu'il doit paſſer par la fermentation vineuſe
& acéteuſe (151), que l'acide fermenté a déjà ſubi.
Ce ſujet conduit à demander, ſi les fruits acides
ſont convenables, & peuvent être recommandés
dans les dyſſenteries ? Il me ſemble que dans ces
cas, le vinaigre eſt certainement préférable, à moins
que l'acide *natif* ne réuniſſe avec lui aſſez d'acerbité
pour pouvoir s'oppoſer à la fermentation putride.
J'imagine, à cauſe de cela, que l'uſage dans lequel
ſont les Soldats Allemands de prendre du vinaigre
& de la *crême* (152) dans la dyſſenterie, a quelque

---

(151) *Voyez notes* 31, 32, 35, 39, 41, 44, 48, 74,
80, 91, 92, 116, 128.

(152) J'ai ſouvent vu employer du lait pour arrêter la
dyſſenterie ; &, ſûrement, il n'agiſſait que par ſon coagulum, en rempliſſant le canal inteſtinal, & diſpoſant à la conſtipation ; mais cette pratique n'eſt pas ſans danger. J'ai connu
un Seigneur qui devait être d'un bal qui ſe donnait à la
Cour ; il était affecté d'une dyſſenterie, & penſait, avec re-
gret, qu'il ne pourrait s'y trouver par cette raiſon. Son
Valet-de-Chambre, pénétré de ſon chagrin, lui dit qu'il
avait un moyen infaillible de le mettre à portée de ne pas
perdre cette occaſion de faire ſa cour ; il fut admis avec em-
preſſement, & il lui fit prendre du lait avec de l'eau-de-vie,
& des œufs durs. La dyſſenterie fut arrêtée, & ce Seigneur

utilité. Comme aftringent, les acides fermentés peuvent convenir dans les *premières voies* ; mais toutes les fois que nous fommes obligés de porter plus loin l'effet des acides, comme dans les hémorragies, nous devons préférer les acides minéraux. Ils ont, non-feulement le pouvoir de produire la contraction, mais encore de diminuer la mobilité, parce qu'ils agiffent comme fédatifs. Quant à l'ufage des aftringens dans les hémorragies, on a objecté, relativement à leurs propriétés, que leur aftriction était fouvent dans le cas d'augmenter l'impétuofité du fang. Les acides foffiles, au contraire, obvient à cette objection ; car, non-feulement ils contractent, mais encore ils arrêtent l'impétuofité augmentée du fang, en agiffant de deux manières ; 1°. comme les fédatifs, en diminuant le pouvoir moteur, & 2°. en agiffant fur les fluides, autant qu'ils les peuvent pénétrer, en tempérant leurs mouvemens inteftins (153).

---

fe trouva au bal au jour nommé. Le lendemain il fe félicitait devant fa compagnie, lorfqu'on lui fit appercevoir que fes jambes étaient enflées ; cet enflure alla en augmentant, pendant deux fois vingt-quatre heures, & il périt.

(153) Si les acides peuvent pénétrer les fluides, ils doivent agir par la propriété qu'ils ont de condenfer & de rapprocher les parties muqueufes lymphatiques, dont le fang eft conftitué ; car je doute fort que nos fluides aient un mouvement inteftin qui leur foit propre.

11°. *DES VINS AUSTÈRES COMME ASTRINGENS.*

Ceux-ci agissent comme acerbes ; mais ils sont sujets aux mêmes objections que l'acide *natif*. Ils ont certainement, en général, imparfaitement subi la fermentation vineuse, & ont encore la fermentation acide à éprouver. Par ces raisons, ils peuvent occasionner des dérangemens dans les *premières voies*, & y être altérés, avant de pénétrer dans le sang. Les vins cuits sont convenablement employés comme astringens, parce que leur austérité se trouve augmentée par ces moyens (154), & ils deviennent moins disposés à la fermentation. Les vins astringens sont peu efficaces, les vins austères sont seulement ceux que l'on doit préférer, lorsqu'il s'agit de

(154) Nos vins cuits ne participent communément point à cette austérité supposée : au contraire plus on les rapproche par la coction, plus la matière sucrée abonde, & plus il y a de matière sucrée, plus la fermentation est vigoureuse. D'après cela, comme on sait que la fermentation vigoureuse a la propriété de détruire & de ramener aux mêmes principes toutes les substances qui lui sont soumises, il est très-certain que l'austérité des vins n'appartient qu'à ceux qui n'ont point subi la coction avant d'avoir fermenté, comme les vins de Bordeaux ; ces vins n'abondent jamais autant en esprit que les vins cuits, qui le doivent absolument à la matière sucrée, & dont la coction détruit le principe astringent.

faire un choix parmi les *vins*. A cet égard on s'en rapporte plus souvent à l'agrément qu'à l'utilité ; & la couleur qui est souvent artificielle , détermine plutôt que les qualités. Comme acides & austères , les vins rouges sont , cependant , préférables ; à l'exception des vins de Moselle & du Rhin , tous les autres ont plus de force , sont plus stimulans , plus échauffans , & sont moins astringens.

III°. Des vins amers comme astringens.

L'amertume se trouve souvent confondue avec la partie astringente , & il est douteux si les amers eux-mêmes ne sont pas astringens. Lorsque ces deux propriétés se trouvent combinées ensemble , ils sont universellement regardés comme toniques & corroborans. Cela est-il dû à leur partie astringente , ou à leur amertume ? C'est ce que nous considérerons ensuite.

IV°. Des sédatifs comme astringens.

Ceux-ci sont astringens plus indirectement qu'aucun des premiers. Je vous ai dit que la principale propriété des astringens était d'arrêter les évacuations. Ceci peut avoir lieu , ou par les astringens en contractant les vaisseaux , ou par les sédatifs en diminuant l'impétuosité des fluides.

Vᵒ. *DES BAUMES COMME ASTRINGENS*.

Ceux-ci font mis au nombre des remèdes de ma quatrième claffe à la lettre *f*. Nous les plaçons ici, parce qu'ils font fréquemment prefcrits dans les évacuations furnaturelles augmentées, & même pour le traitement des maladies des voïes urinaires, comme dans les écoulemens des gonorrhées, ou dans les fuites qu'elles ont, &c. Leur effet dans les *premières voies* paraît être, cependant, oppofé à l'aftriction ; à l'article des ftimulans, vous verrez que je les confidère comme laxatifs, &, en effet, ils en font fouvent d'excellens ; de manière qu'en, général on les regarde très-improprement comme aftringens. Je conviens qu'effectivement ils arrêtent, l'écoulement opiniâtre qui fuit la gonorrhée ; mais j'imagine que ceci n'arrive qu'en excitant une in-flammation dans les voïes urinaires, à quoi ils ont une tendance naturelle ; & nous pouvons donner pour preuve de cela, qu'on emploie les *cantharides* dans la même vue (155).

---

(155) Ce n'eft póint en excitant une inflammation locale, mais en donnant aux vaiffeaux plus d'élafticité, & en déter-minant une fébricule qui donne affez de ton aux parties affectées, pour qu'elles puiffent enlever une fubftance mu-queufe, qui adhère à la furface de l'ulcère, & empêche fa cicatrice. J'ai vu de ces écoulemens rebelles taris à l'occafion d'un accès de fièvre de vingt-quatre heures.

DES

DES DESSÉCHANS, COMME CONFONDUS PARMI LES ASTRINGENS.

Ceux qui ont traité de la *matière médicale* claſſent communément ceux-ci parmi les aſtringens. Toute poudre sèche peut être employée dans ce deſſein ; mais aucune d'elles, employées intérieurement , ne peut avoir cet effet. Voici une indication qui ſe préſente relativement aux deſſicatifs dans la pratique , c'eſt-à-dire, d'abſorber l'humidité de la ſurface du corps, comme , par exemple , dans des cas de ſueurs déſagréables & incommodes, &c. On employerait avec danger les aſtringens dans cette circonſtance , parce qu'ils arrêteraient , peut - être , des évacuations critiques, que les poudres deſſicatives pourraient abſorber ſeulement ; elles remédieraient donc, par ce moyen, aux déſagrémens , ſans nuire à l'utilité de cette excrétion. Dans les éréſipelles & les affections du *tiſſu mucueux* , les poudres n'agiſſent pas comme répercuſſifs ou aſtringens ; mais en abſorbant un *mucus âcre*, qui eſt ſouvent diſpoſé à exſuder , & à affecter les parties voiſines. On a employé les poudres bolaires, & celles des chaux ; mais elles forment une croute dure avec le *mucus.* Les poudres farineuſes ont un meilleur effet ; elles ne doivent jamais être trop fines ; auſſi le gruau d'avoine remplit mieux ce but que la farine , parce qu'il abſorbe mieux le *mucus*, & n'eſt pas ſi diſpoſé

Tome I.   Gg

à se durcir. Je les ai souvent vues réuſſir après que les remèdes ſpiritueux & huileux, le *ſucre de ſaturne*, &c. avaient été employés ſans effet, pour adoucir, calmer & diſcuter l'inflammation ; la farine réuſſit d'autant mieux, qu'elle eſt imprégnée dans le linge que l'on applique ; par cette raiſon le peuple agit utilement, lorſqu'il emploie, comme topique, la partie interne d'un ſac de farine.

Ayant achevé de parler des aſtringens, nous allons paſſer à notre troiſième diviſion générale, c'eſt-à-dire, aux émolliens.

DES ÉMOLLIENS.

Ces remèdes ſont oppoſés aux aſtringens ; leur propriété eſt de diminuer la cohéſion des ſolides ſimples : on explique difficilement l'opération des aſtringens ; ce qu'on en dit même eſt encore douteux ; mais celle des émolliens eſt à peine expliquée, ſoit que nous conſidérions les ſolides ſimples comme compoſés de terre, interpoſée entre du gluten, ou que nous les regardions comme une ſubſtance mixte. On peut les amollir par l'interpoſition de parties fluides, ou en atténuant le gluten : peut-être le terme de *laxatif* conviendroit mieux que celui d'émolliens ; mais nous ſommes obligés de conſerver ce dernier, parce que le premier ſerait ſuſceptible d'être confondu avec les *eccoprotiques*. Les émolliens ſont employés dans une double intention, non-ſeutement dans celle de diminuer la cohéfion ; mais encore dans celle d'amollir ; & ils peuvent agir, foit en diffolvant le gluten, ou en introduifant une plus grande quantité de parties fluides dans la compofition de la fibre. Peut-être leur action ne devrait-elle pas fe borner entièrement à cela : autour de chaque fibre, il y a une quantité de membranes cellulaires ; il y a même plus, on a fuppofé que les folides du corps n'étaient en totalité que des membranes cellulaires condenfées. Par cette raifon, les émolliens peuvent donc, fans entrer dans la compofition des fibres folides, agir fur elles, & produire le relâchement par la plus grande quantité de fluides qui s'interpofent dans leur tiffu cellulaire (156).

Nous pouvons à peine avancer, que les émolliens agiffent fur les fibres mouvantes. Ils ne peuvent le faire, qu'autant que la tenfion & la fermeté des fimples fibres font réunies au pouvoir ofcillatoire des *folida viva*. Il n'en eft pas de même avec les

---

(156) Quant à leur application extérieure, je penfe que lorfque les émolliens font appliqués en topique, ils agiffent en s'oppofant à l'évaporation des parties fluides, qui s'échappent continuellement par la tranfpiration. Ces parties fluides s'accumulent alors dans le tiffu cellulaire, & font elles-mêmes fonction d'émolliens, tandis que les émolliens externes faturent conftamment l'air qui environne les parties affectées, lequel fe charge toujours de l'eau, & tend à deffécher les parties avec lefquelles il fe trouve en contact.

émolliens qu'avec les aftringens ; car ces derniers étendent toujours leur action , & ont quelque propriété ftimulante. Si les émolliens font fufceptibles de propager leur action , ce n'eft qu'autant qu'ils changent l'équilibre, c'eft-à-dire , en déterminant une affluence plus abondante de fluides vers la partie relâchée. On les a fuppofé, par cette raifon, *dérivatifs* ; mais on les emploie rarement feuls dans *cette intention*. Nous employons auffi rarement l'huile feule , par exemple, comme un remède dérivatif : nous aidons communément l'action des émolliens par la chaleur , qui agit alors comme ftimulant , & détermine un plus grand écoulement d'humeurs vers les parties. L'opération des émolliens n'a lieu qu'extérieurement ; car nous ne pouvons avoir que de petites idées fur les émolliens internes. Nous ne pouvons fuppofer qu'on les puiffe donner en fuffifante quantité , pour être introduis dans la proportion néceffaire à relâcher chaque fibre folide, & occafionner un relâchement général. L'eau fimple, à la vérité , peut diminuer la denfité du fang, & produire le relâchement & l'affaiffement du fyftême ; mais on conçoit difficilement que cela arrive par l'application feule des émolliens fur les folides fimples. Les émolliens peuvent avoir quelques effets dans les *premières voies* , & relâcher l'eftomac & les inteftins ; mais je fuis perfuadé que dans cette circonftance leur opération diffère abfolument du

[469]

relâchement fimple ; car les inteftins font enduits
d'un mucus, qui s'oppofe à leur application immédiate fur les fibres folides. L'action de l'eau chaude
fur l'eftomac eft un problême très-difficile. Mes ré-
flexions n'ont pu me fuggérer de raifon plus fatis-
faifante que celle-ci, c'eft-à-dire, que la nature
nous a donné une inclination pour l'eau froide, &
une averfion pour l'eau chaude, qui, quoiqu'elle
foit une des fubftances qui ait le moins de faveur,
eft fouvent rejettée & vomie, &c. C'eft-là tout ce
qu'on peut dire de l'opération des émolliens. Nous
allons maintenant traiter des

INDICATIONS DES ÉMOLLIENS.

1°. Ils font indiqués dans tous les cas où il y a
une trop grande fécherefle de folides fimples. On
ne peut les appliquer qu'extérieurement dans les cas
où il y a gerçures, crevafles, & endurciffemens
de la peau.

2°. Les émolliens font indiqués dans tous les cas
de rigidité, foit qu'elle exifte dans les folides fimples, ou dans les fibres mouvantes. Lorfque nous
pouvons appliquer les émolliens fur les fibres
fimples, ils ont des effets évidens. Quant aux fibres
mouvantes, les émolliens peuvent agir lorfqu'ils
pénètrent le tiffu cellulaire, foit qu'ils foient compofés d'eau, d'huile, ou de mucilage : par ce

Gg 3

moyen, ils font ceſſer la tenſion des fibres ſimples, & diminuent l'oſcillation des fibres mouvantes.

3°. Les émolliens ſont indiqués dans des cas d'inflammation, indépendamment de la rigidité maladive.

4°. Les émolliens ſont indiqués, toutes les fois que nous avons beſoin de produire un plus grand relâchement, pour opérer une dérivation ou une révulſion. Je ne déterminerai point ici, s'ils opèrent, dans ce cas, par la chaleur dont ils ſont communément pénétrés, ou par leur humidité, ou ſi le relâchement eſt borné à une certaine partie, ou s'il s'étend ſur tout le ſyſtême. Il eſt certain que la tenſion eſt néceſſaire au ſyſtême, & que cette tenſion dépend de celle des parties voiſines, & ainſi de tout le ſyſtême. C'eſt à cela qu'on doit attribuer que les relâchans, appliqués à une certaine partie, opèrent quelquefois un relâchement par tout le corps.

Il n'eſt cependant pas problable qu'ils aillent communément juſqu'à ce point. On applique extérieurement, dans tous ces cas, les émolliens. Nous ne pouvons concevoir qu'ils puiſſent agir particulièrement ſur certaines parties, & occaſionner un relâchement conſidérable, lorſqu'on les emploie intérieurement, parce que ce relâchement doit s'étendre généralement ſur tout le ſyſtême, & qu'il doit être très-lent & graduel. Ils peuvent, à la vérité, agir intérieurement, non comme émolliens, mais

comme adouciffans, en enveloppant l'acrimonie,
qu'ils ne pourraient que délayer, s'ils agiffaient
comme émolliens.

DES PARTIES DES ÉMOLLIENS DANS LES-
QUELLES RÉSIDENT LEURS VERTUS.

Lorfque des fubftances agiffent comme émol-
lientes, c'eft à raifou de l'eau, de l'huile, ou du
mucilage qu'elles contiennent ; elles font émol-
lientes, toutes les fois qu'elles ne poffèdent aucune
acrimonie. Elles ont cette propriété lorfqu'elles
contiennent quelques - unes des parties que nous
venons de citer. L'eau eft, peut-être, le principal
émollient, parce qu'elle pénètre plus immédiatement ; mais elle a le défavantage d'être trop tôt
diffipée, d'enlever avec elle une partie du gluten
animal, & de laiffer enfuite les fibres moins onc-
tueufes qu'auparavant. Si l'huile pouvait s'introduire auffi aifément, fes effets feraient beaucoup
plus durables, & n'aurait point l'inconvénient de
l'eau. Les extrémités de l'ouverture des vaiffeaux,
qui aboutiffent à la furface du corps, font extrêmement fujettes à être affectées de tout ce qui les obftrue.
Dans les contrées du midi, où la craffe adhère facilement à la peau, on emploie le bain chaud pour
la délayer, & on adminiftre enfuite des onctions
pour prévenir la crifpation à laquelle la peau ferait
fujette, & prévenir fes gerçures, &c. Les muci-

lages, compofés d'huile & d'eau, font d'une nature mixte, qui approchent, peut-être, plus de l'eau, quant à leur action pénétrante, & certainement en ce qu'ils laiffent les parties plus sèches & plus friables. A l'égard de l'ufage de l'huile, on fuppofe qu'elle n'eft pas un émollient convenable, parce qu'elle empêche la tranfpiration par fa tenacité, raifon pour laquelle elle a été rejettée en Chirurgie.

Toute cette théorie me femble mal fondée ; car fi l'huile avait cette propriété dans les contrées chaudes, où la tranfpiration eft fi néceffaire, on ne l'emploirait pas autant. J'imagine qu'à moins qu'elle ne foit affez épaiffe pour fe fécher fur la peau, & s'empâter avec la pouffière qui nage dans l'air, & la *craffe* qui couvre la peau, elle peut à peine nuire à la tranfpiration, d'où on doit donc conclure qu'il ferait utile, dans la pratique de la Médecine, d'employer les mêmes moyens que ceux dont fe fervent les habitans des pays chauds, c'eft-à-dire, les onctions après les bains chauds (157). La tranfpiration fort de la peau avec une certaine force, comme on peut l'obferver en prenant la peine

---

(157) L'expérience m'a appris, dans les pays chauds, que ce que M. *Cullen* avance eft très-vrai, & qu'il n'y a que la théorie qui puiffe s'oppofer aux onctions faites avec de l'huile récente après les bains.

de l'examiner. Cette force eſt ſi grande, qu'elle ſemblerait capable de vaincre la réſiſtance de tout fluide, tel que l'huile. Il y a plus, j'ai ſuppoſé que l'huile pouvait exciter la tranſpiration, en relâchachant l'orifice des vaiſſeaux : quelques-uns de ſes effets ſemblent au moins l'annoncer. Je ne puis mieux donner la raiſon de ce phénomène que par l'exemple ſuivant. J'ai vu des *coryza*, ou la membrane intérieure du nez était ſi gonflée, & tumifiée, qu'elle permettait à peine de reſpirer, & ſur-tout parmi les enfans, qu'elle empêchait ſouvent de tetter; je les ai vu, dis-je, ſoulager avec de l'huile ou du beurre (158); c'était autrefois un uſage d'employer, pour l'angine, un liniment d'huile d'amande douce; mais maintenant on emploie l'huile camphrée avec l'alkali cauſtique. Le peuple emploie encore le beurre ou l'huile, qui occaſionne extérieurement un relâchement conſidérable, & excite la tranſpiration de la partie. Il peut agir, à la vérité, en quelque façon, en changeant l'équilibre; mais il eſt évident qu'elle doit, principalement, agir comme nous l'avons obſervé.

La *qualité ſenſible qui caractériſe les émolliens*,

---

(158) Le peuple même prétend que dans cette maladie on doit frotter, en ſe couchant, la partie ſupérieure du nez avec du ſuif; & ſa prétention, dit-il, eſt fondée ſur l'expérience devant laquelle les raiſonnemens doivent fléchir.

eft la faveur douce, mucilagineufe, ou huileufe
fans acrimonie.

PRÉPARATION PARMACEUTIQUE.

On extrait toujours les émolliens par l'intermède
de l'eau; ce véhicule a une qualité oppofée aux
menftrues fpiritueux, dont les effets s'oppofent au
relâchement. On peut, dans quelques circonftances,
les extraire par le moyen de d'huile, lorfqu'il s'agit
d'obtenir une matière huileufe; mais je penfe que
les matières végétales, qui contiennent beaucoup
d'huile, ne la cèdent pas à l'huile, & qu'on l'obtiendrait bien mieux par l'expreffion.

DES ÉMOLLIENS PARTICULIERS.

Ceux-ci font rangés fous trois divifions, celle de
l'eau, du mucilage & de l'huile.

DE L'EAU, ET DES AQUEUX SANS ACRIMONIE.

Quant à la propriété émolliente de ceux-ci, nous
en avons déjà parlé; & nous parlerons, dans la
fuite, de leurs autres vertus : l'eau eft la fubftance
dont ils tirent leurs principaux effets lorfqu'on les
emploie. Nous tâchons, à la vérité, de les en impré-
gner; mais quand les émolliens contiennent de
l'eau en quantité confidérable, cette imprégnation

diminue, ou ajoute peu à leur vertu. Nous ne devons pas, cependant, négliger de parler des végétaux qui ont été employés.

Des columniferæ.

Voyez le Catalogue lettre a.

C'est un ordre aussi *naturel* qu'aucun autre, lequel renferme beaucoup de *genres* & d'*espèces*. Je n'ai parlé que de deux des *genres*, qui entrent dans la liste, renfermée dans nos Dispensaires, quoique je ne doute pas que tous les autres ne puissent également être employés à défaut de ceux-ci ; car autant que nous ayons pu les examiner, ils se ressemblent tous, en ce qu'ils font doux & mucilagineux. Les meilleurs que nous connaissions, font les racines d'*althæa* ; elles fourniffent un mucilage d'un bien grand ufage comme adoucissant. Elles peuvent être de quelque ufage extérieurement comme émollient ; mais on la pénètre communément de tant d'eau, que ses effets émolliens appartiennent en grande partie à ce fluide.

Ces racines ne doivent pas être choisies fraîches, ni en même tems trop féchées, lorfqu'on defire les employer comme émolliens & adouciffans. Dans le premier cas, elles font trop délayées dans l'eau. Dans le fecond, on ne peut aifément en extraire le mucilage ; de manière qu'on doit préférer l'état intermédiaire entre ces deux, ce qui est effectivement difficile dans nos Pharmacies. On pourrait préparer la racine d'*althæa* de la même manière que le salep, &, réduite en poudre, elle donnerait beaucoup plus aisément son mucilage (159).

La *mauve*, a à-peu-près, les mêmes qualités; mais a un degré inférieur.

DES FARINEUX.

Nous avons parlé des principaux farineux à l'article des *nutrientia*. J'en ai ajouté ici quelques-uns qui ne sont pas connus aussi communément. Quant à ceux-ci, ils conviennent comme émolliens, à cause de la grande quantité d'huile qu'ils contiennent. En parlant des *nutrientia*, j'ai cité leurs qualités différentes, relativement à leur huile. Vous verrez, par-là, pourquoi les *farines* des *légumes* sont préférables comme émolliens, à celles des *cerealia*. On emploie quelquefois ces farines en cataplasmes. Ceux dans lesquels entrent les *cerealia* sèchent bientôt, tandis que ceux faits avec les *legumina* sont plus huileux, & conservent leur humidité plus long-tems. On les a employées comme les meilleurs topiques pour les yeux. La farine d'*haricots* est préférable, pour cette maladie, à celle d'avoine; &

---

(159) Nous avons dans ce pays des Pharmacies, où on la trouve dans cet état & en tout tems.

célle-ci eſt meilleure que celle de bled , parce qu'élle attire l'humidité , & n'eſt pas auſſi diſpoſée à ſe durcir. En voilà ſuffiſamment quant aux *farineux* en général. Je vais paſſer aux ſubſtances particulières qui prennent place enſuite dans le catalogue.

LA SEMENCE DE CHANVRE

Eſt employée dans quelques pays comme nourriture. On doute ici ſi l'on doit l'employer extérieurement comme remède. La plante eſt fort âcre contre l'opinion de quelques-uns ; les ſemences ſont douces & farineuſes. Un Médecin d'ici, curieux de nouveautés , avait coutume de l'ordonner à ſes malades comme nourriture ; & je ne l'ai jamais vue donnée à des valétudinaires , même en quantité conſidérable , produire quelques mauvais effets. Quant à ſon uſage comme émollient , c'eſt une ſemence huileuſe , qui donne ſon huile par expreſſion , mais en moindre quantité que la *graine de lin* ; en conſéquence on peut ne pas s'en ſervir.

LA SEMENCE DE COING

Approche de celle des *cerealia* , & pourrait être employée de la même manière comme nourriture ; elle fournit un mucilage dont on ne peut ſéparer l'huile : on extrait fort aiſément le mucilage , parce qu'il eſt diſſoluble dans l'eau : cette raiſon me fait regretter que nous ne la possédions pas dans notre pays. Le *salep* est remarquable, en ce que, en petite quantité, il épaissit beaucoup l'eau ; mais la semence de coing possède cette propriété à un plus haut degré ; infusée dans l'eau, elle n'est pas lourde sur l'estomac ; elle ne remplirait pas nos intentions, si l'on l'importait dans ce pays, parce qu'elle ne se conserve pas long-tems sans devenir rance.

LA SEMENCE DE FÉNUGREC

Contient un mucilage huileux, joint à une acrimonie, &c. une odeur forte & désagréable, c'est pour cela qu'on l'a destinée à l'usage interne du district des Maréchaux. C'est une substance ferme, compacte, & difficile à extraire. Elle peut être bonne en cataplasmes ; mais elle doit être alors bien pulvérisée ; & lorsqu'on la garde dans cet état, elle est très-susceptible d'être adultérée, ainsi que nous l'observons dans la *farine de fénugrec* que conservent les Maréchaux. Je vais parler des semences suivantes.

LA GRAINE DE LIN

A l'avantage d'être mucilagineuse, huileuse, & elle remplit le but des autres, soit intérieurement, soit extérieurement ; elle répugne à quelques estomacs par la grande quantité d'huile qu'elle contient,

ce qui eſt cauſe qu'on ne peut la donner en ſuffiſante quantité. C'eſt-là la raiſon pour laquelle,
dans ces circonſtances, on la remplace convenablement par la *racine d'althæa*.

LA SEMENCE DE PSYLLIUM.

Celle-ci eſt la ſemence d'une plante âcre qui contient un peu de mucilage, & de l'acrimonie de la
plante, ce qui la rend nauſéabonde & déſagréable.
Par ces raiſons, & comme plante étrangère, on
peut bien s'en paſſer.

En voici aſſez par rapport aux *farineux* en particulier comme émolliens. On aurait pu en citer bien
davantage de cette claſſe ; mais il eſt douteux que
ceux qui ſont cités ici puiſſent être utiles à cela.
Enfin, on aurait pu ajouter à ce nombre, toutes les
plantes douces qui contiennent beaucoup d'eau ;
mais on peut les négliger toutes comme émollient ;
à l'exception de celles qui contiennent beaucoup
d'huile ou de mucilage.

OLERACEÆ.

Les Médecins, qui ont ſenti la néceſſité de l'huile,
ou du mucilage, qui doit conſtituer la propriété
émolliente, ont expliqué les effets de ceux-ci comme
émolliens, par une qualité ſaline nitreuſe. Quant
aux qualités ſalines, qui ſont propres à adoucir nos

fibres, je regarde cela comme impoſſible ; en accor-
dant que cela fût, le ſel neutre contenu dans
ces plantes, eſt en aſſez petite quantité, pour ne,
pouvoir avoir cet effet ; & ſi on en employait une
grande quantité , ſon *ſtimulus* s'oppoſerait à cet
effet ; c'eſt pourquoi, d'après toutes les qualités
nitreuſes ſuppoſées, les effets des *oleraceæ*, & des
plantes contenues dans la liſte des *mélangées*, ſont purement imaginaires. C'eſt une erreur que l'exemple
que l'on cite, pour prouver cette manière d'agir,
c'eſt-à-dire, l'emploi qu'on en fait dans les lavemens
émolliens , qui ſont communément compoſés de
purs émolliens , combinés avec un *ſtimulus* modéré,
que ces plantes-ci occaſionnent naturellement par le
ſel qu'elles contiennent.

L'ARROCHE, LA BETTE.

Celles-ci ne contiennent pas de qualités actives,
de manière qu'on n'en peut rien dire de particulier.

LE BON HENRI. LA MERCURIALE ANGLAISE.

Je la cite comme un exemple de la néceſſité, d'apprendre les différens noms ſynonymes en Botanique.
Ce nom Botanique a été appliqué également à cette
plante, ici, comme en France. Cependant c'eſt une
plante acre, qu'on prend ordinairement par erreur

pour

pour le bon henri, qui eſt ſans âcreté, & qu'on tient pourtant dans les Pharmacies à la place de celle-ci. Peut-être l'erreur a-t elle été utile, puiſqu'elle réuſſit mieux en lavemens ; mais comme émollient, ſes effets ne reſſemblent guères à ceux du bon henri.

Suite de plantes différentes.

Voyez le Catalogue lettre d.

LE MOURON

Eſt une plante ſans âcreté, inſipide, que l'on range quelquefois parmi les aſtringens, & quelquefois parmi les émolliens ; mais ſes vertus ne méritent pas qu'on y faſſe attention, dans ces deux claſſes.

LA BRANC-URSINE

Eſt un peu mucilagineuſe ; mais elle ne mérite pas la peine d'être admiſe parmi les médicamens.

LE MÉLILOT

Eſt communément conſidéré comme émollient ; mais ſon acrimonie s'oppoſe à cette propriété : il appartient à la claſſe douce des *legumina*, qui ſont employés comme nourriture pour les animaux domeſtiques ; mais il eſt beaucoup plus âcre qu'aucun de cette claſſe : il a été autrefois introduit dans la composition de nos emplâtres ; mais même, employé ainsi, je l'ai vu produire de mauvais effets par son acrimonie. Par cette raison, & parce qu'il est susceptible d'être *adultèré* avec la *bourrache*, on a cessé de s'en servir avec raison (160).

LA PARIÉTAIRE.

C'est sans fondement qu'on a attribué une qualité émolliente à la *pariétaire*. Si elle en a quelqu'une, c'est quelque propriété du genre que possèdent les *oleracea*, parce qu'elle est un peu nitreuse: Elle est, aussi, un peu astringente : on peut l'employer sans crainte, puisqu'elle ne peut produire d'effets. Elle a si peu de propriétés pectorales & diurétiques, que ce n'est pas la peine d'en parler, encore les doit-elle à toute autre qualité qu'à celle d'être émolliente.

LA SAPONAIRE

Est, très-probablement, entrée dans la liste des émolliens, à cause de la propriété savoneuse &

---

(160) N'y aurait-il pas un peu de prévention ? Car nous l'employons ici avec assez de succès ; à moins que cette plante n'ait ailleurs des propriétés plus actives. Au reste, il me semble qu'il faut bien être tourmenté du désir d'adultérer, pour substituer la bourrache au mélilot dans les emplâtres !

douce dont ces feuilles font pourvues ; mais fon fuc n'a pas cette qualité ; car il eft plutôt âcre. On l'a recommandée, à caufe de cela, comme apéritive & diurétique (161).

LE BOUILLON BLANC.

Celui ci femble auffi avoir été réputé émollient, à caufe de la douceur & du velouté de fes feuilles. Je fuis furpris de voir qu'on l'ait défigné comme émollient & adouciffant ; car en apparence il n'a pas de mucilage ; il appartient à la claffe acide des *luridæ*, & lorfqu'on le mâche, il n'offre point de faveur d'abord ; mais enfuite il laiffe appercevoir un acrimonie confidérable qui fe développe.

Vous voyez que dans ces articles, j'ai été fouvent obligé de nier les propriétés accordées aux plantes. J'ai cependant cru qu'il convenait de vous en indiquer quelques-unes, afin de vous donner les raifons pour lefquelles je les rejettais.

---

(161) On l'a même, dernièrement, beaucoup vantée, d'après plufieurs Auteurs, comme propre au traitement des maladies vénériennes ; mais on doit d'autant plus fe méfier des qualités fpécifiques des remèdes, qu'on les annonce avec enthoufiafme.

DES OIGNONS DE LIS , ET DES OIGNONS CUITS.

Ils contiennent tous deux une matière gluante, mucilagineuſe, accompagnée d'une acrimonie qui ſe diſſipe par l'ébullition ; de manière qu'ils conviennent extrêmement pour faire des cataplaſmes émolliens.

DES HUILES DOUCES PAR EXPRESSION.

Les huiles végétales ont toutes les mêmes vertus, lorſqu'elles ſont également douces ; de manière qu'on ne doit point croire aux diſtinctions que quelques-uns en ont faites. On les peut extraire quelquefois par la décoction ; mais plus communément par l'expreſſion.

DES ÉMOLLIENS TIRÉS DES ANIMAUX.

On peut en dire autant de ceux-ci que des précédens. On met le lait à leur tête , parce qu'il contient de l'huile concrète ; mais il appartient plutôt aux liqueurs aqueuſes ; & j'imagine qu'il eſt émollient, principalement à raiſon de l'eau qu'il contient. Tous les autres que l'on a cités ſont des ſubſtances, dont les compoſitions varient par les huiles ſans acrimonie, & douces qui les conſtituent.

Il y a en beaucoup de la même conſiſtance ; &

s'ils font également doux, je ne puis imaginer qu'ils aient différentes propriétés; car elles font les mêmes que celles des huiles végétales, quoique leur confiftance peut en faire, quelquefois, varier l'ufage, & les rendre propres à fe conferver plus long-tems. La graiffe de vipère a été recommandée comme un remède particulier pour les maladies des yeux; mais toute huile animale douce, lorfqu'elle eft également fluide, peut remplir la même intention.

Ayant maintenant achevé de confidérer les remèdes, qui agiffent fur les folides fimples, nous allons confidérer ceux qui ont de l'action fur les fibres vivantes. Je répéterai ici une obfervation faite ailleurs, c'eft-à-dire, que tous les remèdes, qui agiffent fur des fimples folides, ne méritent pas toute l'attention qu'on y a portée communément dans nos fyftêmes. Les obfervations, fur les *nutrientia*, font certainement néceffaires; mais ceux qui changent occafionnellement les folides fimples, tirent peu à conféquence. J'ai obfervé que les émolliens fe bornaient prefque à l'application externe, & que dans ce cas-là, ils ne propageaient pas leurs effets beaucoup au-delà de la partie affectée. Les aftringens, au contraire, ont une action plus confidérable, & beaucoup plus étendue, puifque leurs effets ne fe bornent pas entièrement aux folides fimples; & s'ils y étaient bornés, comme les médicamens qui n'agiffent que fur les folides fimples, nous n'opérerions que des changemens peu considérables & très-lents.

Les remèdes, que nous allons considérer actuellement, ont une action plus étendue; mais par la même raison que leur opération est plus étendue, la théorie de leur action en devient aussi plus douteuse. Les loix du pouvoir nerveux sont peu connues, & par conséquent l'explication d'une opération qui en dépend, quelle qu'elle soit, doit au moins être enveloppée du même voile.

DES STIMULANS.

Ceux-ci sont des remèdes qui excitent l'action des fibres mouvantes dans les corps des animaux vivans. Ils n'ont aucune action sur les corps morts. Tout ce qui excite le mouvement dans un corps animal, est un stimulant. Les médicamens, qui ont cet effet, sont donc appellés, avec raison, stimulans. Considérons d'abord leur *manière d'opérer.*

On peut considérer ici les stimulans, presque, comme de deux espèces.

Prémièrement, ceux qui sont indirects, c'est-à-dire, ceux qui agissent sur les organes des sens, par le moyen desquels il s'excite une perception dans le *sensorium commune*, qui détermine, en agissant sur lui, le *pouvoir nerveux* à couler plus abondamment dans tout, ou dans une certaine partie du systême.

Secondement, ceux qui sont directs, c'est-à-dire,

parce qu'on imagine qu'ils agiffent directement fur les fibres mouvantes.

Les indirects font plus communs & plus univer-fels, au point que çà été une queftion de favoir fi l'action directe des ftimulans a jamais eu lieu, & s'ils n'agiffent pas toujours en conféquence des impreffions produites fur les organes des fens; mais il n'y a rien de plus évident; les ftimulans peuvent exciter un mouvement dans les fibres mouvantes elles-mêmes, indépendamment d'aucune connexion avec le *fenforium commune*. Ainfi, nous pouvons féparer du corps une fimple fibre mouvante, s'il n'y a pas lieu de fuppofer qu'elle ait aucune connexion avec le *fenforium commune*; & néanmoins tant que le corps conferve encore de la chaleur, il eft fufceptible de mouvement, lorfqu'on l'excite par des ftimulans. Je pourrais conclure de-là, que tant que le corps vivant eft entier, les remèdes peuvent agir directement fur les fibres mouvantes, parce que bien des exemples prouvent qu'aucun effet fur le *fenforium commune* ne devient évident, s'il n'eft fubitement déterminé.

Les Phyfiologiftes Métaphyficiens ont fuppofé l'abfolue néceffité d'un fentiment principe, préfent dans chaque action; & s'il y a quelquefois privation de confcience, ils difent qu'elle eft détruite par la répétition & l'habitude; &, en effet, il femble que nous avons bien fouvent des exemples de cette nature là. Ainsi, les mouvemens de nos yeux font dus aux senfations excitées par les impreffions de la lumière ; mais la coutume a rendu ceci si familier, que leurs mouvemens font excités fans notre participation. Certainement on ne s'habitue point aux émétiques ou aux purgatifs, & ceux-ci ne produifent leurs effets fur les fens que lorfque l'évacuation eft faite ; & si quelquefois ils font accompagnés de douleur, elle ne font pas occafionnées directement par les remèdes, mais par leurs effets, qui déterminent une contraction fpafmodique.

Ces confidérations, & quelques autres, nous conduifent à admettre des ftimulans de deux fortes. Quant à la théorie de leur opération, elle eft difficile dans deux cas. Dans les cas de fenfation, il y a une forte d'impulfion méchanique affez évidente ; mais nous ne pouvons, fans peine, fuppofer que ces effets doivent être produits par cette impulfion. Ces mouvemens ne peuvent s'expliquer ainfi. Les effets ne font pas du tout proportionnés à la force de l'impreffion, c'eft-à-dire, à la force de l'impulfion méchanique. Des impreffions faibles produifent fouvent de fortes fenfations, & de fortes impreffions, le plus fouvent ne s'étendent pas plus loin que la partie à laquelle elles font appliquées. J'avoue qu'il eft à fouhaiter que ces Phyfiologiftes veuillent ufer de leurs connaiffances pour expliquer les mouvemens, autant qu'ils le pourront, par une opération méchanique. Comme on obferve communément que les corps pointus ou aigus ftimulent de même, on peut juftement attribuer, en quelque façon, cet effet à la forme; & des mouvemens excités ainfi, peuvent, avec affez de fondement, être attribués aux ftimulans méchaniques. Quoi qu'il en foit, les ftimulans ne font pas feulement des corps pointus ou aigus. Toute impreffion produite fur les fibres, qui excite leur tenfion, foit que le corps excitant foit obtu ou non, annonce un ftimulant qui caufe une contraction. De l'effet qui produit la tenfion, joint à celui des pointes, les Phyfiologiftes ont déduit une règle; favoir, que tout ce qui tend à produire une folution de continuité eft un *ftimulus*; mais c'eft extrêmement difficile à prouver; car nos fibres peuvent être mifes en mouvement par des caufes qui n'agiffent pas de cette manière. Quoi qu'il en foit, accordons ceci, malgré que cela ne puiffe être d'aucune utilité à rendre compte de l'action des *ftimulans*; puifque cela eft auffi difficile à expliquer que de rendre raifon de la vibration de l'air qui produit le fon, ou de celle des rayons de lumière, qui nous en tranfmet l'idée. Il y a plus, les Phyfiologiftes penfent que nous pourrions avoir été conftitués, de manière que ce qui produit actuellement de l'odeur, aurait pu produire la lumière, *& contra*, &c. Ainfi, vous voyez clairement que nous ne pouvons rendre compte de

ces effets, par aucune action méchanique ; & ,
certainement, les impreſſions ſur nos ſens, relativement aux idées produites, & à leurs effets, ne
ſont produites par aucun moyen méchanique, ou
explicables par aucune théorie connue. On ne peut
même ainſi expliquer les changemens faits ſur les
fibres ſimples. L'impreſſion du froid s'oppoſe directement à la ſolution de continuité ; car il agit en
condenſant ou rapprochant ; & cependant c'eſt certainement un *ſtimulus*. Enfin, nous ſommes ſenſible
à tout mode de mouvement, ſi nous ſommes ſenſible à toute & à chaque condition dans leſquelles
peuvent ſe trouver les fibres.

C'eſt de-là que les Médecins ont établi une différence entre les ſtimulans méchaniques & les chymiques : on explique l'opération des premiers par
la forme, & celle des ſeconds par l'action de petites
parties du corps, qui agiſſent les unes ſur les autres, d'après une propriété particulière que nous
ne connoiſſons pas.

Je fais mention de tout ceci, non pas parce que
cela pourrait nous donner quelque facilité dans
notre diſcuſſion, mais afin d'éviter les fauſſes
théories.

Tout ce que nous voyons qui ſtimule le corps,
nous l'appellons âcre ou aigu. Le premier terme
convient très-bien ; mais quand nous diſons que
l'opération dépend de la figure, nous ne pouvons

rien expliquer par cela ; de forte que la doctrine cor-
pufculaire eft très-inutile.

L'opération des *ftimulans* exige une théorie chymique, que nous n'avons pas encore ; mais quoique
nous ne puiffions pas en expliquer l'opération , cependant nous avons quelques obfervations à faire à
ce fujet.

1°. L'opération des *ftimulans* eft de deux fortes ;
premièrement , celle qui eft commune ou générale
au fyftême , & qui eft fufceptible d'affecter chaque
fibre ; fecondement, celle qui fe borne à une certaine partie du fyftême feulement. Les impreffions,
qui fe font fur nos fens , nous donnent une notion
des *ftimulans* fpécifiques. Il y a évidemment de certaines parties du corps, fujettes à être affectées par
des ftimulans particuliers , comme l'œil par les
rayons de la lumière , &c. les organes des fens ne
font pas déterminés. On en a fuppofé cinq principaux ; mais on en comprend bien davantage fous
le tact. Tout ceci conduit à la connaiffance des *ftimulans* fpécifiques : nous fommes fouvent fujets à
nous tromper , & à admettre des fpécifiques , où il
n'y a qu'une opération commune & générale. Ainfi ,
nous fommes très-fujets à regarder comme tels , des
remèdes qui, étant appliqués d'abord fur une partie,
font obligés d'agir fur un organe particulier. Tout
remède qu'on avale , doit d'abord , néceffairement,
agir ainfi fur la gorge & fur l'eftomac ; mais il n'eft

pas spécifique. Les émétiques sont donc des substances qui ont une acrimonie considérable, &
d'une solution prompte ; en conséquence de quoi
ils stimulent l'estomac, & sont rejettés avant de parvenir aux intestins ; mais nous savons que, si à
cause d'une solubilité plus difficile, ils n'agissaient
pas sur l'estomac, ils parviendraient aux intestins, &
agiraient aussi sur ceux-ci : nous sommes très-portés
à imaginer qu'en cela il y a une action spécifique.
Sans doute les émétiques sont plus disposés à agir
sur les fibres de l'estomac, & les purgatifs sur celles
des intestins ; mais ces effets dépendent entièrement
de la quantité, & de la solubilité du remède, &
de la sensibilité de la partie ; il y a plus, si quelques-
uns de ces remèdes pénètrent dans les vaisseaux
sanguins, ils y agissent aussi.

2°. Il y a un autre cas dans lequel nous pouvons
être trompés sur l'action spécifique des remèdes,
c'est-à-dire, lorsqu'ils sont charriés dans les vaisseaux sanguins. Nous sommes dans cette circonstance
très-disposés à appeller spécifique un remède qui
opère plus sur une secrétion que sur l'autre ; mais
nous sommes ici sujets à être trompés par quelques
circonstances, qui peuvent déterminer l'opération
vers des organes particuliers, c'est-à-dire, après
l'union particulière des remèdes à de certains mens-
trues, comme, par exemple, celle des substances
salines avec la partie aqueuse du sang, au moyen de

quoi elles paſſent par les reins , & deviennent ainſi un *ſtimulus* , qui agit ſur eux ſans propriété ſpéci-fique ; car ces mêmes ſubſtances peuvent auſſi , par d'autres moyens , être déterminées vers d'autres ſe-crétions. Ainſi, ſi les pores de la peau ſont obſtrués , les remèdes paſſeront par les reins ; mais ſi par quelqu'autre moyen , comme lorſqu'on ſe met au lit , on facilite l'ouverture des pores , ces remèdes feront déterminés vers la peau , qui eſt conſidérée comme l'excrétoire le plus général ; & on a obſervé que le même remède peut être indifféremment diu-rétique , diaphorérique , ou pectoral , & avoir cette dernière propriété , au point qu'il excite la ſecré-tion du mucus dans les poumons ; il eſt cependant très-difficile de donner la raiſon de cet effet.

3°. On a ſuppoſé que les médicamens avaient une vertu ſpécifique , dans la ſuppoſition qu'ils avaient le pouvoir particulier d'altérer la texture de notre ſang, ſoit en l'attenuant ou en l'épaiſſiſſant , c'eſt-à-dire , en préparant une grande quantité de matière pour des opérations particulières. On a ſuppoſé ainſi que le mercure agiſſait ſpécifiquement ſur les glandes ſalivaires. D'autres ſuppoſent cependant que cela vient de ce que le mercure s'uniſſant plus particu-lièrement aux parties du ſang qui paſſent par les glandes ſalivaires, exerce plus directement ſon *ſti-mulus* ſur ces parties (162), quoiqu'il agiſſe d'une

____

(162) Le mercure agit par la propriété qu'il a d'épaiſſir

autre manière fur tout le fyſtême. Ce ſont-là les arꞏ
gumens qu'on oppoſe contre les ſpécifiques ſtimulans. Si les remèdes qu'on applique extérieurement
ſont abſorbés, & agiſſent alors toujours ſur une
partie déterminée, on les peut ſuppoſer ſpécifiques.
Ainſi, ſi en injeꞔtant des ſubſtances dans les vaiſſeaux
ſanguins, on obſerve que ces remèdes exercent toujours leurs effets ſur de certaines parties, comme,
par exemple, ſi le jalap purge toujours, & l'ipécacuana fait toujours vomir, ces remèdes peuvent être
admis comme ſpécifiques ; car il faut qu'ils ſoient
portés tout d'un coup indiſtinꞔtement ſur toutes les
glandes, & qu'ils les ſtimulent toutes également ꞉
il y a encore des difficultés à prévenir en même
tems ; ce ſont les différens cas qui peuvent déterminer l'opération vers de certaines parties. Il y a

---

la lymphe, qui ſert d'intermède pour rendre cohérentes,
toutes les parties dont le ſang eſt conſtitué. D'après cela, il
eſt donc naturel, que le mercure, agiſſant comme la
préſure agit ſur le lait, il réſulte, comme on le remarque,
une diſſolution du ſang, tandis que d'un autre côté, il y a
épaiſſiſſement de lymphe. (*Voyez note* 130.) Je penſe que
la plupart des hydropiſies ont lieu par le même effet ; mais
je ne crois pas, à ce ſujet, être le premier qui ait avancé
cette théorie de l'hydropiſie ; car je crois que je dois cette
idée à M. *Baccher*, célèbre Médecin, auquel nous ſommes
redevables de très-grands ſuccès dans le traitement de l'hyꞏ
dropiſie.

des perfonnes , qui, fans confidérer ces difficultés , ont été très-portées pour les *ftimulans* fpécifiques. Il y en a eu quelques- unes qui ont ainfi fuppofé différens effets à des remèdes qui agiffent fur le pouvoir nerveux, & affectent le *fenforium commune*. Ils ont fuppofé que quelques-uns agiffaient fur les organes qui produifent les mouvemens foumis à la volonté, & que les autres agiffaient plus particulièrement fur le cœur, & les vaiffeaux fanguins. De là eft provenu la diftinction établie entre les cardiaques & les céphaliques ; mais je ne connais pas d'exemples où de femblables effets aient eu lieu (163).

4°. On a établi une différence entre les ftimulans d'après leurs degrés de force. La définition de *Lin-*

---

(163) J'ai connu un Charlatan à Strasbourg qui employait la pomme épineufe, & des plantes de cette efpèce, pour faire voir les fantômes qu'il avait annoncés , & produire des dérangemens dans le cerveau, propres à y laiffer long-tems les impreffions des objets qu'on avait cru voir par *prévention*, après avoir pris de fes gouttes , qui avaient la propriété de produire ces effets ; lorfqu'on avait été prévenu de l'objet qu'on devait appercevoir, vivant, ou mort ; mais cet homme n'a pas toujours été affez heureux pour ne procurer que des vifions paffagères !

D'après cette obfervation, je fuis porté, au contraire, à croire qu'il y a des remèdes qui ont cette puiffance, & que parmi ces remèdes, il y en a de particuliers, qui agiffent affez uniformement fur des organes très-diftincts, comme fur le diaphragme, fur le cerveau, &c.

næus sur les stimulans, est que, *stimulantia secretiones incitant*. Il est certain qu'ils le font souvent, en agissant sur l'organe excrétoire. Lorsque j'ai traité des altérans & des évacuans, j'ai observé dans ma division des remèdes qui agissaient sur les fluides ; que dans ceux-ci les médicamens agissaient sur les fibres mouvantes, & n'excitaient d'évacuation que par leur application plus directe sur les fibres d'un organe particulier. J'ajouterai ici, qu'en supposant qu'on applique un stimulant sur une certaine partie du corps, s'il se trouve que cette partie soit composée d'orifices excrétoires, leur secrétion aura lieu, sinon l'action du *stimulus* s'étendra aux fibres mouvantes de l'organe secrétoire, & déterminera une plus grande affluence de sang vers cette partie, & la rendra rouge, ce qui est le premier signe de l'inflammation ; si le *stimulus* est fort, l'inflammation sera proportionnée, & si le tissu muqueux est affecté d'un certain degré d'inflammation, il s'élevera des ampoules, & peut être la gangrène aura lieu. Ce dernier effet a donné lieu à un terme particulier appliqué aux *épipastiques*, en latin *attrahentia*.

Abstraction faite des effets sur les fluides, nous allons considérer actuellement de nouveau les effets des stimulans sur les fibres mouvantes. On les a divisés en deux espèces. Nos fibres sont sujettes à deux sortes de mouvement, à la contraction & au relâchement.

On

On dit qu'un *stimulus* produit des mouvemens toniques ou cloniques, lorfqu'il occafionne une fimple contraction, ou des ofcillations alternatives. Je fuis bien éloigné de croire que cette diftinction puiffe être d'un grand ufage, ou bien entendue. Je puis aifément montrer que l'action des fibres mouvantes dépend de la tenfion des fibres fimples, & de l'influence du pouvoir nerveux pris enfemble ; la première par le moyen des aftringens, & la féconde par un *stimulus* modéré. Je puis concevoir un remède qui produife l'influence du pouvoir nerveux, & caufe des contractions alternatives ; mais je ne puis imaginer que lorfque les fibres, comme on le dit par rapport aux mouvemens toniques, font encore dans un état propre à exercer leurs fonctions, il n'y ait qu'une fimple contraction de produite. Quant à moi, je connais des contractions conftantes ; mais celles qui font fimples me font abfolument inconnues ; & je ne puis imaginer par quels moyens on peut donner ainfi du ton aux parties. Je voudrais comprendre comment, en donnant du ton aux fibres mouvantes, la tenfion des fibres fimples étant déterminée, on peut occafionner une plus grande influence du pouvoir nerveux dans les parties, fans contraction. Par-tout où il y a une fimple contraction, elle eft due à l'effet d'un degré plus fort de *stimulus*, lequel occafionne, dans les organes qui produifent les mouvemens volontaires, une con-

traction involontaire, & dans les organes qui ne
sont pas susceptibles de volonté, une contraction
ferme, fixe & durable, ou ce que nous appellons
spasme. Si alors nous faisons une distinction exacte,
nous nous appercevrons que les contractions simples
& alternatives diffèrent seulement par le degré, &
ne sont point opposées ; la première, où l'affection
spasmodique est produite par le degré le plus fort
des *stimuli* ; la dernière, ou celle qu'on pourrait
appeller contraction clonique, dépend d'un degré
plus faible, qui cause une contraction, & un relâchement alternatif.

EFFETS DES STIMULANS,

Les stimulans propagent leurs effets jusqu'aux
parties très-éloignées de celles auxquelles on les applique ; dans la plus grande partie, ils ne s'étendent
qu'à quelques distances; dans d'autres, ils affectent
tout le système. Les effets des stimulans diffèrent
par le degré & par le genre, selon les variétés
des stimulans. Quelques-uns sont disposés à affecter
des parties éloignées ; mais ils le font très-légère-
ment. Ainsi, un bouton sur la hanche affecte,
comme on l'a observé, l'épaule opposée ; & je sens,
moi-même, un châtouillement désagréable dans la
plante des pieds, lorsqu'un chien me lèche les mains
avec une langue un peu rude. La différence dans
les effets des *stimuli*, sur les parties auxquelles ils

font appliqués, femble dépendre des loix arbitraires de l'économie animale. Ainfi, le chatouillement du nez produit l'éternuement, la toux eft excitée par celui de quelques parties de la *trachée*, &c. On peut ici parler du *confenfus* des nerfs ; mais il ne pourra pas en expliquer l'effet. Ces exemples ne ferviront qu'à nous faire obferver que les effets des ftimulans peuvent être variés étonamment. J'ai avancé, par rapport à tout ceci, & fur-tout relativement à cette obfervation, que plufieurs, & même peut-être la plus grande partie des remèdes agiffaient fur l'eftomac, & qu'en conféquence du *ftimulus* qu'ils y portaient, ils propageaient leurs effets fur tout le fyftême. On ne peut point nous objecter, à ce fujet, que nous ne fommes pas capables d'expliquer comment ils agiffent fur les parties éloignées. L'action des ftimulans eft très-foumife à l'*habitude* & à la *coutume* ; de forte que la répétition diminue la force de l'impreffion, en raifon de leur action fur les organes des fens ; & comme ils produifent le même effet, après un efpace de tems fort court, on doit déterminer une plus grande impreffion, en augmentant leur dofe pour produire le même effet. Il fe préfente ici une différence dans la pratique que nous ne pouvons pas bien diftinguer dans la théorie : c'eft celle qui exifte dans l'action des ftimulans, lorfqu'ils produifent le mouvement ou la fenfation. Par-tout où les ftimulans ont excité des mouvemens, ils deviennent plus faciles à renouveller, & n'exigent que des causes plus légères ; mais aussi les *sensations* deviennent plus légères, par la répétition. Pour me faire mieux comprendre, la *coutume* augmente la facilité des mouvemens *actifs*, & diminue celle des *passifs*. Par ce que j'ai dit de l'effet des *stimulans*, qui produisent différens mouvemens, on peut s'imaginer combien leur nombre est grand, & quelles sont leurs variétés ; c'est la cause pour laquelle je ne puis les nombrer ici. J'ai négligé dans mon catalogue d'y placer les évacuans ; car je n'y ai mis que les stimulans qui produisent des mouvemens généraux, sans avoir eu égard aux évacuations en particulier.

DES INDICATIONS DES STIMULANS.

Ils sont indiqués dans tous les cas où les mouvemens sont faibles, c'est-à-dire, non pas tout-à-fait faibles, mais dans tous les cas où le mouvement du système est faible, lent, & dans l'inertie.

I°. DE LEURS EFFETS DANS LE SYSTÊME DES VAISSEAUX SANGUINS.

1°. Ils sont indiqués, où la circulation du sang est tout-à-coup arrêtée, comme dans les évanouissemens, &c.

2°. Lorsque le degré de langueur n'est ni subit,

si assez considérable; mais lorsqu'il est plus permanent dans son espèce. Par exemple, dans le *chlorosis*, maladie qui provient souvent des affections de l'utérus; mais qui peut aussi provenir quelquefois d'autres causes. La *cachexie*, que je regarde comme un mot compliqué, est analogue à la maladie que je viens de citer; c'est une maladie dans laquelle la langueur & l'*inertie* affectent le système, à l'occasion des différentes obstructions des *viscères*. Dans ces cas les stimulans sont particulièrement indiqués, parce que cette *inertie* est évidemment assez grande pour être accompagnée de la stagnation des fluides dans certaines parties, comme dans la cachexie avec hydropisie, ou, ainsi que l'observent les auteurs de *matière médicale*, dans l'*habitude phlegmatique* du corps.

3°. Dans la circonstance suivante, l'*inertie* des vaisseaux sanguins est d'une espèce plus conséquente. Les stimulans sont indiqués dans la gangrène, quoique souvent due au mouvement & à l'inflammation; mais dans des cas particuliers, elle provient d'un gonflement œdémateux, d'hydropisie, & de l'état cachectique du corps; c'est dans ces cas que les stimulans sont nécessaires. Dans quelques cas, même où la gangrène provient d'inflammation, c'est-à-dire, lorsque l'inertie lui succède, les stimulans deviennent utiles.

4°. Ils sont indiqués dans les fièvres intermittentes ; l'on prévient leur retour par leur usage. Je n'entrerai point ici dans la théorie des fièvres, ni ne considérerai si l'*inertia liquidi nervosi* en est la cause. Il suffit de dire que l'attaque du paroxysme est toujours accompagnée d'*inertie*, d'où on peut aisément s'appercevoir comment les stimulans doivent agir. On les recommande aussi dans les fièvres continues ; mais leur usage est ici plus incertain que dans les fièvres intermittentes. Notre théorie sur les fièvres, ne nous éclaircit point assez pour distinguer, quand nous devrions ordonner les stimulans, ou abandonner la méthode antiphlogistique.

II°. *DE LEURS EFFETS SUR LE SYSTÉME NERVEUX.*

Il y a des circonstances où l'inertie se borne à ceci.

1°. La paralysie consiste certainement dans un écoulement plus faible, ou une interruption du pouvoir nerveux dans la partie affectée. On ne connaît point la nature de la cause obstruante dans cette maladie. Il est possible qu'il se trouve des circonstances où les *stimulans* soient nuisibles à la paralysie ; mais il y a des cas aussi où ils peuvent guérir.

2°. Cette maladie, ou d'autres maladies du cerveau peuvent être compliquées de vertige, d'apoplexie, de léthargie, &c. parce qu'elles dépendent toutes d'un écoulement plus faible du pouvoir nerveux dans le *sensorium commune*. On distingue généralement l'*apoplexie* en *fanguine*, & en apoplexie *féreufe*. On a borné l'application des ftimulans à cette dernière. Cette diftinction peut être fondée ; car il peut y avoir des cas où il n'y a qu'une obftruction dans les vaiffeaux féreux. Cependant j'ignore fi cela exigerait qu'on fît toujours une diftinction dans l'application des *ftimulans*. On croit communément que l'apoplexie fanguine ne revient que trois fois ; mais j'ai obfervé des circonftances où elle était revenue plus fouvent, & j'en ai vu un paroxyfme, qui, s'étant annoncé par le bégaiement, &c. a été prévenu par les ftimulans, comme par de la moutarde, &c. & même j'ai vu des paroxyfmes de cette maladie, qui ont été foulagés par des ftimulans. Lorfque des malades, à qui j'avais donné des ftimulans, venaient à mourir à la fuite d'attaques répétées, on trouvait en les difféquant toutes les fuites de l'apoplexie fanguine, la diftenfion des veines du cerveau, & du fang extravafé.

3°. On a guéri certaines efpèces de maux de tête par des ftimulans, c'eft-à-dire, ceux qui font accompagnés de pâleur, froideur, & langueur de tout le corps. Nous ne pouvons déterminer dans ce cas quelle eft la partie principalement affectée. Il paraît qu'elle eft quelquefois externe, & l'éther, ou les lavemens, ont produit fouvent du foulagement : il femble auffi quelquefois, que ce foit une affection interne, & même du cerveau.

DE LEURS EFFETS DANS LE CANAL ALIMENTAIRE.

Les symptômes que nous appellons nerveux, se manifestent ici aussi souvent qu'ailleurs. Ceux-ci sont accompagnés de pâleur, &c. On observe qu'ils ont lieu quelquefois à l'occasion d'une mauvaise chylification, d'une acescence qui dépendent évidemment de l'*inertie*, ou d'une fonction languissante, que les stimulans soulagent. Ces symptômes se manifestent quelquefois dans tout le trajet du canal alimentaire, par un mouvement lent, d'où dépend une constipation habituelle : on trouve, aussi, que les stimulans & les aromatiques doivent être employés fréquemment dans cette circonstance. J'ai souvent eu lieu d'observer que la faiblesse occasionnait des spasmes, qui ont fréquemment pour origine l'*inertie* du canal alimentaire, à laquelle on peut cependant remédier par les stimulans, dont la propriété est de lui donner plus d'action. Lorsque nous traiterons des anti-spasmodiques, nous expliquerons ce qui appartient à ce chapitre. Ces symptômes-ci, l'*acescence*, la *flatulence*, &c. se manifestent chez les personnes hypochondriaques, & les hystériques : c'est aussi pourquoi alors les stimulans sont fréquemment indiqués. Il y a encore une autre espèce de langueur où les stimulans sont

[505]

indiqués , c'eſt-à-dire , la goutte. La nature de cette maladie eſt encore enveloppée d'une grande obſcurité. Quelque diſpoſition qu'elle ait à ſe manifeſter dans différentes parties , elle a , certainement, une connexion particulière avec l'eſtomac. Il ſemble évident que , pour que la goutte ſe porte aux extrêmités , où eſt la place qui lui convient , cela exige que l'*eſtomac* & les *premières voies* aient du ton & de la force ; car tout ce qui diminue la force avec laquelle la goutte ſe porte aux extrêmités , doit la rappeller à l'eſtomac.

Nous parlerons dans la ſuite , lorſque nous paſſerons aux cas particuliers , de la difficulté d'appliquer les ſtimulans dans ces circonſtances.

CONTRE INDICATIONS DES STIMULANS DANS LE SYSTÉME SANGUIFÈRE.

1°. Comme dans les cas où le mouvement eſt languiſſant , les *ſtimulans* ſont indiqués ; par cette raiſon ils ne conviennent pas lorſque le mouvement eſt augmenté. C'eſt une loi ſans exception , lorſque l'hémorragie , l'inflammation , &c. dépendent de l'*impétuoſité* augmentée des fluides , & dans toutes les *diathèſes* qui y ont une tendance. Dans les cas de fièvre , cette contre-indication eſt plus complexe. Dans les cas où la fièvre dépend d'un état inflammatoire , les ſtimulans ſont dangereux.

Par-tout où la fièvre eſt accompagnée de langueur

& de faiblesse, les stimulans sont utiles; mais nous ne devons pas les ordonner dans tous les cas où le pouls est enfoncé; car il est *souvent* accompagné d'inflammation; mais quand la maladie paraît évidemment ne pas être inflammatoire, & qu'elle a affaibli le malade par une longue durée, les stimulans peuvent être utiles alors. Les stimulans, en général, ne conviennent point dans le commencement des fièvres, mais à la fin.

2°. Les stimulans sont défendus dans toutes les obstructions, quoique accompagnées d'*inertie* : lorsque par la nature, la durée & le degré de l'obstruction, nous connaissons qu'elle ne pourra être guérie par l'augmentation subite de l'*impétuosité* du sang ; mais, que par ce moyen, nous courons risque de la fixer davantage, ou même de détruire la structure de la partie. Quoi qu'il en soit, les stimulans peuvent être utiles ici, si on les fait prendre peu-à-peu ; mais les secours les plus nécessaires dans ces circonstances, sont de relâcher le spasme, & de dissoudre les fluides.

3°. Par-tout où les solides sont excessivement tendus, ou par-tout ou, par d'autres causes, ils sont devenus *tendres*, & *friables*, *ruptura proxima*, comme on le dit, les stimulans sont contre-indiqués. Ils le sont dans tous les cas où les fluides sont évidemment subtils & âcres. Ceci appartient à deux maladies, la cachexie & le scorbut. Par la première, si les Médecins veulent désigner quelque chose, c’est généralement les obstructions dans le bas-ventre, où, dans bien des cas, les stimulans auraient plutôt l’effet de fixer l’obstruction, & de détruire la partie, en déchirant les solides déjà trop tendus, & rendus *friables* par l’acrimonie. Ceci nous indique une précaution à prendre, relativement à ce que nous avons déjà dit sur l’usage des stimulans dans la cachexie. Les stimulans sont absolument nuisibles dans le scorbut, où les fluides sont si âcres qu’ils ont rongé les vaisseaux, & ont donné lieu à leur épanchement, ou ont occasionné des obstructions. Il est vrai que nous ordonnons quelquefois les stimulans dans cette maladie; mais ils sont de nature à ne faire qu’exciter quelques excrétions, sans produire du mouvement, & étendre leurs effets sur tout le système. J’observe, en général, que ce que j’ai dit au sujet de la contre-indication des stimulans, ne s’étend pas jusques à leurs effets sur les secrétions.

REMARQUES PAR RAPPORT A L’USAGE DES STIMULANS.

L’usage fréquent des stimulans détruit le ton des fibres mouvantes, & diminue la mobilité du fluide nerveux. Quoi qu’il en soit, de ce dernier effet, il y a une observation qui confirme le premier usage; la nature semble avoir destiné nos organes à la saveur douce & sans âcreté; car les alimens que nous

employons à notre nourriture, ont deux saveurs, &
nous avons généralement une aversion pour ce qui
pique & qui stimule. Il n'y a personne qui ait naturellement de la répugnance pour ce qui est doux &
sans âcreté, tandis qu'il y a toujours des exemples
de personnes qui conservent de l'aversion pour les
stimulans pendant toute leur vie. Les remèdes se
distinguent en substances actives & âcres, & ces
substances sont généralement en aversion à tout le
monde; c'est pourquoi les stimulans sont appropriés
au corps, comme médicamens; mais, en général,
ils sont nuisibles au système, & tendent à détruire
le ton. Nous devrions donc éviter, à cause de cela,
les stimulans autant qu'il nous serait possible; puisque, pour produire leurs effets, il faut toujours
augmenter la dose; de sorte qu'à la fin, il en faut
une si grande quantité, qu'elle détruit le ton de
l'estomac, & celui de tout le système. La nature nous
a sagement donné la plus grande aversion pour eux
dans le commencement de notre vie, parce qu'ils
nous auraient été alors extrêmement dangereux, &
qu'il aurait fallu les prendre en une si grande quantité, qu'ils nous auraient entièrement détruit avant
la fin naturelle de notre vie : nous commençons à
les goûter davantage vers la fin de nos jours. Le
danger que nous avons alors à courir est moins
grand, parce qu'il est proportionné au tems que
nous avons encore à vivre.

Quant à leur usage, nous devrions donc, en général, toutes les fois qu'ils sont nécessaires, commencer par de petites doses ; de sorte que si l'on avait besoin de les continuer long-tems, on pourrait en augmenter la dose sans danger. Dans toutes les maladies qui exigent des stimulans, nous en obtenons d'abord de bons effets; mais ils n'ont plus lieu ensuite, parce que l'habitude les détruit. Nous devrions donc, à cause de cela, en interrompre souvent, autant que nous le pourrions, l'administration, afin de prévenir l'habitude qui détruit leurs effets. Il n'y a rien de si commun que de voir des Médecins prescrire un remède pour des années, &c. mais il vaudrait certainement beaucoup mieux ordonner de l'interrompre, & peut-être que, par ce moyen, nous parviendrions mieux à obtenir notre effet, & nous pourrions, en outre, avoir fréquemment recours à cette conduite avec avantage.

Il y a cependant une exception à cette règle, de commencer par de petites doses, c'est lorsqu'on veut produire un effet subit. J'ai vu fréquemment arriver ceci pendant l'usage des opiats ; car on aurait obtenu des effets remarquables, si on en avait d'abord donné une dose abondante, tandis qu'on n'en a pas produit par des petites doses fréquentes & augmentées. Cette exception a lieu plus généralement par rapport aux stimulans qui agissent comme antispasmodiques.

Nous avons maintenant défigné les effets principaux des ſtimulans ; mais nous en obtenons rarement de pareils à ceux des ſtimulans dont nous allons parler. L'air froid, les bains froids, l'exercice, le régime, &c. remédient beaucoup mieux qu'eux à la faibleſſe. On pourrait, à la vérité, les appeller *ſtimuli* ; mais il y a aſſurément une grande différence entre eux, & les remèdes ſtimulans dont nous venons de parler ; de ſorte, qu'à moins d'avoir beſoin d'effets très-immédiats, on ne doit pas y avoir recours ; nous pouvons obtenir les mêmes effets, d'une manière beaucoup plus durable, & avec plus de facilité pour le ſyſtême, par les moyens dont nous venons de faire mention actuellement. C'eſt pourquoi l'uſage des ſtimulans diminue depuis peu, & s'affaiblit chaque jour : il y en a beaucoup d'indiqués dans nos catalogues, dont les Praticiens ne font point uſage, & qui n'ont d'autres propriétés que celle d'être conſignés dans la liſte de nos pharmacopées.

FONDEMENT DE LA PROPRIÉTÉ STIMULANTE DANS LES QUALITÉS SENSIBLES.

On découvre, en général, une propriété ſtimulante par une ſaveur & une odeur fortes ; & on peut conſidérer comme ſtimulantes toutes les ſubſtances qui occaſionnent une impreſſion forte ſur nos ſens. Il eſt difficile de les diſtinguer toutes ici, parce

[511]

que quelques-unes d'elles peuvent être fédatives, &
quelques autres anti-fpafmodiques : celles-ci même
ont toujours plus ou moins de vertu ftimulante. De
l'émanation agréable d'une odeur, ou même d'une
odeur forte, nous ne devons pas immédiatement
conclure qu'une fubftance a une qualité ftimulante.
L'émanation de l'odeur dépend fouvent de la volatilité d'une petite partie du tout : l'odeur piquante,
provenant de l'*extrême* volatilité de la partie, peut
être en affez petite quantité, pour avoir très-peu de
propriété comme médicament, quoiqu'elle puiffe
en même tems être affez volatile, pour affecter,
de cette manière, notre odorat. On peut juger plus
facilement d'une faveur âcre. Quoi qu'il en foit,
nous devons ici prévenir, qu'il ne faut pas toujours
juger par l'action des fubftances fur la langue, de celle
qu'elles doivent avoir dans l'eftomac ; car tel remède
qui n'eft pas âcre, paraîtra fédatif par fa faveur,
& fera cependant ftimulant dans l'eftomac ; de
même qu'il y en a qui ftimulent la langue, & qui
deviennent fédatifs dans l'eftomac. Les différens
ftimulans varient par leurs qualités ; mais il ferait
poffible de les diftinguer par la différence de leur
faveur âcre. Nous traiterons de cela en particulier,
parce qu'il n'eft pas en notre pouvoir d'établir des
règles générales à cet égard.

Nous allons enfuite nous occuper à rechercher
dans quelle partie eft placée la fubftance qui jouit.

DE LA PROPRIÉTÉ STIMULANTE.

Elle se trouve généralement dans l'huile essentielle des plantes. La partie saline des plantes n'est pas beaucoup stimulante : par-tout où nous avons, donc, des moyens de découvrir l'huile essentielle, nous avons aussi, *en quelque sorte*, le pouvoir de juger de la vertu stimulante. Nous sommes cependant sujets, en cela, à être induits en *erreur* ; car nous ne devons pas nous imaginer, parce qu'une plante soumise à la distillation donne une huile essentielle, que cette plante est stimulante ; parce qu'il y en a beaucoup d'une nature très-douce. Il y a aussi des substances qui ont une saveur âcre, dont on tire cependant une huile douce, comme celle du giroffle, *cloves* (164) : on voit par-là que l'acrimonie ne réside pas toujours dans l'huile essentielle.

---

(164) Il y a apparence que c'est une erreur due aux Éditeurs de la matière médicale de M. *Cullen* ; car le giroffle produit une huile essentielle très-caustique, dont on se sert pour cautériser les nerfs des dents ; mais pour ne pas laisser ceci sans exemple, nous substituerons l'olive qui est fort âcre, & qui produit une huile très-douce. Cette note pourra servir dans la suite, par-tout où cette même erreur se trouvera répétée. Il est bon de prévenir que la difficulté de trouver un exemple d'une huile essentielle, qui ne possède pas quelqu'acrimonie, nous a porté à choisir celui que nous offre l'olive. L'ail, *cloves*, est peut-être de cette nature.

On

On dit qu'elle réside dans une résine, ce qui revient au même, à mon avis, puisque sa vertu médicale dépend d'une huile essentielle. L'acrimonie semble résider souvent dans une matière gommeuse, soluble dans l'eau. On dit que la partie âcre est extrêmement volatile, & qu'on ne l'obtient pas sous la forme d'huile essentielle, comme dans les *siliquosæ*, la moutarde, & d'autres espèces de cresson, dans lesquels on suppose que l'acrimonie ne réside pas dans l'huile essentielle, mais dans une partie subtile & volatile, dissoluble dans l'eau. Mais, après avoir bien examiné, j'ai trouvé que l'on pouvait obtenir de ces plantes-ci une huile essentielle qui contînt toute leur acrimonie ; & je suis porté à croire que leur acrimonie est tenue en suspens dans une huile essentielle, quoiqu'elle soit extrêmement volatile, & en quelque sorte mêlée avec de l'eau, parce que la partie âcre est quelquefois fixe : quelques - uns pensent qu'elle n'existe pas dans l'huile essentielle ; mais cela n'est point concluant, puisqu'il y a quelques huiles fixes, qui ne s'élèvent pas à la chaleur de l'eau ou de l'alcohol bouillant. Par exemple, le giroffle, l'ail, qui est une substance fort âcre, donne une huile fort douce. (*Voyez note* 136.) Même lorsqu'on l'extrait particulièrement par l'alcohol, tandis que les feuilles fournissent, par le moyen de l'alambic, un extrait âcre d'une vertu active, & trop négligée dans la pratique de la Mé-

[514]

decine, dont la propriété dépend, probablement,
d'une huile essentielle, quoique quelques-uns pensent qu'elle réside dans une matière gommeuse.

Fin du Tome premier.

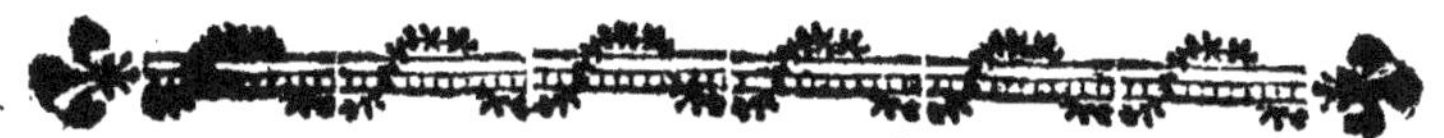

TABLE RAISONNÉE

DES MATIERES.

A.

Kk 2

B.

C.

KK 4

D.

G.

H.

I.

L.

O.

P.

Tome I. L l

Q.

R.

S.

V.

Z.

Fin de la Table des Matières.